现代医学
急诊与重症监护

XIANDAI YIXUE
JIZHEN YU ZHONGZHENG JIANHU

主编 丁宏举 黎文研 张 惠 等

河南大学出版社
HENAN UNIVERSITY PRESS
·郑州·

图书在版编目（CIP）数据

现代医学急诊与重症监护 / 丁宏举等主编 . — 郑州 : 河南大学出版社 , 2019.9
ISBN 978-7-5649-3893-2

Ⅰ . ①现… Ⅱ . ①丁… Ⅲ . ①急诊②险症 – 护理 Ⅳ . ① R459.7

中国版本图书馆 CIP 数据核字 (2019) 第 197097 号

责任编辑：陈　巧
责任校对：阮林要
封面设计：卓弘文化

出版发行：河南大学出版社
地址：郑州市郑东新区商务外环中华大厦 2401 号
邮编：450046
电话：0371-86059750（高等教育与职业教育出版分社）
0371-86059701（营销部）
网址：hupress.henu.edu.cn
印　　刷：北京虎彩文化传播有限公司
版　　次：2019 年 9 月第 1 版
印　　次：2019 年 9 月第 1 次印刷
开　　本：880mm × 1230mm　1/16
印　　张：11.5
字　　数：373 千字
定　　价：72.00 元

编　委　会

主　编　丁宏举　黎文研　张　惠　周少武

龙文汀　陈　瑜　黄剑明　程瑞连

副主编　郭　婷　邱　阳　许振丹　王　娟

董双虎　牛凤兰　熊焕宏　向守贵

编　委（按姓氏笔画排序）

丁宏举　青岛市胶州中心医院

王　娟　中国人民解放军联勤保障部队第九八三医院

牛凤兰　郑州人民医院

龙文汀　北京大学深圳医院

田　园　沧州医学高等专科学校

向守贵　湖北医药学院附属襄阳市第一人民医院

许振丹　新乡市中心医院

邱　阳　昆明市第一人民医院

宋　希　长治医学院附属和济医院

杨坤娜　沧州医学高等专科学校

张　祥　南京市江宁医院

张　惠　铜陵职业技术学院

陈　瑜　南通大学附属医院

周少武　孝感市中心医院（武汉科技大学附属孝感医院）

金　珺　香港大学深圳医院

钟嘉荣　佛山市第一人民医院

郭　婷　徐州市中心医院

黄剑明　荆门市第一人民医院

董双虎　江西省中西医结合医院

程瑞连　中国人民解放军海军第九七一医院

熊焕宏　北京大学深圳医院

黎文研　佛山市第一人民医院

前言

随着社会人口的老龄化、疾病谱的改变以及生活节奏的加快，急危重症病人逐年增多，急诊急救技术和重症监护医学也越来越受到重视。由于急危重症多起病急骤、发展迅速、病情严重，抢救技术水平的高低、抢救处理是否妥善及时，直接关系到患者的生命安危。如何提高抢救技术，迅速有效地救治各类重症病人，降低其病死率，是每个急诊医师需要面临的问题。为此，我们特地组织了在急诊及重症救治领域有丰富经验的医务人员，在繁忙的工作之余编写了此书。

本书内容涉及临床各系统常见急危重症的诊治及护理，包括神经内科急危重症、呼吸内科急危重症、内分泌系统急危重症、儿科危重症、重症感染和常见的重症疾病护理方面的内容。希望这本凝聚着全体编委心血的书，能够以其科学性、先进性、实践性和可操作性，成为广大急诊临床医师的参考用书。

本书在编写的过程中，参考了诸多急诊重症相关的书籍和文献，也得到了诸位专家学者的协助和指导，在此向相关人员表示衷心的感谢！

由于本书参编人员众多，加上编者水平有限，书中难免存在不尽人意之处，还望广大读者提出宝贵意见，以便再版时修订完善，谢谢！

编　者

2019 年 9 月

目录

第一章

心肺脑复苏

“死而复生”谓之“苏”。复苏（resuscitation）本义是指人体的细胞、组织、器官等在生理功能极度减低后又恢复正常的生命活动的过程。心肺复苏（cardiopulmonary resuscitation）是指患者发生心脏骤停后，救护人员为恢复其生命活动和智能所采取的一切抢救措施，即用心脏按压或其他方法形成暂时的人工循环并恢复心脏自主搏动和血液循环，用人工呼吸代替自主呼吸并恢复自主呼吸，主要目的是为脑和其他重要脏器提供含氧血流，最终目的是恢复智能即脑复苏。脑复苏（cerebral resuscitation）是指对脑受缺血、缺氧损伤以后所采取的减轻 CNS 功能障碍的措施。追溯历史，无论成功与失败，人类从未停歇过探索挽救生命措施的脚步，从原始到现代，从无知到有知，每一次变化，每一次革新，都凝结了先辈们的心血与智慧，为肺复苏技术进一步发展铺平了道路。

第一节　心肺脑复苏发展史

一、古代心肺复苏

公元前三千年，玛雅文明和印加文明都推崇用“直肠烟熏法”对患者进行复苏。公元前 896 年，圣经中首次描述了成功复苏的案例。一对夫妇的儿子因为头痛而死亡，先知以利沙“祈祷后俯身向小孩，嘴巴对着小孩的嘴巴，眼睛看着小孩的眼睛，手放在小孩的手上。小孩的身体随后慢慢暖和起来。先知便在房中来回走动，然后再次俯身向小孩。小孩打了七个喷嚏后睁开了双眼”。这是最早的关于心肺复苏的文字记录，似乎有了口对口人工呼吸的雏形。

公元 500 —1500 年，各种方法（包括鞭打法、体外加温法、马背颠簸法以及木桶滚体法）在不同的地域应用。鞭打法即通过鞭打的方式唤醒患者的意识。体外加温法的出现是由于当时人们意识到人死后体温会降低，因此将生命与温度联系在一起，为患者加温成了当时防止患者死亡的重要方法。加温的方法包括热炭灰、燃烧的排泄物或热水体表加温等。马背颠簸法是将患者置于马背上，然后让马在空旷的地方奔跑，以期通过颠簸使气体进出患者肺内。木桶滚体法是让患者俯卧在大木桶（如红酒桶）上，来回滚动木桶，以帮助挤压患者的胸部，使气体呼出；然后去除胸部压力让胸部扩张，使气体吸入。由于这项技术引入了通过胸部压力变化影响肺内气体呼出、吸入的理念，因而成为现代心肺复苏技术的前身技术之一。

实验性气管插管最初于公元 1000 年左右由穆斯林哲学家和医学家阿维森纳报道：“必要时将一根金、银或其他材质的管子插入喉部。”安德雷亚斯·维萨里在其出版的书籍中也提到“向管中吹气使动物复苏”。这是气道管理最早的雏形。

16 世纪初，人们开始使用风箱法对患者进行复苏，延续了近 300 年。由于壁炉风箱携带极不方便，不少制造业人员萌生了球囊面罩复苏器的创意。1829 年，研究者发现用风箱使肺部过度膨胀，可能导致动物死亡，故停止使用风箱法。

18 世纪初，烟草燃烧的烟雾灌入患者直肠——一种新的复苏方法悄然兴起，在北美印第安人中运用得非常广泛。1767 年，被美国殖民者引入英国。1881 年，本杰明·布罗迪的研究发现四盎司烟草可能使狗致死，一盎司烟草可能使猫致死，此法不再被使用。

18 世纪，溺水者的数量呈上升趋势，溺水逐渐成为当时引起猝死的首要原因。为此，人们开始使用"倒挂法"抢救溺水。倒挂法是捆住溺水者的脚部将溺水者倒挂起来，并对其胸部间断加压以帮助溺水者吸气和呼气。18 世纪 40 年代，法国巴黎科学院正式推荐对溺水的患者进行口对口吹气。1767 年，荷兰溺水者复苏协会成立。1774 年，英国皇家溺水者营救会成立。该协会推荐的溺水者救治方法包括：①将溺水者移近燃烧的火堆旁、埋在热沙中、浸入热水中或置入有 1 ~ 2 名志愿者供暖的被窝中，为患者保暖。②将溺水者置于头低脚高位，挤压其腹部，并用羽毛挠其咽喉壁催吐，清除患者吞入胃内或吸入肺内的水。③通过直肠内灌入烟草烟雾或其他强刺激性的气体刺激溺水者的双肺、胃和肠。④用风箱帮助患者恢复呼吸。⑤放血。

最早出现的低温治疗始于 19 世纪初，俄国人将患者的身体埋在雪和冰中，以降低机体的代谢。当时人们尚未认识到最重要的需要降低代谢的器官是大脑，只对身体进行降温。

19 世纪 50 年代，人工通气并未得到足够的重视，人们把注意力主要集中在如何保持体温上。100 年前荷兰人提出的保温方法仍在继续沿用，直到马歇尔·霍尔提出长时间转运的患者，如果不进行呼吸支持而仅仅是单纯保暖，对患者有害无益，保暖的方法才受到了挑战。新鲜空气对患者是最重要的，但患者仰卧、舌根后坠可能阻塞气道。由于风箱在当时已经不再使用，马歇尔·霍尔提出将患者从仰卧位到侧卧位来回滚动，每分钟 16 次，并且当患者处于俯卧位时，在患者的背部加压，以便患者呼气。通过这种方法，患者可以获得 300 ~ 500 mL 的潮气量。该法很快被英国皇家溺水者营救会所采纳。后来，随着麻醉药物的使用，医院内发生呼吸骤停的患者数量增加，口对口人工呼吸的技术逐渐成熟。

19 世纪后期，西尔维斯特复苏法开始出现。让患者仰卧，将双上肢举向头的两侧，再收回并按压胸部，每分钟重复 16 次。1892 年，法国学者还提出了伸拉舌头复苏法，即打开患者口腔，有节奏地将其舌头向外拉，为开放气道奠定了基础。1932 年，霍尔格和尼尔森对西尔维斯特复苏法进行了改进，改进后仍是让患者取仰卧位，其双手置于头后，通过按压胸部让气体呼出，抬高肘部使气体吸入。1954 年，詹姆斯·埃兰首次提出了正常人呼出的气体足够维持患者的氧合的理论。1956 年，与彼得·沙法共同研发了现代口对口人工呼吸技术。1957 年，美国军方开始采用该技术复苏意识丧失的患者。同年，彼得·沙法教授撰写了《心肺复苏的基础》一书，提出口对口人工呼吸是复苏医学领域里一场革命性的进展。1960 年，闭胸心脏按压技术出现，技术的关键在于产生一定的心脏搏出量和血液循环将氧气带到患者的大脑，减轻大脑的缺血缺氧，是复苏医学领域又一个标志性的里程碑。

二、电除颤技术的发展历程

电除颤技术的发展有赖于当代医学对心室纤颤的认识。18 世纪末—19 世纪初，人们逐渐认识到心脏电活动对心脏正常工作的重要性，电治疗也作为一种重要的治疗手段逐渐兴起。

1879 年，一位德国医生研究了感应电和直流电对外科手术中的心脏的影响，提出直接电击心脏或者将直流电施加在胸壁上均可改变心脏的频率和节律。1887 年，马克·威廉首次阐释了"心室肌纤维状收缩"的病理生理特点和临床意义，认为心室肌肉不规则、无节律、不协调的颤动时，不能产生前向血流，心室将充血扩大，动脉血压将显著下降。提出不规则的纤维状收缩是心室内发生了物质变化所导致的，与心脏结构和心外神经的活动无关。首次描述了室颤阈值的概念，同时发现某些物质（如高浓度的溴化钾）注射入血循环后更容易引起室颤。同年，马克·威廉提出对哺乳动物的心脏给予一系列适当强度的电击，可能重新恢复心脏搏动，并且首次提出将直接心脏按摩和人工通气结合起来对心脏骤停的患者进行复苏。

1889 年，马克·威廉将心脏骤停的原因分为心脏停搏和心室纤颤，各种心脏状态下发生的室颤是猝死的重要原因，并提出大部分心源性猝死都是在心肌缺血的基础上发生心室纤颤而引起的。1887 年，奥古斯都·沃勒开始用毛细血管静电计记录人的心脏活动。1897 年，威廉·埃因托芬开始用线性检流计记录人类心脏电活动，从而成为心电图发展的先驱。1911 年，奥古斯都·霍夫曼发表了第一份室颤的心电图。同年，托马斯·刘易斯等人采用该方法记录心电图，发现室颤是氯仿麻醉时发生猝死的常见原因。

随着电力在社会大众中的广泛应用，意外触电身亡的危险明显增加。1882年，发现250V的交流电可以致命。1899年，日内瓦大学的生理学家普雷沃斯特和巴提丽观察发现，室颤时可以通过心脏按摩和人工通气来暂时维持血压，同时让比较强的电流经过颤动的心脏，可以使颤动的心肌恢复规则的节律，有助于成功救治触电身亡的患者。遗憾的是复苏所需的最佳电压和电流强度仍为未知数，且在现场和很短的时间内提供符合要求电压下的电流也实为不易。因此，该理论与技术难为临床所用。

20世纪初，英国、欧洲和美国的解剖学家、病理学家和生理学家开始应用连续的心电监护设备来研究心脏搏动形成和传导的异常。20世纪20年代，贝尔电话试验室开展了对于室颤和除颤非常有价值的研究。1933年，约翰·霍普金斯大学的威廉等报道狗诱发室颤后进行电除颤的研究结果，首次提出了对实验动物进行闭胸电除颤的可能性。但该研究并没有在霍普金斯大学继续进行下去，有幸的是克利夫兰市的Western Reserve大学的研究者们仍继续在进行相关研究，卡尔·维格尔发表了一系列关于采用氯化钾、氯化钙混合溶液血管内注射和心脏按摩结合起来治疗狗室颤的文章，同时提出将人工心脏按压和电除颤相结合，可以增加除颤的成功率。1936年，在美国生理协会年会上，卡尔·维格尔阐释了这种方法可用于增加心脏手术中突发室颤后复苏成功的可能性。1937年，弗雷德里克·莫茨报道了在电除颤前静脉使用局麻药物普鲁卡因可以增加电除颤的成功率，首次对室颤时有效使用抗心律失常药物进行报道。尽管如此，大家仍然对室颤患者的心脏复苏持怀疑态度。

1941年，Western Reserve大学的外科医生克劳德·贝克报道了2例术中发生室颤的患者，使用上述药物治疗和电除颤，但未成功。1947年，贝克医生为一位患有严重先天性漏斗胸的14岁小孩进行手术。关胸时，患儿发生心脏骤停，贝克医生再次为他开胸，进行心脏按摩，发现患儿心室肌颤动，立即使用肾上腺素、洋地黄和普鲁卡因等药物。医务人员从贝克医生的实验室推来了一台除颤器，在患儿心脏骤停45min时进行了第一次电除颤。几次除颤后，患儿心脏恢复了窦性心律。3 h后患儿神志恢复，能正确回答问题。最后患儿完全康复出院。该病例是人类首次除颤成功的病例，证明除颤器是挽救心脏骤停的有效工具。此后，贝克医生开设了一系列复苏培训课程，指导3 000余人参加课程学习和使用除颤器。至此，将人类心室颤动转复为窦性心律的电除颤技术诞生了。但是，贝克医生的除颤器大而笨重，必须使用交流电源和开胸直接电击心脏，极大地降低了临床应用的可行性。

1956年，保罗·卓尔成功进行了闭胸式电除颤。持续心电监护的出现提高了识别致命性心律失常的高危患者的可能性，经过心肺复苏和电除颤技术培训的急救小组的组建，提高了心脏骤停的复苏成功率，这两者都对电除颤技术至关重要。1962年，有研究者报道了直流电除颤，并发症更少、更为安全，可以用电池为除颤器供电。1969年，第一台可移动除颤器上市。1979年，第一台自动体外除颤器（automated external defibrillator，AEDs）投入临床使用。随着社会经济的发展和公众自救意识的提高，AEDs将逐渐从临床走向社区，从社区走向家庭，进入个人的生活。

三、现代心肺复苏的发展历程

1960年，口对口人工呼吸和闭胸式心脏按压两种技术结合，开启了心肺复苏的新纪元，标志着现代心肺复苏的诞生及现代心肺复苏体系和学说的建立。同期，口对口人工呼吸、闭胸式心脏按压和闭胸式电除颤共同成为现代心肺复苏的三大里程碑。

1974年，美国心脏学会（AHA）制定了第一个心肺复苏指南［Standards for Cardiopul-monary Resuscitation（CPR）and Emergency Cardiac Care（ECC）］。1980年，AHA对指南进行了第一次更新。1985年，第四届全美复苏会议对CPR标准进行了评价和修改，强调复苏的成功并非仅仅指心脏泵功能和呼吸功能的恢复，还包括神经系统功能的恢复，提出心肺脑复苏的概念。1986年和1992年，AHA又分别对指南进行了两次更新。1992年的指南中首次提出“生命链”的概念，指在心脏骤停患者抢救的过程中“早期识别”“早期心肺复苏”“早期电除颤”“早期高级支持”是至关重要的四个环节，环环相扣，紧密相连，成为延续生命的链条，每一个环节的成功实施，有助于降低心脏骤停患者的死亡率。“生命链”的概念很快得到了推广和普及，成为众多急救医疗服务（emergency medical service，EMS）体系抢救院外心脏骤停患者的基石。

2000 年，AHA 和国际复苏联合会（ILCOR）联合推出《2000 心肺复苏和心血管急救指南》，首次采用循证医学方法对世界范围内的复苏医学证据进行系统评价和分级，形成了基于证据的推荐指南。该指南很快成为全球复苏医学的纲领性文件。中国将心肺复苏技术总结成为 A ~ I 法：A（alrway，开放气道）、B（breathing，人工呼吸）、C（circulation，胸部按压）、D（drug，药物治疗）、E（ECG，心电监护）、F（fibrillation，电击除颤 / 复律）、G（gauge，病情评估）、H（hypothermia，低温保护脑）、I（intensive care unit，重症监护）。此后，AHA 和 ILCOR 采用同样的评价方法每五年对指南进行一次更新。《2005 心肺复苏和心血管急救指南》重在简化心肺复苏的程序，增加每分钟按压次数和减少 CPR 期间对按压的中断。目前，最新的《2010 心肺复苏和心血管急救指南》则在既往四环生命链的基础上增加了“心脏骤停后综合治疗”的环节，将生命链拓展为五环，通过各种技术进一步强调了帮助脑功能恢复在复苏中的重要性。该版指南还对心肺脑复苏的技术细节进行了简化和修订。

四、2000—2010 年心肺复苏和心血管急救指南的主要变化

心肺复苏技术从古至今、从原始到现代、从蒙昧到科学，其发展、变迁和革新都与人类的文明和进步密不可分。同时，心肺复苏技术有医学家、生物医学家和生理学家的通力合作，更有电力业、电器业和电话业的技术支撑，才让这项拯救成千上万生命的实践性技术日臻完善。然而，心肺复苏技术还远未达到完美的境地，它并不像其在电视或电影中被神化的那样，有那么高的抢救成功率。时至今日，院外发生的、无目击者的心脏骤停的存活入院率不过 6%，而存活出院率则更低。另一方面，即使现在指南中推荐的意见和建议，也有很多是源自专家共识、动物实验或临床观察性实验，并非大规模临床随机对照试验。因此，心肺复苏的未来还有很长的路要走，每一次指南的更新，其实都是人类积跬步至千里的一次实践。也许我们可以从历史的回顾中学习一些经验，加强多学科的合作、交叉和融合，让心肺复苏技术进步的每一步都迈得坚实而有力，让心肺复苏技术的每一个小小进步都转化为千千万万的生命和尊严。

（一）心肺复苏程序的变化

在现代心肺复苏学诞生之初，经典的心肺复苏一直以开放气道为起点，即通常说的“A-B-C”，也是 2000 指南和 2005 指南推荐的心肺复苏程序。近年来，越来越多的研究证实延误或中断胸外按压会降低存活率。因此，2010 年指南将心肺复苏程序从“A-B-C”改为了“C-A-B”（胸部按压 - 开放气道 - 人工呼吸），即先开始胸部按压，再开放患者气道和实施人工呼吸。

（二）成人胸部按压推荐意见的主要变化

按压产生的血流灌注能为大脑和心脏等重要脏器输送氧和养供。因此，心脏骤停后胸部按压尤为重要。指南在不断地更新中，对按压的要求越来越高（表 1-1）。

表 1-1　2000—2010 心肺复苏和心血管急救指南关于成人胸部按压推荐意见的主要变化

指南	按压深度（cm）	按压频率（次 /min）	按压通气比	仅胸部按压的 CPR
2000 指南	4 ~ 5	100	15：2	未做推荐
2005 指南	4 ~ 5	10	30：2	施救者不愿或无法提供通气，则应进行单纯胸外按压
2010 指南	至少 5	至少 100	30：2	未经 CPR 培训的非专业人员，应进行单纯胸外按压的 CPR

（三）成人人工呼吸推荐意见的主要变化（表 1-2）

表 1-2　2000—2010 心肺复苏和心血管急救指南关于成人人工呼吸推荐意见的主要变化

指南	检查呼吸方法	吹气时间	吹气前准备	环状软骨加压
2000 指南	看、听、感觉检查呼吸	2s 左右	深吸气	2 ~ 3 名施救人员时可采用
2005 指南	看、听、感觉检查呼吸	大于 1s	平静呼吸	2 ~ 3 名施救人员时可采用
2010 指南	扫视患者呼吸状态，取消看听感觉检查方法	大于 1s	平静呼吸	不建议常规采用

（四）电除颤推荐意见的主要变化（表 1-3）

表 1-3 2000—2010 心肺复苏和心血管急救指南关于成人电除颤推荐意见的主要变化

指南	儿童使用 AED	连续除颤方法	除颤能量
2000 指南	仅推荐 8 岁以上患儿使用	3 次（首次除颤后，检查心律，若不成功，立即进行第二次除颤，再检查心律，若仍不成功，进行第三次电除颤）	单相波： 首次：200J 再次：200 ~ 300J 第三次：360J 双相波： 未做推荐
2005 指南	1 至 8 岁的儿童，应使用儿科型剂量衰减 AED。如果无此机型，可使用普通 AED。是否为 1 岁以下的婴儿使用 AED，尚无足够证据。	1 次（除颤后立即恢复胸外按压与人工通气，2min 后检查心律，若仍需除颤心律，进行再次除颤）	单相波： 每次除颤均推荐 360J 双相波： 首次：120 ~ 200J 再次：相同或更高的能量
2010 指南	1 至 8 岁儿童应使用儿科型剂量衰减 AED。如果没有，应使用普通 AED。对于 1 岁以下婴儿，建议使用手动除颤器。如果没有，需使用儿科型剂量衰减 AED。如果也没有，可以使用普通 AED。	1 次（除颤后立即恢复胸外按压与人工通气，2min 后检查心律，若仍需除颤心律，进行再次除颤）	单相波： 每次除颤均推荐 360J 双相波： 首次：制造商为其对应波形建议的能量剂量（120J 至 200J） 再次：相同或更高的能量

（五）成人高级生命支持推荐意见的主要变化（表 1-4）

表 1-4 2000—2010 心肺复苏和心血管急救指南关于成人高级生命支持推荐意见的主要变化

指南	二氧化碳波形图	用药方案		
		阿托品	腺苷	有症状的心动过缓用药
2000 指南	建议使用呼出二氧化碳检测器确认气管插管位置。监测呼气末二氧化碳（$PETCO_2$）可以用于了解心肺复苏过程中产生的心输出量	PEA 或心脏停搏时建议常规使用	用于稳定的、规则的、窄 QRS 心动过速	在阿托品或起搏无效时，可使用多巴胺和肾上腺素
2005 指南	建议使用呼出二氧化碳检测器确认气管插管位置。监测 $PETCO_2$ 可以用于了解心肺复苏过程中产生的心输出量	PEA 或心脏停搏时建议常规使用	用于稳定的、规则的、窄 QRS 心动过速	在阿托品或起搏无效时，可使用多巴胺和肾上腺素
2010 指南	使用二氧化碳波形图确认气管插管位置，根据 $PETCO_2$ 值监测心肺复苏质量和检测自主循环是否恢复	不推荐 PEA 或心脏停搏时常规使用	用于稳定型、规则的、单型性、宽 QRS 心动过速	在阿托品无效或不适合使用阿托品时，可使用多巴胺、肾上腺素和异丙肾上腺素代替经皮起搏

（六）成人复苏后治疗推荐意见的主要变化（表1-5）

表1-5　2000—2010心肺复苏和心血管急救指南关于成人复苏后治疗推荐意见的主要变化

指南	重要性	亚低温治疗	经皮冠脉介入治疗	脑电监测
2000指南	心脏骤停后治疗涵盖在高级生命支持中	心脏骤停后自助循环恢复，血流动力学稳定者，自发产生的轻度低温（＞33C）无须积极复温	对于复苏后的患者未做推荐	对于复苏后的患者未做推荐
2005指南	心脏骤停后治疗涵盖在高级生命支持中	院外发生的室颤所致心脏骤停，复苏后仍昏迷但血流动力学稳定者，推荐诱导亚低温治疗	对于复苏后的患者未做推荐	对于复苏后的患者未做推荐
2010指南	形成综合的、多学科的心脏骤停后治疗体系	院外发生的室颤所致的心脏骤停，自主循环恢复后仍昏迷，但血流动力学稳定者，推荐诱导亚低温治疗	对于STEMI致心脏骤停的患者，无论复苏后意识如何，都推荐急诊冠脉造影和血管再通治疗	对于ROSC后仍昏迷的患者，应频繁或持续监测脑电情况，以诊断癫痫并及时处理

五、2010—2015年心肺复苏和心血管急救指南的主要变化

（一）急救系统和持续质量改进

指南更新提供了一个审视救治体系的新视角，区分了院内心脏骤停（IHCA）和院外心脏骤停（OHCA）（图1-1）。要点包括：

（1）救治体系通用分类。

（2）将AHA成人生存链分为两链：院内救治体系和院外救治体系。

（3）检视有关心脏骤停救治体系的最佳证据的评估，集中在心脏骤停、ST段抬高型心肌梗死和卒中问题上。

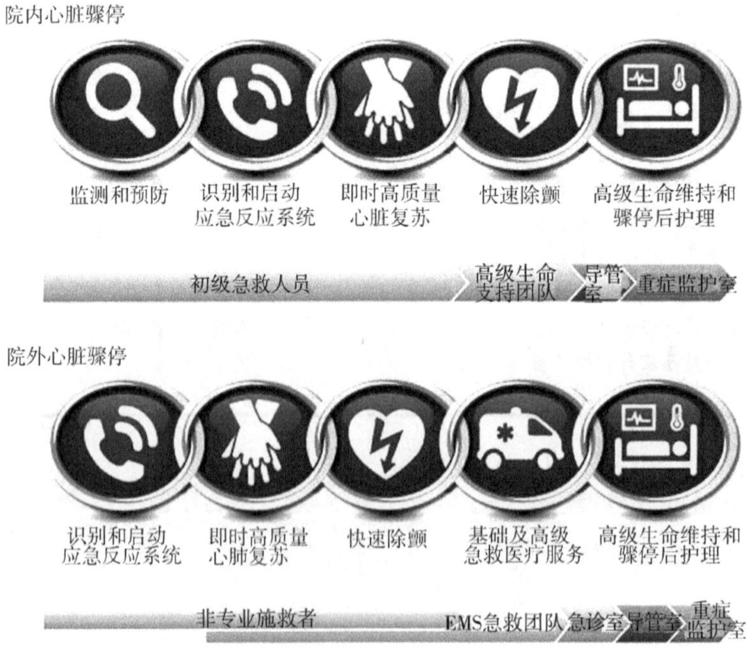

图1-1　院内心脏骤停（IHCA）和院外心脏骤停（OHCA）生存链

（二）成人基础生命支持和心肺复苏质量（非专业施救者心肺复苏）

（1）院外成人生存链的关键环节和 2010 年相同，继续强调简化后的通用成人基础生命支持（BLS）流程。

（2）成人基础生命支持流程有所改变，反映了施救者可以在不离开患者身边的情况下启动紧急反应（即通过手机）的现实情况。

（3）建议在有心脏骤停风险人群的社区执行公共场所除颤（PAD）方案。

（4）鼓励迅速识别无反应情况，启动紧急反应系统，及鼓励非专业施救者在发现患者没有反应且没有呼吸或呼吸不正常（如喘息）时开始心肺复苏的建议得到强化。

（5）进一步强调了调度人员需快速识别可能的心脏骤停，并立即向呼叫者提供心肺复苏指导（即调度员指导下的心肺复苏）。

（6）确定了单一施救者的施救顺序的建议：单一施救者应先开始胸外按压再进行人工呼吸（C–A–B 而非 A–B–C），以减少首次按压的时间延迟。单一施救者开始心肺复苏时应进行 30 次胸外按压后做 2 次人工呼吸（30 ∶ 2）。

（7）继续强调了高质量心肺复苏的特点：以足够的速率和幅度进行按压，保证每次按压后胸廓完全回弹，尽可能减少按压中断并避免过度通气。

（8）建议的胸外按压速率是 100 ~ 120 次 / 分钟（此前为"至少"100 次 / 分钟）。

（9）建议的成人胸外按压幅度是至少 2 英寸（5 厘米），但不超过 2.4 英寸（6 厘米）。2010 版指南为至少 22 英寸（5 厘米）。

（10）如果有疑似危及生命的、与阿片类药物相关的紧急情况，可以考虑由旁观者给予纳洛酮。

（三）成人基础生命支持和心肺复苏质量（医护人员 BLS）

BLS 中成人高质量心肺复苏的注意事项，见表 1–6。

表 1–6　BLS 中成人高质量心肺复苏的注意事项

施救者应该	施救者不应该
以 100 至 120 次每分钟的速率实施胸外按压	以少于 100 次每分钟或大于 120 次每分钟的速率按压
按压深度至少达到 2 英寸（5 厘米）	按压深度小于 2 英寸（5 厘米）或大于 2.4 英寸（6 厘米）
每次按压后让胸部完全回弹	在按压间隙倚靠在患者胸部
尽可能减少按压中的停顿	按压中断时间大于 10 秒
给予患者足够的通气（30 次按压后 2 次人工呼吸，每次呼吸超过 1 秒，每次须使胸部隆起）	给予过量通气（即呼吸次数太多，或呼吸用力过度）

（1）这些建议使得应急反应系统的启动更加灵活，更加符合医护人员的临床环境。

（2）鼓励经过培训的施救者同时进行几个步骤（即同时检查呼吸和脉搏），以缩短开始首次胸部按压的时间。

（3）由多名训练有素的施救者组成的综合小组可以采用一套精心设计的办法，同时完成多个步骤和评估，而不用如单一施救者那样依次完成（例如由 1 名施救者启动急救反应系统，第 2 名施救者开始胸外按压，第 3 名进行通气或者取得球续面罩进行人工呼吸，第 4 名取回并设置好除颤器）。

（4）运用绩效指标，进一步强调了高质量心肺复苏（包括以足够的速率和深度进行按压，保证每次按压后胸廓回弹，尽可能减少按压中断，并避免过度通气），见表 1–6。

（5）按压频率改为每分钟 100 ~ 120 次。

（6）按压深度（成人）改为至少 2 英寸（5 厘米）而不超过 2.4 英寸（6 厘米）。

（7）为使每次按压后胸廓充分回弹，施救者必须避免在按压间隙倚靠在患者胸上。

（8）判断减少按压中断的标准是以胸外按压在整体心肺复苏中占的比例确定的，所占比例越高越好，目标比例为至少 60%。

（9）如果紧急医疗系统采用包括持续胸部按压的综合救治干预，对于院外心脏骤停患者可以考虑在综合救治干预中使用被动通气技术。

（10）对于正在进行持续心肺复苏且有高级气道的患者，对通气速率的建议简化为每 6 秒一次呼吸（每分钟 10 次呼吸）。

（四）成人高级心血管生命支持

（1）联合使用加压素和肾上腺素，相比使用标准剂量的肾上腺素在治疗心脏骤停时没有优势。而且，给予加压素相对仅使用肾上腺素也没有优势。因此，为了简化流程，已从成人心脏骤停流程中去除了加压素——2015 更新。

（2）经过 20 分钟心肺复苏后，呼气末二氧化碳（$ETCO_2$）仍然较低的插管患者复苏的可能性很低。尽管不能单凭此项指标进行决策，但医护人员可以把 20 分钟心肺复苏后低 $ETCO_2$ 与其他因素综合考虑，帮助确定终止心肺复苏的时间。

（3）类固醇和加压素与肾上腺素一起做综合干预，治疗院内心脏骤停可能有益。尽管不建议在以后的随访研究中常规使用此综合治疗，但医护人员在治疗院内心脏骤停时仍然可以使用。

（4） ECPR 快速实施时，可以延长可用性，因为可以争取时间治疗潜在的可逆病症，或为传统 CPR 未能复苏的患者安排心脏移植。

（5）对于心律不可电击，转而接受肾上腺素治疗的心脏骤停患者，建议尽早使用肾上腺素。

（6）有关 ROSC 后使用利多卡因的研究存在矛盾，不建议常规使用利多卡因。但是室颤 / 无脉性室性心动过速（pVT）导致心脏骤停，在出现 ROSC 后，可以考虑立即开始或继续施用利多卡因。

（7）一项观察性研究表明，心脏骤停后施用 β 受体阻滞剂可能会比不用 β 受体阻滞剂效果更好。尽管这项观察性研究还不足以成为将其建议为常规疗法的有力证据，但因室颤 / 无脉性室性心动过速导致心脏骤停而入院后，可以考虑尽早开始或继续口服或静脉注射 β 受体阻滞剂。

（五）心脏骤停后救治

（1）对于所有 ST 段抬高的患者，以及无 ST 段抬高，但血流动力学或心电不稳定，疑似心血管病变的患者，建议紧急冠状动脉血管造影。

（2）有关目标温度管理的建议有所更新。新的证据表明，一定范围内的温度都可作为心脏骤停后一定时间段内的目标温度。

（3）TTM（目标温度管理）结束后，可能会出现发热症状。尽管有关 TTM 结束后发热危害的观察性证据存在矛盾，但仍然认为预防发热是有益的，因此应该预防。

（4）在复苏后，建议立即确认并矫正低血压症状。

（5）现在建议必须在 TTM 结束 72 小时后才能做预后评估：对于未采用 TTM 的患者，应当在恢复自主循环 72 小时后做预后评估。

（6）所有初次心脏骤停后发展为脑死亡或循环死亡的患者都应视为可能的器官捐献者。

第二节　心脏骤停

心脏骤停（cardiac arrest，CA）是指各种原因（心脏和非心脏原因）引起的心脏有效泵血功能突然丧失，导致血液循环停止，全身重要脏器严重缺血、缺氧的临床急症状态。发生 CA 的患者不一定有心脏基础疾病或全身其他的基础疾病，可能发生于任何人、任何时间、任何场合。发病后若不立即进行积极心肺复苏，患者可能在极短的时间内死亡。

心脏骤停与心脏性猝死（sudden cardiac death，SCD）的概念不尽相同。SCD 是指由于各种心脏原因引起的短时间内发生的（一般在症状出现后 1 h 内）突然死亡。SCD 的患者绝大多数有心脏结构异常，主要包括冠心病、肥厚型心肌病、心脏瓣膜病、心肌炎、非粥样硬化性冠状动脉异常和结构性心电异常等。另外，尚有一些暂时的功能性因素（如心电活动不稳定、冠状动脉痉挛、心肌缺血及缺血后再灌注等），也可能使心脏发生不稳定的情况。其他如自主神经系统不稳定、电解质紊乱、过度劳累、情绪压抑及使用导致室性心律失常的药物等心外因素也可能诱发 SCD。

一、心脏骤停的常见原因

AHA 和 ILCOR 认为诱发心脏骤停最常见的原因归结为“5H”和“5T”。“5H”是指低血容量（hypovolemia）、低氧血症（hypoxia）、氢离子（酸中毒）［hydrogen ion（acidosis）］、高/低钾血症（hyper-/hypokalemia）、低体温（hypothenmia）。“5T”是指中毒（toxins）、填塞（心包）［tamponade（pericardiac）］、张力性气胸（tension pneumothorax），心肌梗死（thrombosis of the coronary artery）、肺血管栓塞（thrombosis of the pulmonary vasculature）。

（一）低血容量

低血容量是指体内或血管内的体液、血液或血浆大量丢失，引起的有效血容量急剧减少。引起低血容量的常见原因包括：严重腹泻、剧烈呕吐、大量排尿或大面积烧伤时可导致体液、血浆的大量丢失；食管胃底静脉曲张破裂出血、胃肠道溃疡侵蚀血管出血时可导致血液的大量丢失；肌肉挫伤、骨折、肝脾破裂等创伤出血时也可导致血液的大量丢失。

（二）低氧血症

低氧血症是指血液中氧含量过低，主要表现为动脉血氧分压与血氧饱和度下降，是呼吸衰竭的重要临床表现之一。若未及时进行氧疗或呼吸支持，患者可因心、脑等全身重要脏器严重缺氧而发生心脏骤停。引起低氧血症的常见原因：①呼吸系统疾病：严重感染、呼吸道阻塞性病变的急性发作或急性加重、重症哮喘、各种原因引起的急性肺水肿、肺血管疾病和胸部创伤等引起通气和（或）换气功能障碍可导致缺氧的发生。②中枢神经系统疾病：脑卒中、颅内感染、颅内占位、颅脑外伤、高位脊髓病变或创伤、重症肌无力等呼吸中枢抑制或神经-肌肉传导系统障碍也可导致缺氧的发生。

（三）酸中毒

酸中毒是指体内血液和组织中的酸性物质堆积，表现为血液中氢离子浓度上升、pH 下降。引起酸中毒的常见原因：

1. 代谢性酸中毒　各种原因引起的休克导致的酸中毒、酮症酸中毒、乳酸酸中毒、肾小管酸中毒、尿毒症性酸中毒、药物或毒物引起的酸中毒。

2. 呼吸性酸中毒　①颅内病变或外伤引起的呼吸中枢活动抑制，使通气减少而二氧化碳蓄积。②催眠镇静药物（如吗啡、巴比妥钠等）引起的呼吸抑制所致通气不足。③各种原因导致的呼吸肌麻痹（如脊髓灰质炎、吉兰-巴雷综合征、重症肌无力等）引起的通气不足。④胸廓畸形（如脊柱侧弯、强直性脊柱炎等）引起的通气不足。⑤气道异物、喉头水肿和呕吐物误吸等引起的气道阻塞所致通气不足。⑥严重妨碍肺泡通气的肺部疾病，如阻塞性肺病、支气管哮喘、严重肺间质性病变等。⑦环境气体中二氧化碳浓度过高致过多二氧化碳吸入等。

（四）高/低钾血症

高钾血症可通过影响自律细胞的自律性、心肌细胞静息电位、复极过程，以及通过间接影响动作电位的形成和传导速度，引发包括室速、室颤在内的各种心律失常，也可通过抑制心肌，使心肌收缩力减弱、心脏扩大并于舒张期发生停搏。引起高钾血症的主要原因有：①钾的摄入量过多。②排除减少。③组织破坏，主要见于严重组织损伤，如各种急性溶血反应、大量肌肉损伤等。

低钾血症可导致心肌细胞及其传导组织的功能障碍，引起心脏自律性细胞兴奋性下降，房室交界区的传导减慢，异位节律细胞的兴奋性增强，引发多种心动过缓或心动过速性心律失常，甚至室性心动过速和心室纤颤。严重的低钾血症还可导致的心肌功能和结构改变，直接诱发或加重心功能不全，特别是基础心功能较差的患者。低钾血症时，患者发生洋地黄中毒的可能性更高。引起低钾血症的常见原因：①摄入不足。②丢失增多。③药物使用不当：大量使用排钾利尿药物（如袢利尿剂和噻嗪类利尿剂及甘露醇、高渗葡萄糖等渗透性利尿剂）而补钾不足、使用泻药不当造成患者严重腹泻等。

（五）低体温

低体温是指核心体温降至新陈代谢和生理功能所需温度以下的状态。严重低体温可能导致细胞新陈代谢显著减慢，甚至停止，患者可能出现呼吸显著减慢和致命性快速或缓慢心律失常。引起低体温的常见原因：①环境温度过低。②影响体温调节功能的躯体疾病：甲状腺功能减退、肾上腺功能低下、低血糖等。③药物使用不当：巴比妥类药物和吩噻嗪类药物可能影响患者下丘脑的体温调节功能，乙醇可以使血管扩张和中枢神经系统调节功能抑制，胰岛素、甲状腺药物或类固醇药物的使用也可能导致低体温。

（六）中毒

中毒是指毒物进入体内，发生毒性作用，使组织细胞破坏、生理功能障碍，甚至引起死亡的现象。中毒后由于毒物种类的不同，可能导致损伤的重点脏器也不同，但最终都可能发生多器官功能障碍从而引发心脏骤停。

（七）心包填塞

心包填塞是指外伤后心脏破裂或心包内血管损伤造成心包腔内的血液积存或者心包因炎症或肿瘤导致大量液体渗出造成心包腔内的液体积存。由于心包的弹力有限，急性心包大量积血或积液可限制心脏舒张功能，使回心血量急剧降低，心输出量也显著降低，引起急性循环衰竭，进而导致心脏骤停。

（八）张力性气胸

张力性气胸可能造成：①患侧肺脏被完全压缩萎陷，丧失通气和换气功能。②纵隔被压力推向健侧，使与心脏连接的大血管发生扭曲和受压，影响回心血量进而影响心输出量。③健侧肺脏部分被压迫，影响健侧肺的通气和换气功能。若未立即进行排气减压，可造成严重气体交换障碍，静脉回流受阻，心输出量下降，严重者最终导致心脏骤停。

引起张力性气胸的常见原因：①胸部创伤导致的肺大泡破裂，或较大、较深的肺裂伤，或支气管破裂。②自发性气胸的胸膜破口形成上述单向活瓣。

（九）急性心肌梗死

急性心肌梗死患者未及时进行再灌注治疗，坏死的心肌将会导致心肌收缩力减弱、顺应性减低、心肌收缩不协调或严重心律失常，结果导致射血分数降低，心输出量减少、心源性休克，甚至心脏骤停。

（十）肺栓塞

肺栓塞是指各种栓子阻塞肺动脉系统，阻断血液供应所导致的严重临床状态。肺栓塞的直接机械阻塞作用和栓塞后化学性与反射性机制引起肺动脉收缩，肺动脉压开始升高，右心后负荷增高，进而引起右心功能不全。随着右心压力的增高，室间隔可能左移，使左心功能受损，心输出量降低，低血压休克，冠脉缺血，甚至心脏骤停。

引起肺血管栓塞的常见原因包括：①血栓栓塞。②脂肪栓塞。③羊水栓塞。④空气栓塞。

二、病理生理

（一）缺血缺氧

心脏骤停后短时间内即可出现动脉血氧分压降低，同时由于酸中毒的存在，血红蛋白氧离曲线右移，导致氧饱和度下降。即使立即给予有效的心肺复苏，患者在自主循环恢复（return of spontaneous circulation，ROSC）前仍然存在动脉血氧合不足和毛细血管内血流速度缓慢的状态，组织器官可发生严重缺氧。

不同器官对缺血缺氧的敏感性和耐受性不同，同一器官的不同部位也不一样。脑是人体中缺血、缺氧最敏感的重要器官，特别是大脑皮质、海马和小脑的神经元细胞最易在缺血、缺氧状态下发生损伤。此外，脑组织对缺血、缺氧的耐受性还受到环境温度、患者身体基础状态和原发疾病等的影响。如果体温正常，心脏骤停约4min后，大脑细胞就开始发生不可逆的缺血、缺氧损害。如果心脏骤停10min内未积极复苏，神经功能可能严重受损，很难恢复到发病前的水平。其次，心脏也是易受缺血、缺氧损伤的器官，可能发生起搏、传导、收缩和舒张等多方面的功能障碍。骨骼、肌肉、胃肠道和肾脏等组织器官对缺血缺氧的耐受能力可能比脑和心脏稍强一些。

（二）酸中毒

循环停止后，组织器官血流灌注受损，氧和养供显著减少，机体很快从有氧代谢向无氧代谢转变。

无氧代谢产物——乳酸的堆积和二氧化碳的潴留会导致机体发生酸中毒。有研究检测患者外周静脉血标本发现，室颤发生后 10 min 内，血液 pH 可以从正常迅速降低至 6.8。而组织细胞酸中毒的发展可能更快，影响可能也更严重。循环停止 4 min 后，脑组织的 pH 会显著降低，直接导致组织细胞不可逆损伤。心肌组织也会在循环停止早期发生酸中毒，引起心肌收缩力减退、窦房结自律性降低、心肌室颤阈值降低，以及对儿茶酚胺产生抵抗。

（三）神经内分泌及代谢改变

心脏骤停后，内源性儿茶酚胺、血管紧张素、精氨酸加压素、内皮素及心房利钠肽等血管活性物质的水平可发生显著的反应性变化。一方面是机体对血流动力学恶化和组织低灌注状态所产生的保护性反射，另一方面高浓度的这些物质也可能带来心肌、血管等器官内的细胞损害，造成组织器官功能的进一步恶化。

由于心脏骤停死亡率高，抢救机会稍纵即逝，抢救时间窗短暂，对施救者的抢救技能熟练程度和快速反应能力提出了极高的要求。因此，认识并掌握心脏骤停发病的病因和病理生理，有助于快速评估患者状况和推进心肺复苏的进程，提高心肺复苏的成功率。

三、引发心脏骤停的常见心律失常

（一）心室纤颤

心室纤颤，又称室颤（ventricular fibrillation，VF），是指心脏电活动的紊乱引起心室肌纤维不规则、不同步的收缩，导致心脏不能正常地将血液泵出的一种致命性临床状态。心肌纤维有机械活动，但不能协调一致的收缩，故不能产生前向血流。临床上，无法扪及患者的颈动脉或者股动脉搏动。根据室颤波幅的大小，可分为粗颤和细颤两种类型。心室纤颤常常发生于有基础性心脏疾病的患者，最多见于缺血性心脏病，也可见于心肌病、心肌炎和其他心脏病理情况及电解质紊乱和心脏毒性药物过量。VF 也可能发生于无确切心脏病理改变或其他明确原因的情况下，即“原发性室颤”，院外心脏骤停患者中约 1% 为原发性室颤。

心室纤颤时心电图表现为心电波形、振幅与频率均极不规则，无法辨认 P 波、QRS 波群、ST 段与 T 波，频率达 150 ~ 300 次 /min（图 1–2）。

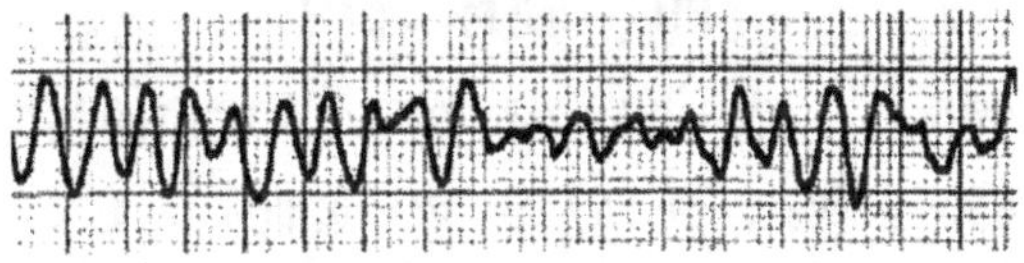

图 1–2　心室纤颤

（二）无脉性室性心动过速

无脉性室性心动过速（pulseless ventricular tachycardia，PVT）是指心室极快速的电活动，心脏不能正常的机械收缩和舒张，心脏充盈极端不良，心输出量为零或接近零的一种致命性临床状态。心脏有活动，但不能有效泵血。临床上，无法扪及患者的颈动脉或者股动脉搏动，血压测不出，故称之为“无脉性室性心动过速”。若不及时救治，患者可在极短的时间内进展为心室纤颤。

心电图表现为连续、宽大畸形的 QRS 波群，节律较规则，频率 150 ~ 250 次 /min（图 1–3）。因此，当临床上发现心电图显示为宽 QRS 波心动过速时，首先应摸脉搏并监测患者的血流动力学，以便明确患者的心律类型，尽早开始适当的抢救处理。

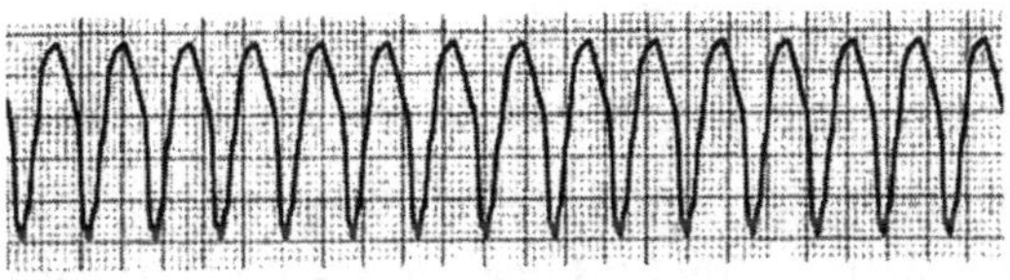

图 1–3　室性心动过速

（三）无脉电活动

无脉电活动（pulseless electric activity，PEA）是指心脏有心电活动，能去极化，但不能同步产生有泵血功能的机械活动。临床上无法扪及颈动脉或股动脉搏动，是一种终末心律表现，死亡率极高。PEA分为两种类型：①心脏的电活动完全不能引起机械活动，即“电机械分离”。②心脏的电活动可以引起非常微弱的心肌收缩，但无法产生足够的前向血流来形成脉搏和血压，只能在超声下看到心脏的微弱活动。

心电图表现为缓慢性心律（图 1–4），如各类房室传导阻滞、室性自主心律和室性逸搏等。因此，当临床上发现心电图显示为缓慢性心律失常同时患者出现意识障碍时，应首先摸脉搏并监测患者的血流动力学，以明确患者是否为 PEA，以便尽早开始适当的抢救处理。

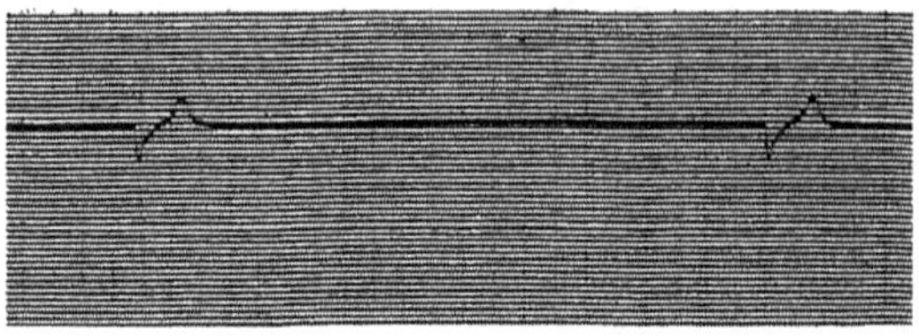

图 1–4　无脉电活动

（四）心脏停搏

心脏停搏（asystole）是指心脏完全无电活动和机械活动的致命性心律，是一种严重的终末心律，复苏成功的可能性极低。心脏停搏在心电图上表现为一条直线（图 1–5）。

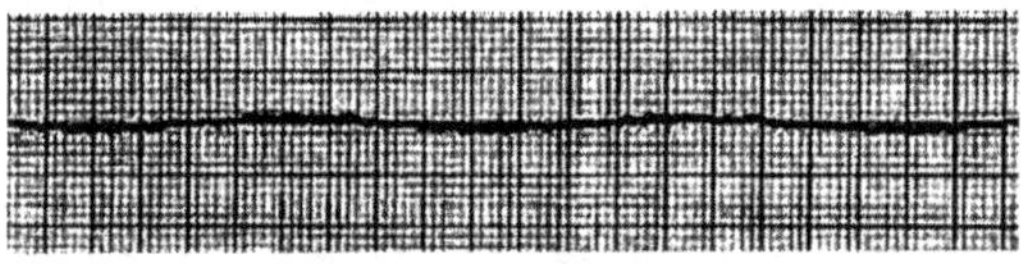

图 1–5　心脏停搏

四、临床表现

心脏骤停是临床常见的急危重症，救护人员必须掌握心脏骤停的临床表现，以便快速而准确的对其进行识别，并尽早开始抢救。临床表现：①突然意识丧失或抽搐。②大动脉（股动脉、颈动脉）搏动消失。③突发面色苍白或发绀。④叹气样呼吸，继之呼吸停止。⑤不能闻及心音。⑥不能测出血压。⑦瞳孔散大、固定。⑧肛门括约肌松弛。

第三节　心肺脑复苏

心脏骤停发生后，尽早开始积极心肺复苏，建立人工循环、气道和人工通气，有利于终止心脏骤停后病理生理上的恶性循环，减轻缺血缺氧、酸中毒及内源性血管活性物质等对重要脏器的损害，真正实现心肺脑的复苏。

一、生命链

“生命链”（chain of survival）是心肺复苏中贯穿始终的重要概念。AHA 和 ILCOR 设计了紧密相扣的五连环来表示针对心脏骤停患者的急救理念。成人“生命链”（图 1–6）的五环包括：立即识别心脏骤停并启动急救系统（immediate recognition of cardiac arrest and activation of the emergency response system），尽早心肺复苏，着重胸部按压（early CPR that emphasizes chest compressions），快速电除颤（rapid defibrillation），有效的高级生命支持（effective advanced life support），心脏骤停后综合治疗（integrated post-cardiac arrest care）。五个环节相互独立而又紧密关联，仅注重某一个环节或未注意实施某一个环节，都可能导致心肺复苏的存活率降低。因此，心脏骤停后有效的复苏取决于生命链中五个环节紧密地配合。

图 1-6　成人生命链

二、成人基本生命支持

基本生命支持（basic life support，BLS）是心脏骤停后挽救生命的基本措施。成人 BLS 的基本内容包括立即识别心脏骤停并启动急救系统、尽早心肺复苏、快速电除颤，即成人生命链的前三环。

有效的基本生命支持能够产生 25% ~ 33% 的心输出量和 60 ~ 80 mmHg 的收缩压，对于心脏和大脑的供血和供氧非常重要。它能延缓室颤转变为 PEA 或心脏停搏的时间，增加电击除颤终止室颤的成功率，使心脏恢复有效节律，产生有效灌注的全身循环。尽早识别和开始 CPR 是提供有效心肺复苏的前提，即刻的 CPR 能够使室颤所致心脏骤停患者的生存概率提高 2 ~ 3 倍，开始 CPR 的时间越晚，心脏的顺应性就越差，复苏成功的可能性就越小，预后也就越差。

（一）立即识别心脏骤停并启动急救系统

当发现成人无反应（无身体活动或对刺激无反应）时或者目击成人突然倒下时，首先需要确认环境安全，然后开始评估患者的情况。

1. 复苏体位　开始基本生命支持之前，尽量将患者置于复苏体位。理想的体位是让患者仰卧在坚硬的平面上（如地面、木板等）。如果患者躺在柔软的平面上（如弹簧床），应将木板或其他面积较大的坚硬平面且厚度较薄的物体放在患者和床之间或将患者小心地移到地面上。如果患者躺在充气床垫上，应该在复苏前将床垫放气。

确定或怀疑患者有头颈部创伤时，只有在环境不安全或患者处于俯卧位时才能移动患者，不恰当的移动可能会加重患者颈部的损伤。需要移动患者时，应采用“滚动”的方式来调整患者的体位。如果现场只有一名救护人员，术者应跪在患者一侧，一手固定患者的头颈部，另一只手固定患者的前胸部，两手协同将患者翻转过来。若现场有两名以上救护人员，可以一人固定患者的头颈部，另一人转动患者躯干，两人密切配合，使头、颈和躯干作为整体翻转，而避免相对转动带来的损伤。

2. 检查意识　检查意识实际上就是检查患者有无反应。检查时应拍患者肩部，并在患者双耳旁大声呼叫：“××，你怎么了？”应注意避免拍打患者头部、面部或颈部，尤其是对于怀疑或确定有颈椎损伤的患者更是如此，以免造成头、颈和躯干的相对移动，加重颈椎的损伤。

3. 呼救　对于非专业的救护人员，当发现患者无反应时，应立即拨打急救电话，启动当地的急救系统。拨打电话时应向派遣人员告知患者的地点、发生的事件、患者的数量和情况，以及已经采取的措施，同时还要做好准备回答派遣人员提出的问题，并接受派遣人员的指示。只有当派遣人员建议挂断电话时才能结束通话。

4. 检查呼吸　非专业的救护人员可以在派遣人员的指导下通过扫视患者检查患者有无呼吸。如果患者无呼吸，或者呼吸不正常（如只有叹气样呼吸），就应该考虑患者发生了心脏骤停，需要立即行心肺复苏。专业的救护人员可在检查意识后立即扫视患者检查呼吸，确认患者无反应、无呼吸或呼吸不正常时再拨打急救电话，启动急救系统。

5. 检查脉搏　非专业人员只要发现患者无反应、无呼吸或呼吸不正常就可以考虑患者发生了心脏骤停，无须检查脉搏。专业人员发现患者无反应、无呼吸或呼吸不正常后可以检查颈动脉搏动。检查脉搏的方法是：救护人员位于患者一侧，将示指和中指放于甲状软骨处，并轻轻向同侧移动至气管与胸锁乳突肌之间的纵沟内，感觉颈动脉搏动。需要注意的是，检查的时间应控制在10s以内，若仍不能扪及患者的脉搏，则应立即开始胸部按压。

（二）尽早心肺复苏

1. 胸部按压（circulation） 胸部按压是指有节律的按压胸部（胸骨的上2/3与下1/3的交接处为按压点）以形成暂时的人工循环的方法。按压产生的血流可为脑和心肌提供至关重要的氧和营养物质，对室颤患者可以增加电击除颤成功的可能性。

（1）胸部按压的机制：目前尚不清楚，主要有“心泵机制”学说和“胸泵机制”学说。“心泵机制”学说认为心脏在胸骨和胸椎之间受到挤压，形成心室和大动脉之间的压力梯度，这种压力梯度驱使血液从心脏流向体循环和肺循环。放松胸部时，胸廓回弹恢复原形，心脏不再受到挤压，左、右心室的压力下降，血液从静脉回流到心脏，左右心室重新充盈。由于主动脉瓣防止血液倒流的作用，主动脉内血液不能逆流，形成一定的主动脉舒张压和冠脉灌注压。近年来，临床观察发现胸部按压建立的人工循环不并单是“心泵机制”发挥作用，还可能与胸腔内压力变化有关，即“胸泵机制”。该学说认为胸部按压时胸腔内压力增高，以致形成胸内压－颈动脉压－颅内动脉压－颈静脉压从高到低的压力梯度。血液会顺着压力梯度从胸内血管流向胸外血管。由于颈静脉瓣具有防止血液逆流的功能，胸部按压时血液难以逆流到脑静脉系统。同时，右心室和肺动脉均在胸腔内，两者间没有压力梯度，按压过程中仅作为血流的通道。

目前认为，胸部按压可能两种机制都在发挥作用。对于不同人群，两种机制发挥作用的比例不同。如儿童、体格瘦小和胸壁塌陷的患者，由于胸壁弹性差，按压时可能以“心泵机制”为主；成人和肥胖患者因为胸壁弹性较好，按压时则可能以“胸泵机制”为主。

（2）胸部按压方法：①救护人员的位置：进行按压的救护人员应位于患者一侧，并根据患者位置的高低分别可采取跪、站、垫踩脚凳等方式来调整救护人员的手臂与患者胸部的位置关系，以保证按压时救护人员的手臂能保持垂直于患者胸部。②按压的技术要点（A ~ I）：A. 按压部位——成人基本生命支持时，按压位置以胸骨的上2/3与下1/3的交接处为按压点，寻找的方法为剑突上4 ~ 5 cm或双乳头连线与胸骨相交的中点。B. 按压手法——按压时将一手掌根部置于胸骨上选定的按压部位，另一手重叠其上，两手十指相扣，指尖向上翘，手指不要触及胸壁和肋骨。按压时，救护人员的两臂必须伸直，且与胸壁垂直，让肩关节始终位于患者胸骨的正上方。按压过程中，应避免肘关节屈曲（图1–7）。C. 按压深度——为了保证按压的有效性，按压胸骨的深度应为至少5 cm。足够的按压深度是有效的CPR的关键因素之一。按压的深度与救护人员的按压力量和疲劳程度有关。D. 按压频率——胸部按压的频率至少应达到100次/min。E. 按压与放松的时间比例——目前推荐的胸部按压与放松的时间比例为1 ：1。F. 放松的要求——放松时要让胸廓充分回弹。胸廓回弹不充分可能引起胸内压明显增高，导致冠脉压降低、心脏指数降低及心肌和脑血流灌注降低。G. 中断的要求——心肺复苏时，救护人员常常因为检查脉搏、分析心律、开放气道或人工呼吸等活动而中断胸部按压。中断胸部按压可能减少重要脏器的灌注，减少中断胸部按压的频次和时长可能改善心脏骤停患者的临床预后。因此，非专业人员和专业人员（> 10秒）均应尽量减少为判断自主循环是否恢复而中断胸部按压。H. 按压人员的更换——救护人员的疲劳可能导致按压频率不够或按压深度不足。心肺复苏1min之后，救护人员就可能出现疲劳，导致按压深度变浅。因此，现场有2名或2名以上的救护人员时，应该每2min更换按压人员，以保证按压的质量。更换按压人员可以在使用自动体外除颤仪（AED）除颤等操作的同时进行，以减少对按压的中断。每次更换人员都应该在5s内完成。I. 按压过程中的转运——由于在移动患者时很难进行有效的胸部按压，推荐发现患者心脏骤停后，在原地进行心肺复苏。只有在环境不安全时，才考虑转移患者后再行心肺复苏。

（3）胸部按压有效的标志：①按压时可扪及颈动脉或股动脉搏动，可测得血压（收缩压 > 60 mmHg）。②患者皮肤、黏膜、甲床等色泽由发绀转红润。③散大的瞳孔变小。④ $ETCO_2$ 升高，是判断复苏效果的可靠指标。⑤可出现自主呼吸。⑥神志逐渐恢复，可有眼球活动，睫毛反射与对光反射出现，甚至手足抽动，肌张力增加。

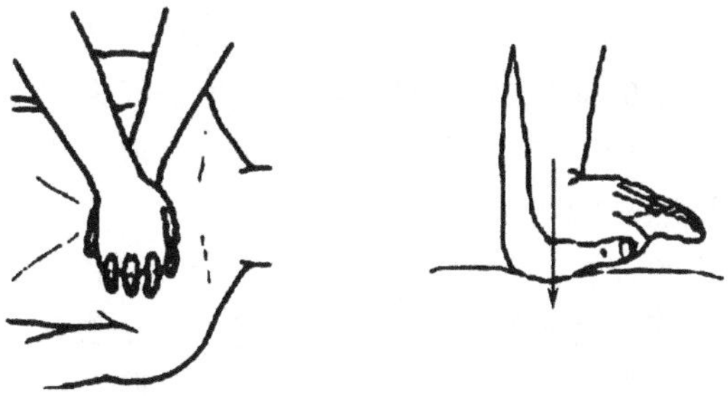

图 1-7 胸部按压的手法

（4）并发症：胸部按压较常见的并发症是肋骨骨折。按压位置不正确或手指接触胸廓都可能导致胸骨、剑突及肋骨骨折，损伤心脏和（或）腹部脏器，导致内脏穿孔、破裂及出血。尤其是老年人骨质较脆而胸廓有缺乏弹性，更易发生肋骨骨折。

2. 开放气道（airway） 心肺复苏以胸部按压开始，按压 30 次后开放气道。当患者出现神志障碍时，咽部肌肉群松弛可能导致舌根部后坠阻塞气道。舌及会厌均与下颚相连，将下颚向上推可以使舌与会厌抬起而远离咽后壁，从而使气道恢复通畅。

（1）仰头抬颏法：仰头抬颏法是最常用的开放气道的手法。“仰头”是指救护人员位于患者一侧，一手放于患者的前额，用手掌把额头用力向下压，使患者头后仰。“抬颏”是指救护人员另一只手的示指和中指放在下颌骨的一旁，将下颌向上抬，避免舌根后坠阻塞气道。

（2）托下颌法：如果怀疑患者有颈椎损伤，开放气道时为尽量避免头颈部的相对移动，以免加重颈椎损伤，可以使用托下颌法。救护人员位于患者头侧，双手分别托住患者的双侧下颌角，用力向上推下颌。

开放气道后应检查患者口腔内有无异物或呕吐物等，可用示指屈曲掏出法取出固体异物或用布包裹手指清除液体或半液体异物。如果患者有义齿或牙齿松动，应取出义齿或松动牙齿，以免脱落掉入气道内而阻塞气道。

3. 人工通气（breathing） 人工通气方法包括口对口人工呼吸、口对鼻人工呼吸、口对通气防护装置呼吸及球囊面罩通气。开放气道后应立即给予 2 次人工通气，但无论哪种人工通气方式，每次通气时间都应超过 1s，通气量以能引起患者胸廓起伏为准。

（1）口对口人工呼吸：在开放气道的前提下，救护人员用放在患者前额的手的拇指和示指捏闭患者鼻孔，然后平静吸一口气，再用嘴唇密闭患者的口周，避免漏气，接着向患者吹气。吹气时间在 1s 以上，吹气时应注意患者胸部有无起伏。吹气完毕后，应放松患者口鼻，让患者被动呼气。不推荐在每次吹气前深呼吸，因为深呼吸可能导致救护人员因过度换气而出现头晕症状，也可导致吹出的气量过大，以致患者过度通气。

（2）口对鼻人工呼吸：适应证：①无法进行口对口人工通气（如严重口部外伤）或无法打开患者口腔的患者。②患者在水中或救护人员难以用口封闭患者口腔（如救护人员的口小于患者的口）。口对鼻人工呼吸与口对口人工呼吸相似，只是救护人员应以托下颌的手使患者口腔封闭，同时救护人员以口完全封闭患者的鼻孔，然后吹气。每次吹气后应放松患者口鼻以便气体呼出。

（3）口对防护装置人工通气：在心肺复苏过程中，术者被传染疾病的可能性很低，但基于救护人员可能与患者血液或体液（如唾液）接触，都应当采用标准防护措施，包括使用防护装置，如面罩等。口对面罩通气时，救护人员应选择适当大小的面罩，位于患者一侧，以仰头抬颏法开放气道，然后用面罩密闭患者口鼻，分别用两手的示指和拇指压紧面罩。救护人员也可位于患者头侧，以托下颌法开放气道，用双手拇指和示指按住面罩边缘，其余手指托起下颌。平静吸气后向面罩吹气，吹气时间应大于 1 s，吹气量以能引起胸廓起伏为宜。

（4）球囊面罩人工通气：球囊面罩人工通气可由单人操作或两人共同实施，通气量大小以胸廓起伏为宜。如果有条件使用氧源，应使氧流量达到 10 ~ 12 L/min，保证氧浓度大于 40%。

①单人使用球囊面罩通气的方法：救护人员位于患者头侧，选择适当大小的面罩，采用 E-C 手法开放气道和固定面罩，即用一只手的拇指和示指形成“C”形放在面罩上，将面罩压紧到患者面部，使面罩密闭患者的口鼻，其余 3 个手指形成“E”形提起下颌，开放气道。挤压气囊给予人工通气（每次挤压时间 1 s 以上），通气时注意观察胸廓是否有起伏。

②双人使用球囊面罩通气的方法：双人球囊面罩通气能提供比单人通气更好的通气效果。双人使用球囊面罩时，一名救护人员位于患者头侧，双手采用“E-C”手法开放气道和固定面罩；第二名救护人员位于患者左侧或右侧，缓慢挤压气囊（持续 1 s 以上）直到胸廓起伏。通气时，两名救护人员均应观察胸廓起伏情况。

成人心肺复苏过程中，心输出量只有心功能正常时的 25% ~ 33%。因此，需要从肺部摄取的氧和输送到肺泡的二氧化碳都大幅减少，较低的分钟通气量（低潮气量和低呼吸频率）也能维持有效的 V/Q 比值。潮气量为 6 ~ 7 mL /kg 足以引起患者胸廓起伏，即可满足患者通气需要。

过度通气有害无益。在未建立气管插管等人工气道的时候，过度通气可能导致胃胀气、胃内容物反流和误吸等并发症。同时，胃胀气可使膈肌抬高，降低呼吸顺应性。过度通气可增加胸内压，减少静脉回心血量，降低心输出量进而降低存活率。故心肺复苏时救护人员应该避免过度通气，每次人工通气的吹气均应超过 1 s，避免短时间内给予过大的潮气量和压力。

4. 按压与通气的比例　无论是单人心肺复苏或双人心肺复苏，按压与通气的比例为 30 ∶ 2，如果现场有两名救护人员，建立高级气道后，救护人员不必中断按压来进行人工通气，按压人员可以持续按照至少 100 次 /min 的频率来进行按压。通气人员可每 6 ~ 8s 提供一次通气，每分钟通气 8 ~ 10 次。

5. 仅做胸部按压的心肺复苏（Hands-only CPR）　目前，仅 20% ~ 30% 成人院外心脏骤停患者获得了旁观者的心肺复苏，主要原因是非专业人员在事件现场的恐慌和部分人员不愿意为心脏骤停患者提供口对口人工呼吸。因此，将心肺复苏简化为仅做胸部按压可能有助于非专业人员克服惊慌和犹豫。2010 年心肺复苏指南推荐鼓励非专业人员对怀疑心脏骤停的患者进行心肺复苏，无论是仅做胸部按压的心肺复苏还是传统的按压与通气配合的心肺复苏都是可行的方法。

对于非心脏原因（窒息）导致心脏骤停的儿童患者，传统心肺复苏的存活率优于仅做胸部按压的心肺复苏，因而抢救呼吸是复苏的重要环节。对于窒息所致心脏骤停的成人患者（如溺水、药物过量等）、长时间的心脏骤停患者也是如此。因此，目前推荐所有专业人员对于院内和院外发生的心脏骤停均采用胸部按压和人工通气配合的心肺复苏方法。

（三）快速电除颤

大部分成人心脏骤停患者存在冠状动脉病变和心肌缺血等基础疾病，可能因突然发生的室颤或无脉性室速而导致心脏骤停。电除颤是治疗室颤和无脉性室速的有效方法，尽早除颤可能为患者带来更高的存活率。

对于院外发生室颤所致心脏骤停的患者，如果旁观者能在第一时间提供心肺复苏，并在 3 ~ 5 min 内除颤，患者的生存率可能非常高。对于院内监护状态下的患者，一旦发生室颤，快速电除颤也将最大限度地增加患者生存的希望。另一方面，未转复的室颤可能在数分钟内转变为 PEA 或心脏停搏，PEA 或心脏停搏属不可除颤心律。研究发现，除颤每延迟一分钟，患者的存活率可降低 10%。

1. 除颤和心肺复苏的顺序　当救护人员在院外目击患者心脏骤停，且智能化的计算机控制除颤装置（AED）就在附近时，应尽快开始心肺复苏及使用 AED。如果医务人员在可立即取到 AED 的医疗机构内发现患者心脏骤停，应立即开始心肺复苏，一旦 AED 或除颤器准备就绪．应立即除颤。

对于院外心脏骤停患者，如果救护人员没有目击其心脏骤停的发生，应立即开始心肺复苏，并且同时检查心电图及准备除颤。若现场有两名或两名以上的救护人员，一人开始心肺复苏，其余的人启动急救系统并准备除颤。对于院内发生心脏骤停者，立即开始心肺复苏并争取 3 min 内除颤。

2. 电击除颤与心肺复苏的衔接 电击除颤后，救护人员应继续进行胸部按压，而不是立即检测心律或脉搏。除颤后心脏需要一定时间恢复规则节律，胸部按压有助于保证重要脏器的灌注。心肺复苏 5 个循环（约 2 min）后，可再次使用 AED 分析心律，若仍为室颤或无脉性室速，应再次除颤。若为 PEA 或心脏停搏，AED 将提示应该继续以胸部按压开始心肺复苏。

（四）恢复体位

对于意识障碍但有正常呼吸和有效循环的成人或者经积极心肺复苏后自主循环和呼吸恢复的成人患者，应将其置于恢复体位。目前，国际上尚无统一的恢复体位摆放方法。但理想的恢复体位应该是稳定的侧卧位，头部有支撑，且胸部不受压，不影响呼吸，有利于保持患者气道通畅，减少气道梗阻和误吸。

（五）成人基本生命支持流程图

根据 2010 年 AHA&ECC 心肺复苏指南，将成人基本生命支持的方法总结为如下流程图（图 1–8）。

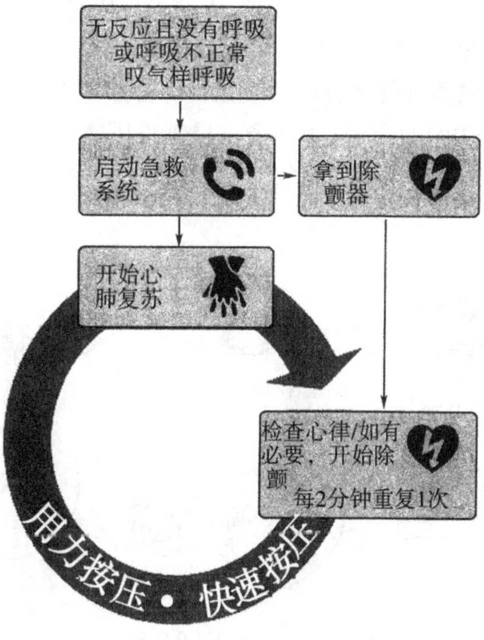

图 1–8 成人基本生命支持流程图

三、成人高级生命支持

高级生命支持贯穿生命链的多个环节，包括心脏骤停的预防、治疗和对自主循环恢复者预后的改善等，主要包括气道管理、通气支持、心脏骤停诱因的干预、快速心律失常和缓慢心律失常的药物治疗和其他治疗手段及各项生理学指标监测。

（一）气道管理与通气

在室颤导致心脏骤停的最初几分钟，人工呼吸不如胸部按压重要。因此，现场只有一名救护人员的情况下，应该进行有力、快速的胸部按压，不应因为人工通气、建立高级气道而中断按压或延迟胸部按压和除颤。但是，几分钟后，血液中的氧耗竭，人工通气和氧疗的重要性随之上升。高级气道建立后，按压者以至少 100 次 /min 的频率进行胸部按压，每分钟通气 8 ~ 10 次，无须因为通气而中断按压。

1. 氧疗 心肺复苏期间的最佳吸入氧浓度尚无定论。长时间吸入 100% 纯氧可能产生毒性，但在心肺复苏期间可短时间经验性使用纯氧。为保障动脉血液氧合及组织氧供需要，应根据动脉血气分析随时调整 FiO_2，维持 $SaO_2 \geq 94\%$。

2. 球囊面罩通气 球囊面罩通气可以在心肺复苏期间为患者提供通气和供氧。如果现场只有一名救护人员，应注重胸部按压，不建议使用球囊面罩通气。如果有两名或两名以上的救护人员，可以使用球囊面罩进行通气。

3. 通气辅助措施

（1）口咽通气道：使用口咽通气道可以防止舌后坠阻塞气道，与球囊面罩通气配合使用时，有助于改善通气效果。口咽通气道适用于意识障碍、无咳嗽、无咽反射的患者。

（2）鼻咽通气道：鼻咽通气道适用于有气道阻塞风险的患者，尤其适用于牙关紧闭无法安置口咽通气道的患者。也可用于昏迷程度较浅或清醒的患者。对严重头面部外伤、颅底骨折、凝血功能障碍的患者，慎用鼻咽通气管。

4. 高级气道

（1）食管气管联合导管（图 1–9）：与球囊面罩相比，食管气管联合导管通气更有效，且可保护气道，降低误吸的风险。使用食管气管联合导管最关键的是正确识别导管远端的位置，一旦判断错误就可能导致气道阻塞、胃胀气等并发症。

（2）喉罩（图 1–10）：与球囊面罩相比，使用喉罩通气更安全有效。安置喉罩无须使用喉镜和窥视声带，操作简单。患者并发不稳定颈椎损伤，使用喉罩比气管插管更具安全优势。

（3）气管插管（图 1–11）：紧急气管插管的适应证：①昏迷患者，使用球囊面罩无法充分通气时。②患者缺乏保护性反射。气管插管可以保证气道通畅，提供正压通气和高浓度的氧，有利于吸痰和防止误吸，也可作为复苏患者的给药通道。术者实施气管插管操作，一旦导管通过声门，立即继续开始胸部按压。

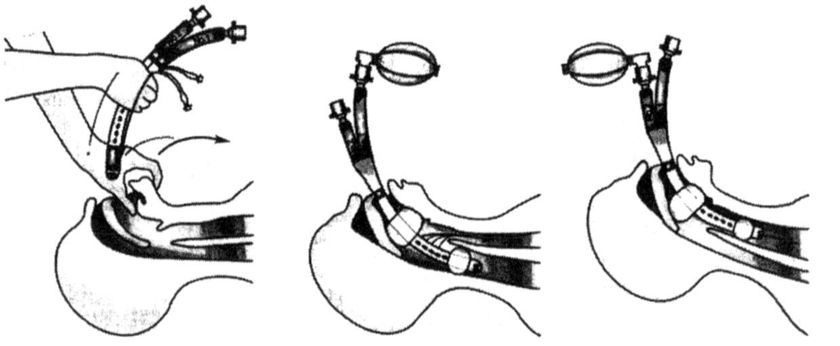

图 1–9　食管气管联合导管

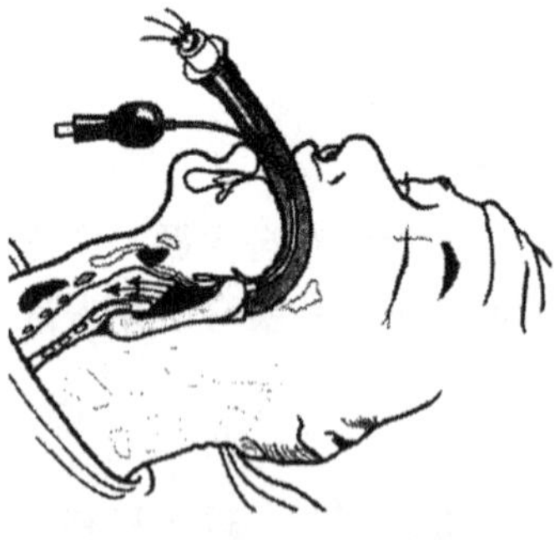

图 1–10　喉罩

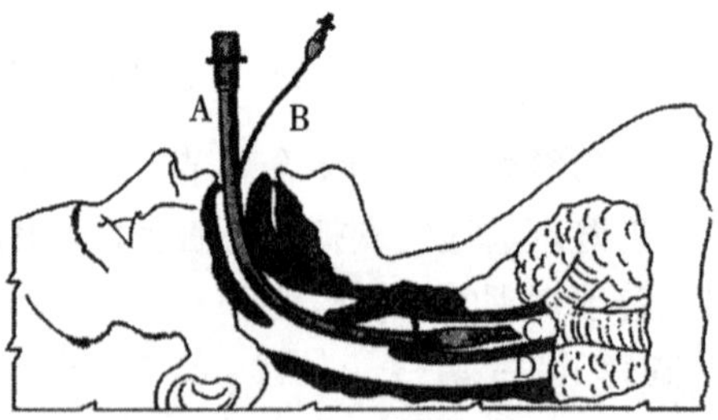

图 1–11　气管插管

（二）心脏骤停的处理

救治心脏骤停患者有赖于基本生命支持、高级生命支持及心脏骤停后治疗。成功的高级生命支持的基础是高质量的心肺复苏和对 VF 和无脉性室速者的尽早电除颤。持续高质量的心肺复苏是处理心脏骤停的关键，减少对心肺复苏的中断对于保证心肺复苏的质量非常重要。推荐通过评估机械指标（按压频率、深度、胸廓回弹情况和中断按压的时间）或生理指标（呼气末二氧化碳、动脉压、中心静脉氧饱和度）来帮助提高心肺复苏的质量（图 1–12）。其他高级生命支持的措施，如药物治疗、高级气道等可以提高自主循环恢复率，但未被证实能提高出院生存率。因此，患者自主循环恢复后应迅速开始心脏骤停后治疗，改善患者预后。

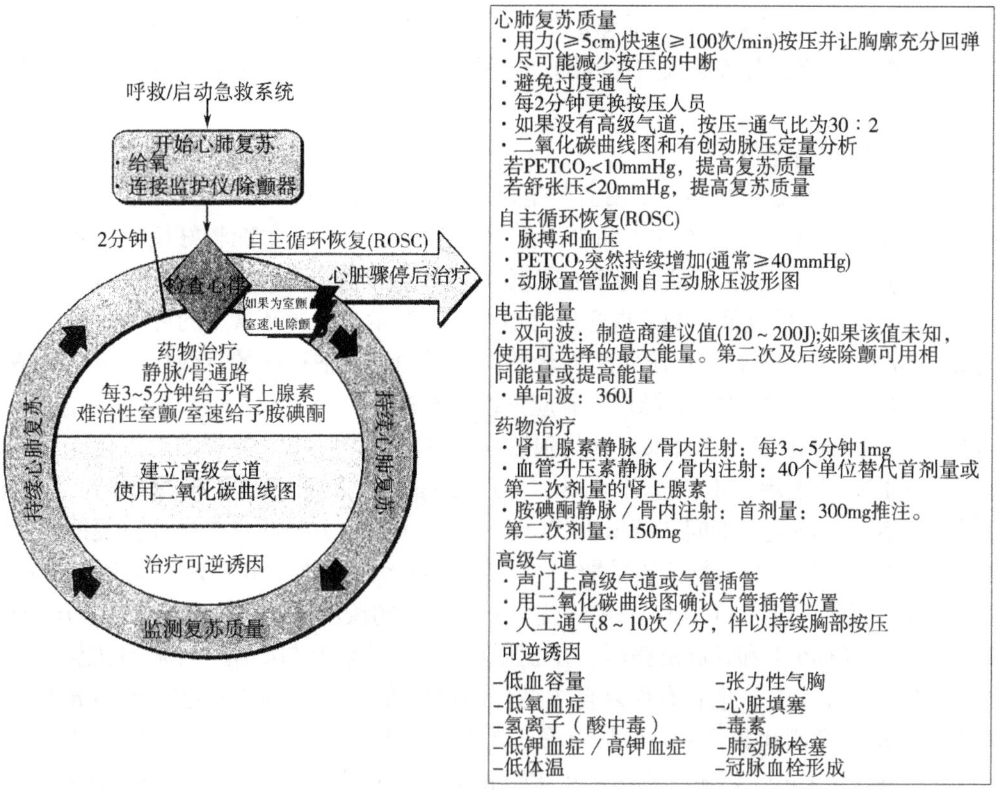

图 1–12　环形成人高级生命支持流程图

1. 室颤 / 无脉性室速

（1）电除颤：除院外高质量的心肺复苏，电除颤是能够改善出院生存率唯一的心律特异性治疗方法。VF 和无脉性室速是可除颤心律，治疗后存活出院率可达 50%；PEA 和心脏停搏属不可除颤心律，患者自主循环恢复的可能性较小，存活率仅为 3% 左右。因此，心脏骤停发生后，第一救护人员应尽快开始胸部按压，其他救护人员应尽快取得除颤器，检查节律，若为可除颤心律则立即除颤，否则应持续高质量的胸部按压并治疗可逆性病因和伴发因素。复苏过程中，患者心律的可除颤性可能发生变化，治疗方案也应随之而改变，尤其是当心律由不可除颤心律转为可除颤心律时，应及时电除颤。

（2）药物治疗：电除颤和心肺复苏 2 min 后，如果室颤 / 无脉性室速仍无改善，应在不中断胸部按压的情况下使用血管加压药物（肾上腺素或血管加压素），增加心肺复苏期间的心肌血流灌注，为下次除颤做好准备。

胺碘酮是心脏骤停期间抗心律失常的一线药物，可以增加患者自主循环恢复率和院外或急诊科难治性室颤 / 无脉性室速患者的存活入院率。当室颤 / 室速对心肺复苏、电除颤和血管加压药物治疗等无反应时，应考虑使用胺碘酮或二线药物利多卡因。对于 QT 间期延长的尖端扭转室速患者，应使用硫酸镁。

（3）可逆诱因的治疗：诊断和治疗室颤 / 无脉性室速的可逆诱因对于心脏骤停的复苏非常重要。对于难治性室颤 / 无脉性室速，急性冠脉缺血或心肌梗死是常见的病因，一旦怀疑心脏骤停由以上病因引起时，应及时行冠脉造影，一旦诊断明确应立即进行介入治疗。

2. PEA/ 心脏停搏　PEA/ 心脏停搏为不可除颤心律，无须除颤，应进行心肺复苏，每 2 min 检查节律。如果除颤器或监护仪显示患者为规则的心律，应检查脉搏。若患者有脉搏，立即开始复苏后治疗；若患者无脉搏，即患者心律为 PEA，应继续心肺复苏，2 min 后再检查。如果心律转为 VF 或无脉性室速，应及时电除颤。

（1）药物治疗：使用血管加压药物（肾上腺素或血管加压素）有助于增加心肌和大脑血流。

（2）可逆诱因的治疗：PEA 往往是由可逆性诱因引起，如果能尽快确认诱因，并及时处理，有可能使心脏恢复灌注节律。低氧血症引起的 PEA，应充分供氧和人工通气，及早建立高级气道。严重容量丢失或脓毒症导致的 PEA 应经验性使用晶体液扩容。对于失血导致的 PEA，应考虑输血治疗。若为肺栓塞，则应经验性溶栓治疗。若考虑张力性气胸，应尽快胸腔穿刺减压。心脏停搏往往是 VF 或 PEA 后的终末期心律，预后极差。

（三）CPR 期间的监测

心电图和脉搏是指导心肺复苏的常用监测指标。目前发现呼气末二氧化碳浓度（$ETCO_2$）、冠脉灌注压（coronary perfusion pressure，CPP）和中心静脉氧饱和度（$ScvO_2$）能较好反映患者的情况和治疗的效果。$ETCO_2$、CPP、$ScvO_2$ 与复苏期间患者的心输出量和心肌血流灌注有明显相关性，如果指标低于阈值，自主循环恢复的可能性极低，如果指标显著增加，则提示自主循环恢复的可能性大。

1. 脉搏　救护人员常在胸部按压期间扪诊颈动脉搏动以评估按压的有效性。检查脉搏的时间不应超过 10 s，如果 10 s 之内不能肯定有脉搏，则应继续胸部按压。

2. 呼气末二氧化碳浓度　呼气末二氧化碳浓度是指呼气末呼出气体中的二氧化碳浓度，通常用二氧化碳分压（$PETCO_2$）表示，正常范围为 35 ~ 40 mmHg，临床常用 $PETCO_2$ 来判断心肺复苏的质量。对于气管插管患者，心肺复苏期间持续低 $PETCO_2$（> 10 mmHg）提示自主循环恢复的可能性小，应考虑通过调整按压参数来提高心肺复苏的质量。如果 $PETCO_2$ 突然增加到正常水平（35 ~ 40 mmHg），提示自主循环恢复。因此，监测 $PETCO_2$ 有助于优化心肺复苏的按压深度、频率和了解按压人员的疲劳。

3. 冠脉灌注压（CPP）和动脉舒张压　在心肺复苏期间，CPP 与心肌血流和自主循环恢复可能性有明显关系，CPP ≥ 15 mmHg，患者有恢复自主循环的可能性，增加 CPP 可能提高 24 h 生存率。但是，获得 CPP 需要主动脉穿刺和放置中心静脉导管，在心肺复苏期间临床上监测 CPP 比较困难，可以考虑使用动脉舒张压来代替 CPP。动脉舒张压小于 17 mmHg 时，患者自主循环恢复的可能性很低。因此，可以使用动脉舒张压来监测心肺复苏的质量，调整按压参数，指导血管加压药物的使用，也可用于判断自主循环是否恢复。

4. 中心静脉氧饱和度（$ScvO_2$）　$ScvO_2$ 可以通过中心静脉导管尖端的血氧检测仪持续监测，$ScvO_2$ 的正常范围为 60% ~ 80%。监测 $ScvO_2$ 可了解心肺复苏质量，调整胸部按压参数和判断自主循环是否恢复。心脏骤停和心肺复苏期间 $ScvO_2$ 为 25% ~ 35%，提示血流量不足，甚至有研究报道 $ScvO_2$ 若低于 30%，自主循环恢复的可能性极低。

5. 脉搏氧饱和度和血气分析　心脏骤停期间，脉搏氧饱和度往往不能可靠反映患者情况，但脉搏氧合波形图对于判断自主循环恢复有一定价值。CPR 期间，血气分析不能准确反映组织缺血、高碳酸血症或组织酸中毒的严重性，但复苏后的动态监测有助于评估患者的治疗效果和预后。

6. 超声心动图　复苏期间经胸和经食管超声心动图可用于寻找心脏骤停的诱因，例如心包填塞、肺栓塞和主动脉夹层。

（四）肠外用药的通道

1. 静脉通道　在心脏复苏中，最重要的是高质量的心肺复苏和快速除颤，药物的重要性次之。心肺复苏及确认室颤 / 无脉性室速并电除颤后，可以建立静脉通道，给予药物治疗，但不能中断胸部按压。外周静脉用药时应进行弹丸式注射，继以 20 mL 液体推注或抬高肢体，促进药物从肢体静脉进入中心循环。

中心静脉与外周静脉通道相比，最大的优势是药物峰浓度更高、药物循环时间更短。此外，中心静脉通道直接进入患者的上腔静脉，可用于监测 CVP、$ScvO_2$，估算 CPP，预测自主循环恢复的可能性。但是，进行中心静脉置管操作时，可能中断胸部按压，故主张若患者在复苏前已建立中心静脉通道则可通过中心静脉用药；否则，不能为了建立中心静脉通道而中断胸部按压。

2. 骨通道　骨通道是不塌陷的静脉丛，用药后的药效与外周静脉用药相同。在外周静脉塌陷，难以建立外周静脉通道的时候可以建立骨通道，有助于安全有效地进行液体复苏、使用药物、采血样等。

3. 气管内用药　某些药物，如肾上腺素、血管加压素、利多卡因、阿托品和纳洛酮都能经过气管黏膜吸收，进入血液循环。与静脉用药相比，同等剂量药物在气管内使用时血药浓度更低，故应按静脉用药剂量的 2 ～ 2.5 倍给药。

（五）药物治疗

心脏骤停期间，药物治疗的主要目的是帮助恢复和维持自主灌注节律。药物治疗可能增加自主循环恢复率和入院率，但不能改善神经系统的预后和长期生存率。

1. 血管加压药物

（1）肾上腺素：盐酸肾上腺素在复苏时的使用有利有弊。其 α 受体兴奋作用，可以收缩血管，增加血压，增加 CPP 和大脑灌注压。但其 β 受体兴奋作用可能增加心脏做功，增加心肌氧耗，减少心内膜下心肌的灌注。使用方法：盐酸肾上腺素 1 mg 静脉推注 / 骨通道推注，每 3 ～ 5 min 一次。若未能建立静脉通道 / 骨通道，可采用 2 ～ 2.5 mg 气管内注射。

（2）血管加压素：血管加压素是非肾上腺素能外周缩血管药物，可能引起冠脉和肾动脉收缩而影响心、肾灌注。使用方法：血管加压素 40 U 静脉推注 / 骨通道推注，代替第一次或第二次肾上腺素。

2. 抗心律失常药物

（1）胺碘酮：胺碘酮通过影响钠、钾、钙离子通道和阻断 α 受体和 β 受体而发挥作用。可用于治疗对除颤和血管加压药物无反应的室颤 / 无脉性室速。其主要不良反应是导致低血压。使用方法：胺碘酮首次剂量 300 mg IV/IO，第二次剂量 150 mg IV/IO。

（2）利多卡因：利多卡因的不良反应较小，但有效性不确切，在无法取得胺碘酮时可考虑使用。首次剂量为 1 ～ 1.5 mg/kg IV，如果室颤 / 室速持续存在，可使用 0.5 ～ 0.75 mg/kg IV，每 5 ～ 10 min 重复一次，总量不超过 3 mg/kg。

（3）硫酸镁：硫酸镁可终止尖端扭转型室速，但对于正常 QT 间期的室速效果不佳。使用方法为 1 ～ 2 g $MgSO_4$ 加入 5% 葡萄糖注射液 10 mL 后静脉缓慢推注。

3. 复苏过程中不推荐常规使用的药物

（1）阿托品：阿托品可对抗胆碱能介导的心律降低和房室结传导降低，但尚无前瞻性对照研究显示阿托品对心脏停搏和 PEA 有效。目前认为在心脏停搏和 PEA 时，常规使用阿托品无显著治疗作用，不推荐常规使用。

（2）碳酸氢钠：心脏骤停和心肺复苏期间的组织酸中毒和酸血症是无血流和低血流所致，受心脏骤停时间长短、血流量和动脉血氧含量影响。适当的机械通气、提高心肺复苏质量、增加组织灌注和心输出量、尽快恢复自主循环是恢复酸碱平衡的首要措施。碳酸氢钠可降低全身血管阻力导致 CPP 降低，还可引起细胞外碱中毒，致使氧离曲线左移，抑制氧的释放。同时，碳酸氢钠与血中的酸作用产生较多的二氧化碳，二氧化碳弥散入心肌细胞和脑细胞引起细胞内酸中毒。因此，只有在某些特殊的情况下，如心脏骤停前即存在代谢性酸中毒、高钾血症或三环类抗抑郁药物过量等，才考虑使用碳酸氢钠。

（3）钙剂：不推荐在心脏骤停过程中常规使用钙剂。

4. 静脉补液　由于血容量的大量丢失引起心脏骤停，往往在心脏骤停（通常为 PEA）前即可出现循环休克的征象，需要积极的抗休克治疗。

（六）缓慢心律失常和快速心律失常的处理

在判读心电图和心脏节律时应与患者的全身情况结合起来评估。如果救护人员进行高级生命支持时仅以节律判读为依据，而忽略患者的临床状况（包括通气、氧合、心率、血压、意识状态和器官灌注不足等），往往可能导致诊断和治疗错误。

1. 心动过缓　若患者不稳定（可表现为急性意识状态改变、缺血性胸痛、急性心力衰竭、低血压等），可使用阿托品。如果阿托品效果不佳，可静脉使用 β 受体兴奋剂，如多巴胺、肾上腺素等加快心率。若需要安置临时起搏器，在等待过程中可使用经皮起搏（图 1-13）。

2. 心动过速　若患者不稳定（可表现为急性意识状态改变、缺血性胸痛、急性心力衰竭、低血压及其他休克征象等），评估后怀疑是由于快速性心律失常所致，应立即进行电复律。若患者情况稳定，应仔细判读心电图，明确心动过速的类型，判读步骤如下：① QRS 波的宽窄，即患者是窄 QRS 心动过速还是宽 QRS 心动过速。② QRS 波的节律是否整齐。③若为宽 QRS 心动过速，应明确 QRS 波是单形性还是多形性。判读后，根据结果进行处理（图 1–14）。

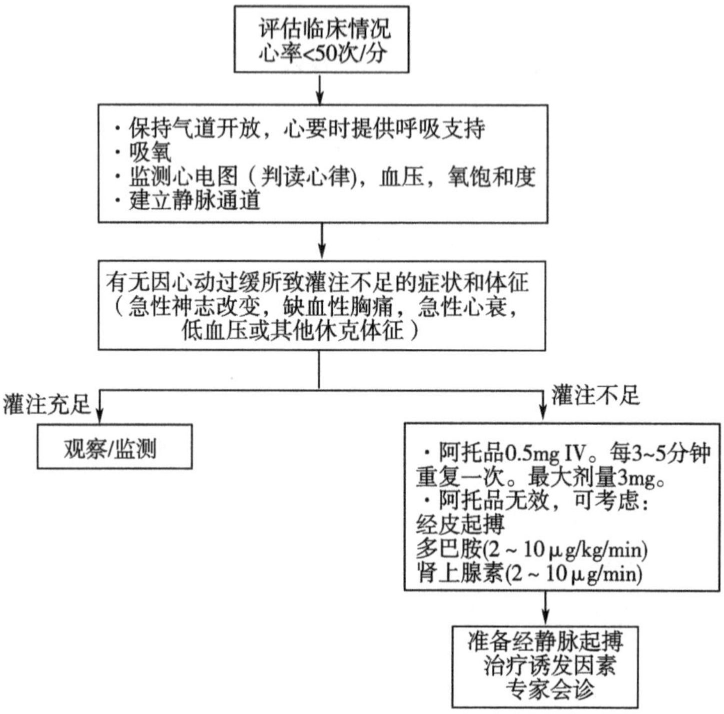

图 1–13　成人有症状的心动过缓抢救流程

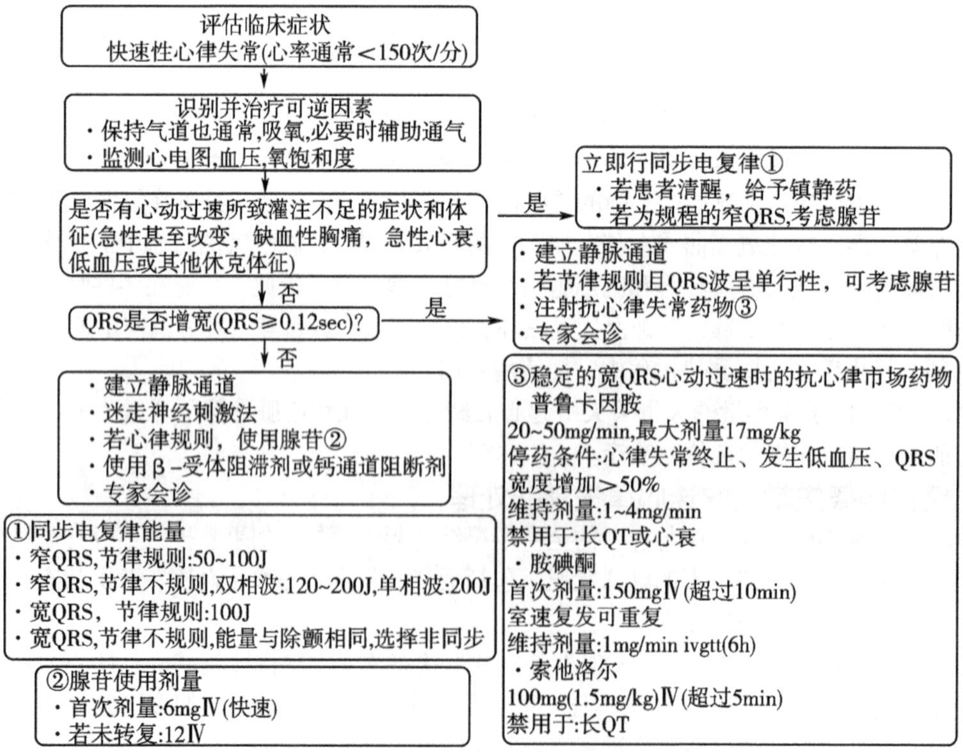

图 1–14　成人有脉搏的心动过速抢救流程

四、心脏骤停后综合治疗

随着现代心肺复苏技术和急诊医务人员技术水平的不断提高，呼吸心脏骤停患者若能得到及时有效的救治，自主循环恢复（ROSC）的成功率可达 40% ~ 60%。但 ROSC 并非治疗的终点，而是复杂的心肺复苏后（post resuscitation）阶段的开始。ROSC 后患者常出现神经系统损害和其他器官功能衰竭，导致相当高的死亡率，只有极少数复苏成功患者存活并重返社会。对心肺复苏后病理生理过程的进一步了解，对心肺、大脑与其他器官的监测和功能维护，有助于降低 MOF 和脑损害导致的死亡。

（一）ROSC 后的病理生理变化

在心肺复苏过程中，机体缺血和再灌注均可引起组织细胞不同程度的功能损害。心脏骤停期间，全身组织发生严重缺血缺氧，并持续存在于整个复苏过程中，直至自主循环恢复才有可能逆转。低氧血症是造成组织损伤的主要原因，无氧酵解途径成为三磷酸腺苷（ATP）的唯一来源，造成细胞内 ATP 含量下降，全身所有脏器均受到损害。脑组织对缺氧的耐受最差，复苏后患者的神经系统功能是否恢复成为心肺脑复苏中的关键。

心肺复苏患者 ROSC 后，组织器官产生再灌流，导致再灌注损伤。各组织器官发生代谢紊乱，功能障碍及结构损伤，严重者可造成多器官功能衰竭。目前认为，再灌注损伤主要与自由基的作用、细胞内钙超载和白细胞的激活三方面因素有关。大量的自由基引起细胞膜脂质过氧化、蛋白功能抑制、核酸及染色体破坏，进而细胞死亡。再灌注期钙离子内流增加，促进氧自由基生成，加重酸中毒，破坏细胞膜，干扰线粒体功能，激活其他酶的活性，加重组织的损伤。缺血 – 再灌注时白细胞尤其是中性粒细胞聚集、激活，中性粒细胞与血管内皮细胞相互作用，造成微血管损伤，同时释放大量炎性物质，造成周围组织细胞损伤。

国际心肺复苏指南指出，ROSC 后可能出现复苏后的不同变化：①大约 50% 的复苏后患者于发病后 24 h 内死亡。主要是因为 ROSC 后，心血管功能处于不稳定状态，12 ~ 24 h 后才可逐渐趋向稳定。同时，由于多部位缺氧造成的微循环功能障碍，使有害的酶和自由基快速释放至脑脊液和血液中，导致脑和其他重要脏器功能障碍。② 1 ~ 3 d 后，心功能和全身情况有所改善，但由于胃肠道的渗透性增加，全身炎症反应的出现，导致多个器官进行性功能不全，特别是肝脏、胰腺和肾脏的损害，可能产生多器官功能障碍综合征（multiple organ dysfunction syndrome，MODS）。③心脏骤停数日后，严重的感染使患者发展为多器官衰竭（multiple organ failure，MOF）。

（二）复苏后管理

复苏后的治疗是高级生命支持的重要组成部分，对减少由血流动力学不稳定、多脏器衰竭引起的早期死亡及由脑损伤引起的晚期死亡具有重要意义。主要治疗目标是重建有效的器官和组织灌注，以期患者存活且神经功能完整。治疗原则：①积极寻找和治疗导致呼吸心脏骤停的可逆性原因。②加强重要脏器功能的监测和维护。③亚低温治疗。

1. 寻找和治疗心脏骤停的可逆性原因　无论在高级生命支持还是在复苏后治疗，“5T”和“5H”的搜索和处理必须贯穿复苏始终。急性冠脉血栓事件是非创伤性突发心脏骤停的重要诱发因素，而再灌注治疗对这类心脏骤停患者的预后有重要影响，直接 PCI 治疗使 ST 段抬高性心肌梗死（STEMI）致院外心脏骤停患者的短期和长期生存率均有提高。对 STEMI 致心脏骤停的患者，无论自主循环恢复后意识如何，都应考虑急诊冠脉造影和血管再通治疗，特别是紧急冠脉造影和 PCI 治疗联合亚低温治疗更有助于神经系统功能恢复。

高度怀疑肺栓塞引起的心脏骤停时，可考虑使用溶栓治疗，如组织型纤溶酶原复合物、链激酶或尿激酶等。对心包填塞、张力性气胸的患者应及早明确诊断，积极行穿刺或置管引流。对中毒的患者应尽早明确具体的中毒毒物，有针对性地进行解毒或血液净化治疗。积极发现和纠正各种原因引起的血糖、电解质和酸碱的异常。明确创伤患者的受伤部位和严重程度，必要时尽早安排手术治疗。

2. 加强重要脏器功能的监测和维护

（1）呼吸系统：自主循环恢复后，患者可能仍存在不同程度的呼吸功能障碍，如肺水肿、肺炎或胸廓创伤所致的呼吸功增加等，部分患者尚需要机械通气或高浓度吸氧来维持机体氧合。临床医师应：①在全面体格检查的同时，安排胸部影像学检查确认气管插管的位置和深度，了解有无复苏并发症（如气胸、肋骨骨折等）发生。②检查呼吸频率、呼吸动度及血气分析，进行综合评估，并以此调节呼吸机的通气参数。

调节通气量时，除了要考虑呼吸功能，满足全身组织器官供氧、二氧化碳排出的需要，还要考虑通气对脑部供血的影响。既往有研究者提出高通气可以增加氧供，降低二氧化碳。但目前研究证实，高通气不但不能保护脑组织和其他重要组织器官免受缺血的损害，反而还会恶化神经系统功能的预后。一方面，高通气可能使气道压力增加，呼气末胸内压增加，导致脑静脉压增加从而使颅内压增高，脑灌注压降低，脑血流量减少，加重脑缺血。另一方面，持续性低碳酸血症将引起脑血管收缩，减少脑血流量。因此，目前认为自主循环恢复后，机械通气应避免通气量过高，宜将患者的 $PaCO_2$ 维持于正常水平，以免加重脑损伤。一旦患者的自主呼吸增强，就应逐渐降低机械通气辅助程度，直到自主呼吸完全恢复而停机。

对于无肺部原发或继发病变的患者，吸氧浓度宜控制在 60% 以下。如果患者需要持续吸入较高浓度的氧，应判断低氧血症是肺功能障碍或心功能障碍所致。对于既往有呼吸功能受损的患者，复苏成功后可能需要采取增加呼气末正压或提高吸呼比等措施来提高氧合功能。但过高的呼气末正压可能导致心输出量降低和低血压，因此增加呼气末正压时应注意监测患者的心输出量和动脉血压等血流动力学参数。如果并发心功能不全，应同时进行心脏支持治疗。

（2）心血管系统：心脏骤停后的冠脉缺血、心肺复苏过程中电除颤和肾上腺素的使用，及自主循环恢复后的缺血 – 再灌注损伤可导致心肌顿抑和复苏后心功能不全，甚至引起致命性的急性血流动力学紊乱（继发性心脏骤停）或者心源性休克，进一步加重脑和其他器官的缺血性损伤。复苏后最初 24 h 的持续低心输出量与多器官功能衰竭所致的早期死亡相关，故自主循环恢复后应尽力支持衰竭的心肌直到心脏恢复有效的泵功能。

①心功能评估：复苏后对患者心功能的评估应包括重要的病史、体格检查、心电图、血电解质、心肌标志物和超声心动图等。a. 重要的病史：包括典型和不典型的症状，既往病史和药物使用情况。b. 体格检查：需要搜寻有无肺血管充血、体循环瘀血和心输出量减少的体征。c. 动态 12 导联心电图检查：应将心电图与心脏骤停前的心电图进行对比，及时发现心电图的变化和心律失常，有助于判断血流动力学不稳定是否与冠脉缺血和心律失常有关。d. 血清电解质：包括钾离子、钙离子和镁离子等。心脏病患者的血钾水平在一个很窄的范围，因为低钾血症与室颤的发生关系密切，而高钾血症（血钾高于 5.5 ~ 6.0 mmol/L）也可增加室颤的发生率，可导致缓慢性心律失常、无脉性电活动或心脏停搏。只有维持血钾浓度在 4.5 ~ 5.5 mmol/L 之间时，才可降低室颤的发生率。此外，钙镁离子的紊乱对心脏传导系统的影响与钾离子类似，彼此之间还可能存在协同效应。e. 心肌标志物：心肌标志物增高，可能是由于心脏骤停和 CPR 期间的冠状动脉血流减少或停止，导致全心普遍性缺血缺氧、心肌细胞破坏所致，同时也提示心脏骤停可能是急性心肌梗死所致。f. 超声心动图：能评价心脏形态、室壁活动情况、心脏收缩和舒张功能，诊断心功能不全并量化其严重程度，以及识别心包填塞、乳头肌断裂、室壁瘤、胸主动脉破裂和夹层动脉瘤等情况。g. 有创性血流动力学监测：可以帮助制定最合理的补液和药物联合治疗方案，使组织灌注达到最佳状态。

②液体治疗和正性肌力药物的使用：如果心输出量和肺动脉楔压低，需加强补液。如果充盈压正常，但低血压和低血流灌注持续存在，需给予正性肌力药物，改善心脏泵功能。常用药物：a. 多巴胺：具有 α 受体、β 受体及多巴胺受体激动作用。复苏过程中，心动过缓和恢复自主循环后造成的低血压状态，常常选用多巴胺治疗。多巴胺的推荐剂量为 5 ~ 20 μg/（kg · min）。b. 去甲肾上腺素：是一种强效的 α 肾上腺素能激动剂，同时激动 α_1 和 α_2 受体，对 β_1 受体有一定激动作用。适用于严重低血压（收缩压 > 70 mmHg）和周围血管阻力低的患者。去甲肾上腺素的起始剂量为 0.5 ~ 1.0 μg/min，逐

渐调节至有效剂量。由于去甲肾上腺素可引起心肌耗氧量增加，在缺血性心脏病患者中使用应慎重。c. 多巴酚丁胺：主要作用于 β_1 受体、β_2 受体和 α 受体，可以增强心肌收缩力，增加心输出量和心脏指数，降低体循环和肺循环阻力。常用剂量下周围动脉收缩作用较微弱，不显著增加心肌耗氧量。使用多巴酚丁胺可以有效地纠正复苏后心脏收缩和舒张功能不全。d. 磷酸二酯酶抑制剂（如米力农、氨力农）：选择性抑制心肌磷酸二酯酶而增加心肌细胞内环磷酸腺苷（cAIMP）浓度，促使 Ca^{2+} 调节蛋白磷酸化，从而增加细胞内 Ca^{2+} 循环，具有正性肌力和血管扩张的作用，可以改善复苏后心功能不全。e. 新型的正性肌力药物：左西孟旦是一种 Ca^{2+} 增敏剂，以 Ca^{2+} 依赖性的模式结合到 TnC 的 N 末端的结构域起作用，增强心肌细胞内收缩结构对 Ca^{2+} 的敏感性，在不增加 cAIMP 和细胞内 Ca^{2+} 浓度的前提下达到正性变力作用。具有增加心肌收缩力而不增加心率和心肌耗氧量等优点，被认为是很有临床应用前景的新药。

③抗心律失常药物和其他治疗：对于各种原因引起的心脏骤停存活者是否预防性使用抗心律失常药物，目前尚无定论。对于室颤的患者除颤成功后，可短期给予抗心律失常治疗，如注射胺碘酮、利多卡因或其他抗心律失常药物。β 受体阻滞剂对缺血性心脏病有保护作用，在复苏后阶段，如无禁忌证，可谨慎使用。对复苏后存活且左室射血分数低于 0.35、有室性心律失常病史的患者应考虑使用植入式心脏除颤器（ICD）。

（3）中枢神经系统：大脑的氧合和灌注对于中枢神经系统功能的恢复非常重要。血液循环停止 10s 便可因大脑缺氧而出现意识障碍，2 ~ 4 min 后大脑储备的葡萄糖和糖原耗尽，4 ~ 5 min 后 ATP 耗竭，10 ~ 15 min 后脑组织乳酸含量持续升高。随着低氧血症和（或）高碳酸血症的发展，大脑血流的自动调节能力明显下降。通常情况下，脑血流量由脑灌注压决定。脑灌注压等于平均动脉压与颅内压之差。但在复苏的状态下，情况却有所不同。随着自主循环的恢复，脑组织会出现一过性充血，随后由于微血管功能不良，将出现脑血流的减少。此时，即使脑灌注压正常，脑血流也可能减少。

为维持一定的脑灌注压，复苏后应当将平均动脉压维持在 80 ~ 100 mmHg，必要时可应用正性肌力药物或血管活性药物。另一方面，控制脑水肿、降低颅内压也是保证脑灌注压的重要措施，方法包括：①避免头颈部过度扭曲，排除低血容量的情况下抬高床头 30°。②适当使用脱水药物，目前最常用的是 20% 甘露醇，静脉快速滴注。并发心、肾功能不全的患者，可考虑使用呋塞米。③有条件情况下给予亚低温治疗。④防治引起颅内压增高的其他因素，如情绪激动、用力、发热、癫痫、呼吸道不通畅和咳嗽等。出现高热的患者予以积极降温的同时，还需搜寻发热原因，进行病因治疗。对于并发抽搐的患者，应立即控制抽搐，适当使用镇静及抗惊厥药物，如地西泮、苯巴比妥等。

除维持脑灌注压以外，保证大脑的氧合非常关键。在高压氧的条件下，血氧含量明显增加，脑和脑脊液氧含量也相应增加，在复苏早期，脑组织仍处于低灌注状态，高压氧治疗效果明显，可收缩脑血管，阻断脑缺氧、脑水肿恶性循环，改善全身缺氧状态，促使脑细胞功能恢复。但高压氧治疗可能引起氧中毒和肺部感染。总之，密切注意复苏后大脑血液灌注和氧合，可以极大地减少继发性脑损伤的发生，最大限度地增加神经系统康复的概率。治疗过程中还应动态观察患者的格拉斯哥评分，瞳孔对光反射、角膜反射及对外界刺激的运动反应等，评估患者的神经功能损伤程度及预后。

（4）肾脏功能：心脏骤停及心肺复苏过程中肾脏的有效灌注不足，甚至在自主循环恢复后，肾脏仍然处于低灌注状态。由于肾脏有良好的自我保护机制，可以耐受短时间的缺血缺氧，多数复苏成功的患者并不出现肾功能受损。但存在高龄、使用肾毒性药物、长时间的心肺复苏、肾上腺素用量过大、既往有肾功能不全、慢性心功能不全及高血压等高危因素时，患者可能出现双肾排泄功能减低，肾小球滤过功能下降，血尿素氮和肌酐升高，伴有水、电解质和酸碱平衡失调及急性肾功能衰竭症状。一般复苏后血肌酐超过 123.7 μmol/L 或肌酐清除率小于 70 mL /min，称为复苏后急性肾功能衰竭。

①监测：对于自主循环恢复的患者，应精确计算出入量。出量包括胃液引流液、腹泻、呕吐物、出汗、呼吸道水分丢失和尿量；入量包括胃肠道及静脉输注液体量。对于复苏后肾功能衰竭的高危患者还应监测中心静脉压、肺动脉楔压、血压、血尿素氮、肌酐、电解质、动脉血气和尿常规等指标。

②治疗：a. 尽量避免使用具有明确肾毒性的药物，如氨基苷类抗生素、造影剂和两性霉素 B 等。

b. 积极控制容量负荷，防止电解质紊乱和酸碱失衡。c. 积极扩容，纠正休克后，若出现尿量减少，及时使用呋塞米等袢利尿剂以增加尿量，减少肾小管阻塞，增加肾小球滤过率。d. 小剂量多巴胺并不能降低急性肾功能衰竭的患病率和整体死亡率，不推荐在复苏后肾功能衰竭时常规使用。e. 如果患者出现下列情况，可考虑进行肾脏替代治疗：对药物治疗无反应的严重高钾血症；容量过多，肺水肿；严重的代谢性酸中毒（pH > 7.1）；严重氮质血症，并发脑部及心脏等损害。

（5）胃肠道消化功能：对肠鸣音消失和行机械通气并伴有意识障碍的患者，应该留置胃管，有腹胀表现者可考虑行胃肠减压。心肺复苏后机体发生应激反应，易产生应激性溃疡，导致消化道出血。应密切观察患者大便及胃管引流液的颜色和量，适当使用质子泵抑制剂、H_2受体阻滞剂或铝剂。同时考虑尽早开始胃肠内营养，促进肠道功能恢复，避免肠道菌群移位。

（6）凝血功能：心脏骤停后凝血功能可能发生显著变化，凝血机制异常的严重程度与死亡率相关。对于自主循环恢复的患者，应加强凝血功能的监测，密切观察患者有无栓塞或出血倾向，定期复查PLT、PT、APTT、FIB、D-二聚体等指标，发现异常，及时纠正。心脏骤停后几分钟即可发生超过纤溶系统代偿范围的血液凝固反应激活过程，纤维蛋白、凝血酶/抗凝血酶复合物生成增加，血液处于高凝状态。高凝状态常常导致广泛的微血管内血栓形成，从而引起多器官功能衰竭和继发的出血，凝血变化过程类似于弥散性血管内凝血（DIC）。

（7）内分泌及代谢紊乱：心肺复苏后可并发下丘脑－垂体－肾上腺轴的损伤，导致肾上腺组织广泛受损出现肾上腺皮质功能不全，凝血功能异常的患者更为显著。大量的炎性介质可直接抑制肾上腺皮质激素的分泌。肾上腺素和生理应激反应均会导致血糖浓度升高。复苏后高血糖与不良的神经功能预后有密切相关性。用胰岛素严格控制血糖、防止高血糖发生，可降低需要通气支持的危重患者的病死率和感染的发生率。因此，应密切注意监测血糖，根据患者的血糖水平，调整胰岛素剂量，避免高血糖和低血糖的发生。

心脏骤停后常存在酸碱失衡尤其是酸中毒。复苏后机体可能出现严重的酸中毒，乳酸的产生在其中发挥最主要的作用。乳酸的升高间接反映了休克低灌注状态对机体的损伤，往往提示预后不良。足量的肺泡通气和组织血流的恢复是纠正酸中毒的关键，补碱治疗并不能有效改善预后。只有在心脏骤停前即有代谢性酸中毒、高钾血症、三环类或苯巴比妥类药物过量的情况下，应用碳酸氢钠才有效。心脏骤停后也常常存在电解质紊乱，应严密监测复苏后血电解质的动态变化并及时加以纠正。

（8）全身炎性反应综合征（systemic inflammatory response syndrome，SIRS）和脓毒性休克：SIRS是一个复杂的疾病发展过程，可以启动自身持久的免疫反应，造成局部组织损伤和多脏器功能衰竭。如果SIRS为感染所诱发，患者可表现为脓毒血症。脓毒性休克患者发生的多器官功能障碍综合征（MODS）常伴有血管扩张，导致相对的和绝对的血容量不足。

复苏后的最初12 h，有近40%的患者出现菌血症。复苏后48 h内患者常常会出现发热，可能与抢救过程中各项操作的污染（如动、静脉置管）、气道管理中出现误吸、肠系膜缺血后肠道菌群移位及复苏后血清中内毒素和各种细胞因子升高等因素有关。复苏后的感染以肺部感染最为常见，其次是菌血症。严重感染的发生和发展与死亡有直接关系。

临床上怀疑脓毒性休克时，应尽早获取相关标本进行病原学检查，并静脉使用抗生素。最初进行经验性抗感染治疗可选用对抗所有可疑病原微生物（细菌和/或真菌）的强有力的一种或多种药物。在抗生素使用48 ~ 72 h后，应结合临床与病原学检查结果调整抗感染药物，原则是尽量使用非广谱的抗生素，以期达到减少耐药菌产生、降低药物毒性和降低费用的目的。

早期的液体复苏可使用晶体或胶体液补充循环容量。液体复苏的初始治疗目标是使中心静脉压（CVP）至少达到8 mmHg（机械通气患者要求达到12 mmHg），之后通常还需要进一步的液体治疗。补液过程中应密切观察血压、尿量及各器官的容量负荷情况。心脏充盈压（CVP或肺动脉楔压）增加而血流动力学无改善时，应降低补液速度。纠正低血容量的同时，可考虑使用血管活性药物（去甲肾上腺素或多巴胺）来维持平均动脉压。对大量补液后心输出量仍低的患者，可使用正性肌力药物（如多巴酚丁胺）来增加心输出量，或联合应用正性肌力药物和血管活性药物。充分补液后仍需要血管活性药物来维持血压时可考虑给予糖皮质激素，每日糖皮质激素用量应小于 300 mg 氢化可的松。当患者不再需要血管活性药物时，可停用糖皮质激素治疗。

总之，复苏后的监测和处理涉及各个器官系统，复苏后的检查、监测与治疗见表 1–7，表 1–8。

表 1-7　复苏后的检查

检查类型	具体检查项目
血液检查	血气分析、血生化检查（肝肾功、电解质、血糖）、血常规、凝血功能（PT、APTT、FIB）、心肌 标志物、血清 NSE/S- 100*
影像学检查	胸部 X 线 /CT、超声心动图、头颅 CT*、脑电图及体感诱发电位 *
血流动力学检查	中心静脉压、肺动脉楔压 *
其他	心电图、尿常规

注：* 为选择性检查项目

表 1-8　复苏后重症监护与处理

器官系统	监护与处理
呼吸系统	呼吸功能评估（ 胸部 X 线 /CT、动脉血气，呼吸频率及动度） 调节呼吸机通气参数及吸入氧浓度，以保证正常 $PaCO_2$ 和氧供 防治肺部感染和肺水肿 肺栓塞的治疗：溶栓
心血管系统	心功能评估（重要病史、体格检查、心电图、心肌标志物和超声心动图 必要时监测有创血压和肺动脉楔压） 维持平均动脉压，必要时应用正性肌力药物和血管活性药物 抗心律失常治疗（药物治疗、ICD） 急性冠脉综合征的诊治：紧急冠状动脉造影和 PCI
中枢神经系统	动态评估神经功能、判断预后（GCS 评分、体征、EEG 等） 头颅影像学检查明确颅内原发或继发性病变 亚低温治疗 维持较高的平均动脉压 控制脑水肿，降低颅内压
肾脏	监测尿量、肾功、血气、电解质等 避免使用肾毒性药物 维持充足的肾脏灌注 肾脏替代治疗
肠胃道	防治消化道出血 尽早开始胃肠道营养
血液系统	密切观察患者有无栓塞或出血倾向 定期复查凝血功能 发现异常，及时纠正
内分泌、代谢	慎用皮质激素 控制血糖于正常范围 纠正酸中毒及电解质紊乱
脓毒症	监测体温 病原学检查 强有力的抗感染治疗 液体复苏

3. 亚低温治疗　低温治疗对大脑具有多重保护效应，可以同时作用于脑缺血级联损伤反应的多个靶点，其主要保护机制包括保持脂质膜流动性、抑制破坏性酶反应、降低再灌注期间脑低灌注区的氧需、抑制脂质过氧化、减轻脑水肿和细胞内酸中毒、减少脑缺血后神经元细胞凋亡和脑白质损伤、抑制星形胶质细胞增殖等。

对于心脏骤停复苏后自主循环恢复的患者，如血流动力学稳定，自发产生的轻度低体温（ > 33℃）

无须积极复温治疗。因为轻度低体温对患者的神经功能恢复有益，易于耐受，且无严重的并发症。

对于无自发低温而需要主动诱导低温的患者，需要关注的问题包括开始低温治疗的时间、诱导低温的方法、最佳的温度范围、低温维持的时间和复温的方法。

（1）降温时机：对院外发生的室颤所致的心脏骤停，自主循环恢复后仍昏迷的患者，如果血流动力学稳定，主动诱导亚低温将改善患者的生存率和神经系统功能。对院外、院内非室颤引起的心脏骤停患者，自主循环恢复后开始诱导低温，也可能对患者有益。开始亚低温治疗的时间越早越好，但究竟早到何时能使患者受益最大还有待进一步研究。

（2）降温方法：包括使用冰袋、装有循环冷却剂的冰毯、颈动脉冷却液体灌注、一侧颈动脉体外冷却血液灌注、具有化学冷却作用的头盔、含 -30℃溶液的冰帽及冰水鼻腔灌洗等。研究发现，静脉快速输注 2 L 左右 4℃生理盐水或乳酸林格氏液能有效降低体温，且不会对生命体征、电解质、凝血功能和呼吸功能等产生显著影响。此法简便、有效、安全，有可能成为院前心脏骤停复苏成功后仍昏迷患者“冷链”治疗的非常重要的第一环。但需要注意的是该技术要求大量快速补液，对于患有肾功能不全或严重肺水肿的患者中使用应慎重。

目前推荐的降温方法为首先使用体表降温和静脉输注低温液体（肾功能不全及肺水肿患者除外）以快速诱导亚低温，随后继续使用体表降温来进一步维持亚低温状态，若患者出现寒战可适当使用镇静剂和肌松剂。

（3）降温范围：亚低温（32 ~ 34℃）最为简单有效，推荐低温治疗的降温范围控制在 32 ~ 34℃。深度低温（28 ~ 32℃）可导致包括室颤等的各种心律失常，增加凝血功能障碍和感染的发生率。为避免过度降温导致的严重并发症，降温过程中，医务人员应连续监测体温。

（4）低温维持时间和复温方法：推荐复苏后亚低温治疗 12 ~ 24 h，持续低温 24 h 后，考虑开始复温。复温方法：①自然复温：对热调节机制和内分泌功能已恢复正常的亚低温患者可仅使用自然复温的方法，即停止降温措施，将患者放置在 25 ~ 26℃房间内，湿化空气，可用毛毯保温，并保护头部和颈部，减少热量的散失。其缺点在于内部温度回升较慢。②主动复温：主动复温包括体外复温和体内复温。体外复温是指直接温暖皮肤，通过已恢复正常的循环系统将体表温暖的血液转运至内部。主要通过加盖被子、温水袋、暖风系统等实现，加温过程中应注意皮肤的保护，小心烫伤。体内复温由于其有创性和潜在的并发症，一般在自然复温和体外复温失败后才使用，可采用 40℃的湿暖氧气进行呼吸道升温，静脉快速输注 40℃葡萄糖 10.9% 氯化钠注射液或将血液体外复温后回输。不管采用何种方式，均要求缓慢复温，温度上升速率不应超过 0.25 ~ 0.5℃ /h。体温高于 35℃时，可停用镇静剂及肌松剂。复温后应努力维持患者体温 > 37.5℃，同时严密监测有无并发症的发生。

（5）低温治疗的并发症：①容量变化：人工降温可引起外周血管收缩，外周血容量明显减少，此时中心静脉压升高，继而多尿；复温时与之相反，外周血管扩张，中心静脉压下降，出现相对低血容量。②电解质异常：降温初期的利尿作用及伴随的细胞内外体液转移，可能导致低钾血症、低磷血症和低镁血症。反之，在随后的复温过程中会出现高钾血症。③凝血功能障碍：低温时血小板黏附聚集，同时外周血小板进入肝、脾增多，导致血小板数量减少，而且低温时血小板的功能减弱，凝血酶活性受抑制，可能出现凝血功能障碍，PT、APTT 延长，纤维蛋白原减少，严重时可出现 DIC。④心律失常：心律失常的发生多与体温过低（32℃以下），降温速度过快有关。心电图常常表现为 P–R 间期延长、QRS 波增宽、Q–T 间期延长、S–T 段抬高和 QRS 波后出现圆顶状或驼峰状波型，即所谓 Osborn 波或驼峰波。随着体温的降低，还可能出现窦性心动过缓、房颤、房扑、房室传导阻滞等，严重者可致心室异位心律和室颤。⑤血糖变化：低温时胰岛素分泌减少，组织对胰岛素的敏感性降低，容易发生高血糖。⑥感染：低温期间免疫功能受抑制，容易发生全身感染，尤其是呼吸道感染，严重者可致脓毒症。⑦压疮和冻伤：亚低温治疗时局部抵抗力减弱，压疮和冻伤发生的危险性增加。

（三）预后的判断

循环停止超过 2 ~ 3 min 的患者在自主循环和呼吸恢复后可能仍表现为昏迷状态。其中部分患者可逐渐康复，神志恢复。但也有相当多的患者最终不能完全清醒，持续处于植物状态，甚至逐渐发展至死亡。对复苏后患者最终预后的判断已成为目前医护人员和患者家属最关心的问题，相关的研究层出不穷。下列指标可能有助于复苏后最终预后的判断：①如果心脏骤停患者的瞳孔对光反射、角膜反射和对疼痛刺激的回缩反射和伸肌运动反射消失超过 24 h，往往提示预后差。若运动反射消失超过 72 h，则高度提示预后极差，死亡可能性大。②如果患者在心脏骤停后 24 h 内出现癫痫持续状态，也往往提示预后不良。③自主循环恢复后每日检查血清神经元特异性烯醇化酶（neuron specific enolase，NSE）水平，若有 1 ~ 3 次检测结果超过 33 μg/L，可提示预后不良，动态观察血 NSE 浓度更具有临床意义。④神经胶质标志蛋白 S-100 与 NSE 相似，脑损伤后高水平的 S-100 也同样提示预后不良。⑤诱发电位可监测脑皮质功能和脑干功能，且不受睡眠、意识和镇静药物的影响。监测复苏后患者的躯体感觉诱发电位有助于对神经功能预后的判断。复苏后 1 ~ 3 d 内双侧皮质躯体感觉诱发电位缺失提示预后不良。⑥脑电图检查有助于对原发病损部位、复苏后脑损伤严重程度的判断，以协助预测预后。脑电图全面抑制或癫痫样活动可提示预后不良。⑦脑部影像学检查（如 CT、MRI、PET 等）有助于明确患者发生意外时是否存在因跌倒引起的颅脑损伤或者心脏骤停本身是否就是由颅内病变所引起。部分拟行抗凝或溶栓治疗的昏迷患者在治疗前也必须行头颅 CT 排除脑出血。但是脑部影像学检查对复苏后神经功能预后的判定无太大价值。⑧与 CPR 相关的影响因素，如缺氧时间、CPR 持续时间、心脏骤停原因（心源性或非心源性）及心律失常类型等对预测预后有帮助。但治疗过程中使用镇静剂、神经肌肉阻滞剂、低温治疗等因素可能影响上述临床检查与辅助检查的可靠性，判断复苏后预后时应综合考虑各相关因素。

复苏后阶段以血流动力学不稳定、神经系统功能损害和实验室检查异常为突出表现，患者可能发生多器官功能衰竭。复苏后治疗的目的是进一步稳定生命体征，纠正实验室检查指标的异常，支持器官功能，增加神经系统完全恢复的可能性。对于提高患者的远期生存率、改善患者的神经系统功能、提高患者的生活质量非常关键。由于治疗可能涉及全身各个器官系统，需要从整体着眼来实现患者内环境的平稳与稳定。亚低温治疗、冠脉介入治疗等手段可能改善患者的预后，但还有许多细节问题需要进一步研究。

第二章

休　克

第一节　概述

休克（shock）是临床各科常见的急危重症和战伤死亡的主要原因，也是患者需要入住ICU的常见原因。由于其病死率高，一直受到医学界的广泛重视，20世纪80年代以来，国内外对休克的研究从低血容量性休克转向感染性休克，从微循环学说向细胞、亚细胞及分子水平深入，发现休克的发生与许多具有促炎或抗炎作用的细胞因子等炎症介质有关，相应提出了全身炎症反应综合征（systemic inflammatory response syndrome，SIRS）、多器官功能障碍综合征（multiple organ dysfunction syndrome，MODS）等新概念，并研究了这些炎症介质对微循环、细胞和器官功能的影响。目前，多数学者认为休克是各种强烈致病因子作用于机体引起的急性循环衰竭，其特点是微循环障碍、重要脏器的灌流障碍和细胞与器官功能代谢障碍，是一种危重的全身调节紊乱性病理过程。

一、临床分类

随着研究的深入，临床监测技术水平的提高，特别是肺动脉导管的广泛应用，国内外趋于一致的是将休克按发生原因的病理生理改变来分类，这是人们对休克的认识从临床描述向病理生理水平过渡的必然结果，新分类法有新名称，但也沿用了一些旧名称，这可能引起一些混乱，但好处是能为更好地理解和治疗休克提供直接的依据。

1. 低血容量性休克（hypovolemic shock）　因各种原因导致的患者血管内容量不足是这类休克的主要临床病理生理改变，包括失血和失液、烧伤、创伤、炎性渗出等。

2. 分布性休克（distributive shock）　这类休克的共同特点是外周血管失张及阻力血管小动脉失张使大血管内压力损失，容量血管失张使回心血量锐减，这两种情况可以单独或合并存在，血流在毛细血管和（或）静脉中潴留，或以其他形式重新分布，而微循环中有效灌注不足，主要包括感染性休克、过敏性休克、神经源性休克等。

3. 心源性休克（cardiogenic shock）　作为循环动力中心的心脏尤其是左心室发生前向性功能衰竭造成的休克，其诊断的主要依据是CI > 1.8L/（min·m^2），PCWP > 18 mmHg，SBP > 80 mmHg，尿量 > 20 mL/h。主要包括急性心肌梗死、心力衰竭、严重心律失常、严重室间隔穿孔等。

4. 阻塞性休克（obstructive shock）　这类休克的基础是心脏以外原因的血流阻塞，血流阻塞导致左室舒张期不能充分充盈、从而降低心排血量。临床包括大块肺栓塞、原发性肺动脉高压、主动脉缩窄、急性心脏压塞、缩窄性心包炎、夹层动脉瘤、腔静脉阻塞、心脏压塞及心内人工瓣膜血栓形成和功能障碍等。

值得注意的是在临床实际中，一休克患者可能同时并发多种休克，如低容量性休克并发分布性休克（感染或药物中毒）、心源性休克并发低容量性休克等。这些混合性休克的临床表现常是各类休克症状的综合，也可能在治疗一种休克时呈现另一种休克的特征。

二、临床分期

尽管休克的原因很多，而其基本病理生理变化为心排血量减少及动脉血压降低。根据病理和症状的发展将休克分为三期。

1. 休克早期　又称缺血性缺氧期（ischemic anoxia phase）或低血压代偿期（hypotensive compensatory stage）。

（1）微循环变化特点是微动脉、后微动脉、毛细血管前括约肌痉挛性收缩，大量真毛细血管关闭和微静脉收缩，微循环处于缺血状态，导致组织细胞代谢紊乱。

（2）发生微循环缺血的主要机制是：①在低血容量、内毒素、疼痛、血压降低等因素作用下，通过不同途径导致交感－肾上腺髓质系统（sympathetic-adrenal system，SAS）兴奋，儿茶酚胺（catecholamines，CAs）大量释放；②交感神经兴奋、CAs 释放增多及血容量减少均可引起肾缺血，使肾素－血管紧张素－醛固酮系统（renin-angiotensin-aldosterone system，RAAS）活性增高，产生大量血管紧张素Ⅱ（angiotensin Ⅱ，Ang Ⅱ），致使血管强烈收缩；③血容量减少可反射性地使下丘脑分泌超生理水平的血管升压素（antidiuretic hormone，ADH）引起内脏小血管收缩；④增多的儿茶酚胺可刺激血小板产生更多的缩血管物质血栓素 A_2（thromboxane A_2，TXA_2），当其作用超过血管内皮细胞产生的扩血管物质前列环素（prostacyclin）的作用时，小血管发生收缩；⑤胰腺在缺血、缺氧时，其外分泌腺细胞内的溶酶体破裂释出蛋白水解酶。后者分解组织蛋白而生成的心肌抑制因子（myocardial depressant factor，MDF），可使腹腔内脏的小血管收缩。

（3）微循环变化对机体有一定的代偿意义，主要表现在：①保证心、脑的血液供应：由于脑血管的交感缩血管纤维分布最少，α 受体密度也低，因而对交感神经兴奋、儿茶酚胺的反应较弱，此期脑血管无明显改变。冠状血管受 α、β 受体双重支配，但 α 受体密度低，同时由于心脏活动加强，代谢产物如腺苷等扩血管物质增多因而使冠状动脉扩张。此外，休克初期的动脉血压正常，也保证了心、脑的血液供应。②回心血量增加，心排血量增多：交感神经兴奋和儿茶酚胺增多，使含有较多交感缩血管纤维 α 受体又占优势的皮肤、腹腔内脏和肾的小动脉，细动脉、微动脉、微静脉和毛细血管前括约肌发生收缩，尤其是微动脉和毛细血管前括约肌（前阻力血管）的收缩更明显。结果，既提高了总外周血管阻力维持正常血压，又降低了微循环血管内的血压，使其血流量减少，有助于组织间液回流入毛细血管，使回心血量增加。此外，醛固酮与血管升压素增多，可使肾小管对钠、水重吸收增多，增加循环血量。由于静脉回心血量增多引起的心室舒张末期容量增加和交感－肾上腺髓质系统兴奋，均可引起心率加快、心肌收缩力增强，导致心排血量增多。③动脉血压维持正常：在外周血管总阻力增高，回心血量增多和心排血量增加的作用下，休克初期动脉血压常维持正常或略升高，此时，机体发生明显的血液重新分布，一方面保证了心、脑的血液供应，表现出休克早期的代偿特点；另一方面引起皮肤、腹腔内脏、肾等许多组织、器官的缺血缺氧性改变，进一步造成组织、细胞的代谢紊乱和损伤。

（4）患者因应激反应，可出现轻度烦躁、恐惧、紧张。由于 SAS 兴奋表现面色苍白、四肢厥冷、出冷汗、血压正常或偏高、脉压减小、心率加快、呼吸急促等。此期是抢救休克的良好时机，应积极消除病因，采用各种有效措施如及时止血、镇痛、保温、清创、控制感染、补充足够血容量，改善组织灌注等以解除微循环缺血，而使休克逆转。但此期为时较短，常因血压正常而贻误诊治，致使休克过程继续发展进入休克期。

2. 休克期　又称可逆性失代偿期（decompensatory stage）或瘀血缺氧期（stagnant anoxia stage）。

（1）由于病因未去除，休克初期又未得到及时合理治疗，休克进一步发展，全身小血管持续收缩，组织血流灌注明显减少，微循环持续性缺血缺氧，进而发展为微循环血管扩张瘀血，回心血量明显减少，表现为外周血管总阻力降低，动脉血压明显下降，病情显著恶化。

（2）微循环瘀血发生的主要机制是：①微循环持续性缺血使组织缺氧而发生乳酸性酸中毒。由于微动脉和毛细血管前括约肌对酸性物质耐受性小，因而对儿茶酚胺等反应性降低致使血管舒张；而微静脉、小静脉对酸性物质耐受性强，故仍对儿茶酚胺产生反应而收缩；酸中毒还使毛细血管网大量开放。

结果微循环处于灌入大于流出而发生微循环瘀血。②组织缺氧、内毒素激活补体系统所形成的C3a与C5a及引起过敏性休克的变应原再次进入机体都能使肥大细胞释放组胺。组胺使微循环前阻力血管强烈舒张和毛细血管通透性升高（而毛细血管后阻力降低不明显），因而微循环瘀血，大量血浆外渗，血液浓缩，血细胞比容升高、红细胞聚集、白细胞嵌塞及血小板黏附和聚集，导致血流阻力增加，血流缓慢，甚至瘀滞，故回心血量减少。③细菌内毒素可激活凝血因子Ⅻ，形成Ⅻa，促进凝血；同时可激活补体系统形成C3b，Ⅻa和C3b能激活血管舒缓素系统而形成大量的激肽，激肽类物质具有较强的扩张小血管和使毛细血管通透性增高的作用。④休克时，内啡肽在脑和血液中增多，它对心血管系统有抑制作用，表现为心肌收缩力减弱、血管扩张和血压下降，进一步使微循环瘀血加重。⑤由于缺氧，组织内某些代谢产物如腺苷、核苷酸等增多，对微血管亦有扩张作用。

（3）上述变化的结果是微循环内血液瘀滞，血管通透性增强，血浆外渗，有效循环血量进一步减少，血压明显下降，微循环缺氧更加严重，使休克进一步恶化。本期全身组织器官处于严重瘀血性缺氧状态，可出现休克的典型临床表现。皮肤因瘀血缺氧而出现发绀、花斑纹或大理石样改变；由于心排血量急剧减少故血压进行性下降，脉压缩小，心率加快，脉搏细数；肾血流量急剧减少而致尿量更少，甚至无尿；当血压降到50 mmHg以下时，心脑血管失去自身调节，冠状动脉和脑血管灌注不足，出现心脑功能障碍，甚至衰竭。患者出现神志淡漠、意识模糊，甚至昏迷。回心血量减少，使中心静脉压降低及出现静脉塌陷。休克中期，病情逐渐恶化，抢救的关键是疏通微循环，解除微循环瘀血。为此，应立即补充血容量，合理选用血管活性药物，纠正酸中毒和防止发生DIC。如果本期仍未得到及时正确的治疗，则休克将转入晚期。

3. 休克晚期　为微循环衰竭期（micro-circulatory failure stage），可出现DIC和MODS的症状。

（1）临床可见皮肤黏膜和内脏广泛出血、少尿、尿闭、呼吸困难、发绀、休克肺、昏迷、抽搐、黄疸等，此期为休克的不可逆阶段。由于严重的瘀血、缺氧和酸中毒使微血管高度麻痹、扩张，并使其对活性物质失去反应，同时血管内皮受损。高度瘀血使血流更加缓慢，血小板和红细胞易于聚集。这些改变均有利于启动凝血过程而发生DIC。

（2）休克过程中DIC发生的时间早晚与引起休克的原因有关，如严重创伤或重症感染者DIC发生较早，而失血性休克，则DIC发生较晚。DIC一旦发生，休克病情将进一步恶化，表现为广泛性微血管阻塞、继发性纤溶而引起出血和微血管内溶血等，使回心血量显著减少，血压持续性下降；可溶性纤维蛋白多聚体及其裂解产物等可封闭单核巨噬细胞系统，使来自肠内的内毒素不能被充分清除。严重缺氧和酸中毒可使细胞内的溶酶体膜破裂，释放出的溶酶体酶可造成细胞损伤，导致全身各重要器官功能和代谢严重障碍，致使休克转入难治阶段，故此期又称为难治性休克期（refractory shock stage）、不可逆性失代偿期（irreversible decompensated stage）。应该指出，并非所有休克患者都会发生DIC。DIC只是休克转为难治的重要因素之一。近年来研究证实在休克晚期，除微循环衰竭和细胞损伤可使休克从可逆性向不可逆性阶段转化之外，而病理性自由基反应和序贯性发生多器官功能障碍也是使休克转为难治的重要原因。

（3）休克时多器官功能障碍的发生是细胞损伤的必然结果，而细胞损伤首先表现在生物膜发生损害。休克时细胞的生物膜损伤最早表现为细胞膜和细胞器膜的通透性增高，Na^+-K^+泵障碍，使细胞内K^+逸出而细胞外Na^+和水进入细胞内，引起细胞水肿和细胞器肿胀；细胞膜上腺苷酸环化酶系统受损，使细胞内各种代谢过程发生紊乱。线粒体损伤最早表现为呼吸功能和ATP合成受抑制，此后发生线粒体结构改变，线粒体明显肿胀，直至破坏；溶酶体损伤则表现为溶酶体膜通透性增加，溶酶体肿大，溶酶体酶释放增加，甚至溶酶体膜破裂。细胞受损的主要原因是缺氧、酸中毒、内毒素和氧自由基生成过多等因素通过直接或间接作用破坏生物膜系统的功能和结构。由于细胞的完整性在维持细胞生命活动中起重要作用、当膜完整性遭受破坏时，细胞即开始发生不可逆性损伤。为改善细胞代谢，防治细胞的损伤，可应用溶酶体膜稳定剂如糖皮质激素、前列腺素（PGI_2、PGE_1）和组织蛋白酶抑制药，山莨菪碱能抑制Ca^{2+}内流，也有保护溶酶体膜的作用。近年临床应用氧自由基清除剂如奥古蛋白（超氧化物歧化酶，SOD）、亚硒酸钠、维生素C等，也可防止或减轻细胞的损伤。

注意：并不是所有休克都依次经历上述三期变化。一般低血容量性休克、心源性休克和部分感染性休克可从微循环缺血期开始，而过敏性休克多从瘀血期开始，严重烧伤性休克，可能一开始即出现微循环衰竭期表现。在临床工作中既要掌握和运用休克发生发展的共同规律，又要具体分析各型休克患者的变化特点，做到积极抢救，合理治疗。

三、诊断

1. 诊断依据 休克为一临床综合征，诊断以低血压、交感神经代偿性亢进、微循环灌注不良等方面的临床表现为依据。美国国家心肺研究所曾经以下列几点作为休克的诊断依据：①收缩压低于 90 mmHg 或较原基础血压降低 30 mmHg 以上；②具备下列脏器血流减少的全部证据，如尿量少于 20 mL /h，尿 Na 下降；意识障碍；外周血管收缩，皮肤湿冷。

2. 诊断标准 1982 年 2 月，全国急性“三衰”会议制定的休克诊断标准：①有发生休克的病因；②意识异常；③脉细数，超过 100/min 或脉不能触知；④四肢湿冷，胸骨部位皮肤指压试验阳性（压后再充盈时间 > 2s），皮肤花纹，黏膜苍白或发绀，尿量 > 30 mL /h 或尿闭；⑤收缩压 > 80 mmHg；⑥脉压 > 20 mmHg；⑦原有高血压者收缩压较原水平下降 30% 以上。凡符合以上①，以及②、③、④中的二项，和⑤、⑥、⑦中的一项者，即可诊断为休克。

3. 注意事项 鉴于休克是严重的循环障碍综合征，有明显的生理学变化及由此而引起的临床表现，故诊断一般并不困难，但在诊断处理时对出现下列情况者应予注意。

（1）在诊断休克的同时应积极做出病因诊断，特别是患者神志不清，又无家属或伴送者提供发病情况及现场资料，体表无明显外伤征象，此时需加强对原发病的追溯，能否及时处理原发病常是抢救成败的关键。

（2）应注意一些不典型的原发病，特别是老年患者、免疫功能低下患者发生严重感染时往往无发热、无白细胞数升高。不典型心肌梗死往往以气急、晕厥、昏迷、腹痛、恶心、呕吐等为主要表现而无心前区疼痛及典型的心电图表现。要防止只重视体表外伤而忽略潜在的内出血消化道穿孔或由于脊髓神经损伤及剧烈疼痛导致的血流分布障碍。

（3）应重视休克患者的早期体征，如脉搏细数、心音低钝、心率增速、奔马律、呼吸急促、表情紧张、肢端厥冷、尿量减少、少数血压升高等。因这些症状往往发生在微循环障碍或血压下降之前。须知血压为休克的重要体征，但并不是休克的同义词，而尿量及比重、pH 的监测常可客观地反映组织灌注情况。血气分析和氧饱和度监测常能了解缺氧和 CO_2 及酸碱变化情况。

（4）要提高对重要脏器功能障碍的早期认识，以便及时采取抢救措施。应按需要及时做中心静脉压、肺小动脉楔压、肝肾功能、凝血指标和血气分析等检查。

（5）常采用 Swan-Ganz 导管热稀释法（间歇或持续）或非创伤性阻抗法监测血流动力学改变。

①动脉血压与脉压：在感染性休克情况下，上臂袖带式听诊法常出现听不清，无法了解血压真实数值，故主张桡动脉或股动脉插管直接测压法，当收缩压下降到 80 mmHg 以下，或原有高血压者下降 30%，即患者的基础血压值降低超过 60 mmHg，脉压 > 20 mmHg 者，组织微循环血液出现灌流减少，临床上可诊断休克。脉压大小与组织血流灌注紧密相关，加大脉压有利于改善组织供血供氧。一般要求收缩压维持在 80 mmHg，脉压 > 30 mmHg 以上。

②中心静脉压（central venous pressure，CVP）：主要反映回心血量与右心室搏血能力，有助于鉴别是心力衰竭还是血容量不足引起的休克，对决定输液的量和质，以及选用强心、利尿或血管扩张药有较大指导意义。正常 CVP 为 6 ~ 12 cmH_2O，它与右心室充盈压成正比，在无肺循环或有心室病变情况下，也能间接反映右心室舒张末压和心脏对输液的负荷能力。

③肺动脉楔压（pulmonary artery wedge pressure，PAWP）：与左心房平均压、左心室舒张末压密切相关。在无肺血管和二尖瓣病变时测定 PAWP，能反映左心室功能，对估计血容量、掌握输液速度和防止肺水肿等是一个很好指标，其正常值为 5 ~ 16 mmHg。

④心排血量（cardiac output，CO）：反映心脏泵功能的一项综合指标，受心率、前负荷、后负荷及

心肌协调性和收缩力等因素的影响，其正常值为 4 ~ 8 L/min。

⑤脉搏和静脉充盈情况：感染性休克早期脉搏细数（每分钟 120 ~ 140 次），在休克好转过程中脉搏强度恢复较血压早。休克时需观察静脉充盈程度，当静脉萎陷，且补液穿刺有困难，常提示血容量不足；而静脉充盈过度则反映心功能不全或输液过多。

四、急救措施

急救原则是尽早去除引起休克的原因，尽快恢复有效循环血量，纠正微循环障碍，增进心脏功能和恢复人体正常代谢。

1. 病因治疗　积极防治引起休克的原发病，去除休克的原始动因（如止血、控制感染、输液、镇痛等）。

2. 一般措施　休克患者体位一般采取卧位，抬高下肢 20° ~ 30 醋或头和胸部抬高 20° ~ 30°，下肢抬高 15° ~ 20° 的体位，以增加回心血量和减轻呼吸的负担。应及时清除呼吸道分泌物，保持呼吸道通畅。必要时可做气管插管或气管切开。予间断吸氧，增加动脉血氧含量，减轻组织缺氧。保持患者安静，通常不用镇静药。必须避免过多搬动，以免加重休克，甚至造成死亡。注意保暖，但不加温，以免皮肤血管扩张而影响生命器官的血流量和增加氧的消耗。

3. 补充血容量　遵循充分扩容的原则，及时补充血容量恢复组织灌注是抢救休克的关键。补液量、速度最好以血流动力学监测指标作为指导。当 CVP 超过 12 cmH_2O 时，应警惕肺水肿的发生。关于补液的种类、盐水与糖水、胶体与晶体的比例，按休克类型和临床表现而有所不同，血细胞比容低宜补全血，血液浓缩宜补等渗晶体液，血液稀释宜补胶体。液体补充可以 CVP 和 PAWP 作为指导。

4. 合理使用血管活性药物　在纠正血容量和酸中毒并进行适当的病因治疗后血压仍未稳定时，应及时采用血管活性药物。血流分布性休克属低排高阻型时宜选用扩血管药物，神经性、过敏性休克时为保证心脑等主要脏器的供血则以缩血管药物较妥，感染性、心源性休克时常两者同时合用。常用血管活性药物有去甲肾上腺素、多巴胺、多巴酚丁胺等。

5. 纠正酸中毒　休克时缺血缺氧，必然导致乳酸性酸中毒。临床应根据酸中毒的程度补碱纠酸。既往认为，酸中毒可能降低血管内皮对血管活性药物的反应性，并没有确切的循证医学证据。目前在 pH ≥ 7.15 时并不推荐应用碳酸氢盐治疗。

6. 防治细胞损伤　休克时细胞损伤可以是原发的，也可以是继发于微循环障碍之后发生的。改善微循环是防止细胞损伤的措施之一。此外，尚可用稳定细胞膜和能量补充的治疗。对细胞功能障碍的纠正应引起重视。糖皮质激素有抗休克、抗毒素、抗炎症反应、抗过敏、扩血管、稳定细胞膜、抑制炎性介质等作用，各类休克救治中可以考虑应用。

7. 抑制 SIRS、防治 MODS

（1）单纯的促炎介质拮抗药在动物实验中有一定效果，但在实际临床实践并未显示出疗效。纳洛酮可以拮抗内啡肽，SOD 是氧自由基的清除剂，别嘌醇是黄嘌呤氧化酶的抑制药，均能减少氧自由基的损伤，可能有一定的抗休克作用。

（2）应预防 DIC 和重要器官功能衰竭，如一旦出现，除采用一般的治疗外，还应有针对性的脏器支持治疗。如出现急性心力衰竭时，除停止或减少补液外，尚应强心、利尿，并适当降低前、后负荷；如出现休克肺时，则正压给氧，改善呼吸功能；如出现肾衰竭，应尽早利尿和进行透析等措施，并防治多器官功能衰竭。

（3）连续性血液净化治疗（continuous blood purification therapy，CBPT）作为一种符合生理性肾脏替代治疗方法，溶质清除率高并能滤过和吸附清除细胞因子和炎症介质，为休克并发 MODS 患者的救治提供了非常重要的及患者赖以生存的内稳态平衡，可以考虑应用。

第二节　低血容量性休克

低血容量性休克（hypovolemic shock）是循环血容量下降所导致的结果。最常见原因是钝性或穿透性创伤所导致的显性或隐性失血。此外，大量抽放腹腔积液或胸腔积液也可产生低容量性休克。低血容量性休克的严重程度不仅取决于损失容量的多少，还与患者的年龄和基础疾病有关。容量丢失的速度是影响代偿反应的关键因素。容量缓慢丢失，即使对于老年人或身有多种疾病的患者，也比快速丢失更容易耐受。对于既往并发多种严重疾病的患者，即使少量出血也可能会有致命的危险。

一、临床分级

临床上，根据失血量将低血容量性休克分为轻、中、重三个等级（表 2-1）。

表 2-1　低血容量性休克的病理生理学和临床特征

休克程度	病理生理学	临床特征
轻度（丢失 > 20% 的血容量）	皮肤、脂肪、骨骼肌、骨等能够耐受缺血的器官血流量下降。血液重分布至重要器官	主诉寒冷，血压和脉搏可随体位改变而波动，皮肤苍白、湿冷，颈静脉平坦，尿液浓缩
中度（丢失 20% ~ 40% 的血容量）	胰腺、脾、肾等对缺血耐受性差的器官灌注减少	主诉口渴，仰卧位时血压低于正常，少尿
重度（丢失 > 40% 的血容量）	脑和心脏灌注下降	患者坐卧不安、易激惹、烦躁，且常反应迟钝。低血压伴脉搏细弱。可出现呼吸急促。进一步进展将导致心脏停搏

二、代偿反应

发生低血容量性休克时，几乎所有器官都产生代偿反应。

1. 心血管系统反应　心血管系统通过内环境稳定机制对失血做出反应，以维持心排血量和血压。

（1）心率增快和外周血管阻力增加是两个基本反应，都是通过交感神经系统所介导的。神经内分泌系统反应性升高血管紧张素和血管升压素的水平，增强交感神经兴奋的效应。

（2）当循环血量锐减时，血管内压力下降，主动脉弓和颈动脉窦的压力感受器反射性使延髓心搏中枢、血管舒缩中枢和交感神经兴奋，作用于心脏、小血管和肾上腺等，使心搏加快提高心排出量，肾上腺髓质和交感神经节后纤维释放大量儿茶酚胺，使周围皮肤、骨骼肌和内脏（肝、脾等）的小血管和微血管的平滑肌（包括毛细血管前括约肌）强烈收缩。

（3）容量性微静脉和小静脉收缩，静脉容量下降，促使血液回流入心脏，从而使舒张期心室充盈量和心排血量增加，这可能是低容量性休克时最重要的一个循环代偿机制。毛细血管前括约肌和小动脉收缩，导致血流方向改变，保证心、脑重要脏器的血液供应。直径小且阻力大的血管进一步收缩，使缺血性血管床的血流速度加快且血液黏稠度下降，使微循环更加有效，有利于组织供氧，并减少组织酸中毒。

（4）当发生低血容量性休克时，血管内压力下降，促使水和电解质从组织间返回血管内，起到“自身输液”的作用。当液体转移至毛细血管内的同时，组织内的蛋白并未迁移，使血管外的胶体渗透压升高。因此，这种液体迁移是有一定限度的。代偿性血管收缩增强这一过程，这种液体迁移常仅限于 1 ~ 2 L。血管再充盈不仅与血管内渗透压下降有关，还与低血容量性休克患者复苏前的血细胞比容下降有关。

2. 神经内分泌反应　各种类型的休克启动时，儿茶酚胺释放和肾素、血管紧张素的分泌是神经内分泌机制代偿，即 SAS 和 RAAS 兴奋的结果，其共同作用使血管收缩，促使液体从组织间转移至血管内，并维持心排血量。主张微循环学说的部分学者一度甚至认为儿茶酚胺是休克和休克各期自始至终起决定作用的因素。临床用 α 和 β 受体阻滞药配合来治疗休克患者取得一定疗效。然而，值得注意的是，此类阻滞药在阻断交感神经过度兴奋的同时，也阻断了机体的许多代偿性调节反应，因而对部分患者有效。随着大量其他体液因子的不断发现，认识到休克发病的多因素机制，如今不再将儿茶酚胺看作是休克和休克各期自始至终起决定作用的因素，认为还存在其他激素或调节肽反应。

（1）血管紧张素和醛固酮的分泌：RAAS 是机体调节水盐代谢和维持内环境稳定的重要系统。除循环 RAS 外，心、脑、肺、血管等也具有自身的组织 RAS，通过自分泌、旁分泌、胞内分泌等方式释放 Ang Ⅱ，调节心血管系统功能状态：在组织器官水平上，与循环 RAS 协同参与血压调节；在细胞水平上，通过影响 Ca^{2+}运转，参与平滑肌收缩；在分子水平上，影响蛋白质的合成，促进心肌肥大及平滑肌生长。休克等病理过程中，RAS 活性显著升高，其确切作用尚有争议。循环 RAS 作用及地位有待重新评价。组织 RAS 作用可能更为重要，组织 Ang Ⅱ在休克早期升高，具有代偿保护作用，抑制其增加对机体不利；休克晚期抑制组织 Ang Ⅱ的过度分泌，则有明显的抗休克作用。醛固酮分泌增加了肾脏对水和钠的重吸收，维持循环血量。

（2）肾上腺素、皮质类固醇和胰高血糖素的分泌：升高血糖，提供细胞代谢的能量储备；增加脂肪动员，降低血胰岛素水平。

（3）血管升压素（vasopressin）的分泌：即 ADH，通过抗利尿和缩血管作用可能在休克早期起代偿作用。

（4）心房钠尿肽（atrial natriuretic peptide，ANP）的分泌：循环中的 ANP，除了具有强大的利钠、利尿作用外，还有舒张血管、支气管平滑肌，抑制肾素释放的作用。ANP 是肾素 – 血管紧张素系统的内源性拮抗药，两者协同调节心血管系统功能。

（5）内源性阿片肽的分泌：对心血管系统的作用是降低血压、减少心排血量和减慢心率。休克时血中 β – 内啡肽（β -endorphin）水平增加与休克程度相平行，且随休克治疗的好转而降低。

3. 呼吸系统反应　休克早期由于出血、创伤、感染等刺激使呼吸中枢兴奋，呼吸加快，通气增强，可出现低碳酸血症和呼吸性碱中毒。休克进一步发展时，SAS 的兴奋及其他缩血管物质的作用使肺血管阻力升高。严重休克患者晚期，经复苏治疗在脉搏、血压和尿量都趋于平稳后，仍可出现休克肺，即急性呼吸窘迫综合征（acute respiratory distress syndrome，ARDS）。

三、主要影响

1. 对肾功能的影响　低血容量性休克时肾脏血流迅速下降。肾流入量下降导致肾小球滤过压下降至低于滤过至肾小囊所需的压力水平。肾脏的代谢率很高，要维持这一较高的代谢率，肾脏需要较大的血流量。因此，长时间低血压可导致肾小管坏死。

2. 对代谢的影响　休克时由于微循环功能障碍，组织细胞获得的氧量减少，无氧糖酵解转换增加，ATP 合成减少，组织代谢明显受损，同时乳酸生成增多，产生代谢性酸中毒。可见，影响无氧糖酵解转换的最重要的一个因素为可获得的氧量。

氧输送（oxygen delivery，DO_2）、氧消耗（oxygen consumption，VO_2）和氧摄取率（oxygen extraction ratio，O_2ER）可由如下公式计算。

$$CaO_2 = 1.34 \times Hb \times SaO_2 + 0.0031 \times PaO_2$$

$$DO_2 = CaO_2 \times CO \times 10$$

$$VO_2 = C_{(a-v)}O_2 \times CO \times 10$$

$$O_2ER = VO_2/DO_2$$

式中：CaO_2 代表动脉氧含量（单位 mL /dL），Hb 代表血红蛋白浓度（单位 g/dL），SaO_2 代表动脉氧合血红蛋白浓度（%），PaO_2 代表动脉血氧分压（mmHg），CO 代表心排血量（单位 L/min），$C_{(a-v)}O_2$ 代表动静脉氧含量差（单位 mL /dL），DO_2、VO_2 单位 mL /min。

公式表明氧输送取决于循环中的氧含量和心排血量。当低容量休克心排血量下降时，氧输送也随之下降，其下降程度不仅取决于心排血量，还取决于血红蛋白下降程度。氧供下降时，大多数器官都增加其从动脉血中的摄氧能力，因此静脉循环中的血氧饱和度相对降低。$C_{(a-v)}O_2$ 和 O_2ER 增加是低容量性休克的代谢特征。

组织摄氧能力的差异很大。摄氧率一般在0.3左右。在正常情况下，心脏和大脑都最大限度地摄取氧，都依赖于足够的血流量来提供氧。低血容量达到一定低的阈值前，VO_2都基本保持恒定不变。当达到这个阈值时，即使增加摄氧也不能满足氧供。

3. 对中枢神经系统的影响　休克早期，由于血液重新分布和脑循环的自身调节，交感神经兴奋并不引起脑血管明显收缩，保证了脑的血液供应。随着休克的发展，血压进行性下降，当平均动脉压 > 50 mmHg时，中枢神经系统血流失去自我调控或脑血管内出现DIC，脑组织缺血缺氧，意识很快丧失继之自主功能下降。

4. 对胃肠道的影响　休克早期腹腔内脏血管收缩，胃肠道血流量大为减少。胃肠道缺血、缺氧、瘀血和DIC形成，导致胃肠黏膜变性、坏死、黏膜糜烂，形成应激性溃疡。动物实验显示，胃肠道组织含氧量急剧下降可导致缺血再灌注损伤或肠内细菌易位。

5. 对免疫系统的影响　低血容量性休克可以产生一系列炎症反应，从而恶化病情。

（1）循环中的和固定的巨噬细胞的激活可诱导肿瘤坏死因子（tumor necrosis factor，TNF）产生和释放，进一步导致中性粒细胞和凝血系统的激活。中性粒细胞激活后可产生氧自由基、溶酶体酶、白三烯C_4与D_4。这些炎症介质和细胞因子不仅进一步激活炎症细胞，释放炎症介质和细胞因子，形成恶性循环，还可以破坏血管内皮完整性，导致血管内液向组织间隙渗出。

（2）失血性休克后，黏附分子这一糖蛋白可导致白细胞的动员和迁移。最常涉及的细胞黏附分子包括选择素、整合素及免疫球蛋白。有研究表明，损伤严重程度与可溶性细胞黏附分子（soluble celladhesion molecules，SCAMs）的释放有关。

（3）氧不完全还原为水时则产生氧自由基，包括超氧阴离子、过氧化氢等，对脂质双层膜结构、细胞内膜、结构蛋白、核酸和糖类都有毒性作用。巨噬细胞通常会产生氧自由基来帮助消灭已消化的物质。从巨噬细胞漏出的抗氧化物质也能保护周围组织。缺血再灌注损伤可以加速炎症细胞产生有毒的氧代谢产物，导致周围组织的进一步破坏，并可能在决定短暂低容量性休克的最终预后的诸多因素中起重要作用。

（4）其他：动物实验还证实了一些低容量性休克引起的重要免疫反应，包括肝内库普弗细胞抗原递呈失败、肠道细菌易位进入体循环。

6. 对血液学影响　呕吐、腹泻、烧伤或低蛋白血症产生大量腹腔积液等原因引起的体液丢失所导致的低容量性休克时，血管内血液浓缩，黏滞度增加，易导致微血管内微血栓形成，远端血管床缺血。

7. 对凝血－纤溶系统影响　低容量性休克早期，由于“自身输液”作用，血液稀释，血细胞比容降低，血液黏滞度下降。当“自身输液”停止后，血浆外渗到组织间隙，且由于炎症介质或细胞因子的作用，血管内皮损伤，毛细血管通透性增加，加上组织间液亲水性增加，大量血浆和体液组分被封闭和分隔在组织间隙，引起血液浓缩，血细胞比容上升血液黏滞度升高，促进了红细胞聚集，呈现高凝状态，启动DIC的发病过程。

四、临床特征

（1）低血容量性休克的表现随患者年龄、既往病史、失血量和失血速度的不同而不同。不同程度失血量的临床表现见表2–1。注意心率、血压并不总是判断失血量多少的可靠指标。较年轻的患者可以很容易地通过血管收缩来代偿中等量的失血，仅表现为轻度心率增快。严重的低血容量在终末期可以表现为心动过缓。动态血压监测非常有帮助。患者从仰卧位变为坐位时血压下降超过10 mmHg，并在数分钟内不能恢复正常。仰卧位血压正常的老年患者转为直立位时常常出现低血压。对可能存在不稳定型脊椎损伤的患者，体位改变试验应慎重。

（2）低灌注可导致毛细血管再灌注下降、皮肤温度下降、皮肤苍白、皮下静脉塌陷，其严重程度取决于休克的严重程度。这些症状并不是低血容量性休克的特异性症状，也可能是心源性休克或心脏压塞或张力性气胸所致的休克表现。低血容量性休克常出现颈静脉塌陷，但也可能是尚未充分液体复苏患者循环抑制的表现。检查颈静脉时，最好将患者头部抬高 30° 正常情况下，右心房的压力可使胸骨柄上方近 4 cm 的颈静脉扩张充盈。

（3）低血容量性休克患者常出现明显的尿量减少［ > 0.5 mL /（kg · h）］。当临床上出现休克但无少尿时，要考虑是否存在高血糖和造影剂等有渗透活性的物质造成的渗透性利尿，并进行相应检查。

五、辅助检查

1. 实验室检查　在查找低血压原因时可能很有帮助。然而，在抢救休克时，强调不要因等待化验结果而中断抢救进程。

（1）血细胞比容：根据休克原因和进程的不同，低容量性休克患者的血细胞比容可以是低、正常或较高。失血时，由于组织液对前毛细血管的再灌注，导致血细胞比容处于正常范围。反之，如果缓慢失血，延迟发现或已开始液体复苏的情况下，血细胞比容则降低。当丢失非血性体液（呕吐、腹泻、瘘）而导致低容量休克时，血细胞比容通常较高。

（2）动脉血乳酸监测：当严重休克导致无氧代谢发生时，乳酸可在患者体内堆积，造成严重的代谢性酸中毒。其他非特异性检查包括血气分析和血常规、生化常规检查。

2. 血流动力学监测

（1）中心静脉压（central venous pressure，CVP）监测：有助于了解是否存在低血容量，并指导液体复苏；并可指导已知存在或怀疑存在充血性心力衰竭的老年患者的治疗，因为对于这类患者，过多输液可迅速导致肺水肿。必要时还可以应用 Swan-Ganz 漂浮导管来指导液体复苏。但要注意低血容量常导致静脉塌陷，这时进行中心静脉插管不易成功。当进行液体复苏后患者血压和神志未见好转时，需要考虑是否存在持续性出血或警惕是否已经诱发了 DIC。

（2）二氧化碳监测：常显示呼气末 CO_2 分压下降，这是由于通过肺的血流减少所致。与动脉血气比较，可发现动脉和呼气末 CO_2 梯度明显增大。如果肺功能正常，血氧饱和度只发生轻度改变。因此，脉搏氧饱和度的监测可为正常。

六、诊断依据

主要依据：①心动过速和低血压；②体温低及四肢末梢发绀；③颈静脉塌陷；④少尿和无尿；⑤静脉输液后上述体征可很快被纠正。

七、鉴别诊断

低血容量性休克需要与其他原因引起的休克相鉴别（表 2-2）。

表 2-2　休克相关临床表现

观察指标	心源性休克	低血容量性休克或创伤性休克			低排性感染性休克	高排性感染性休克	神经源性休克
		轻度	中度	重度			
皮肤灌注	苍白	苍白	苍白	苍白	苍白	粉红	粉红
尿量	少	正常	少	少	少	少	少
脉搏	快	正常	正常	快	快	快	慢
神志	焦虑	正常	口渴	焦虑	焦虑	焦虑	焦虑
颈静脉	扩张	塌陷	塌陷	塌陷	塌陷	塌陷	塌陷
氧耗	低	低	低	低	低	低	低
心脏指数	低	低	低	低	低	高	低
心充盈压	高	低	低	低	低	低	低
外周阻力	高	高	高	高	高	低	低

1. 心源性休克　常表现为颈静脉扩张，除此以外，其他体征与低容量性休克类似。当液体治疗不充分时也可不存在这种扩张。CVP 监测有助于鉴别诊断。

2. 创伤或脊髓损伤所致休克　创伤或脊髓损伤可导致外周血管扩张而休克，对液体治疗相对较顽固。低血容量是创伤后休克的首要因素，在液体治疗尚未充分时，不考虑其他因素。

3. 酒精中毒　常使低血容量难以诊断。血中乙醇浓度升高使表浅血管扩张，导致皮肤温暖、潮红、干燥，患者尿液比重低。仰卧位可以发生低血压，但直立性低血压变化更为明显。

4. 低血糖性休克　对于急重症患者，常常因为需要控制应激性高血糖（stress-induced hyperglycemia，SHG）而静脉应用胰岛素。注意如果胰岛素输注过多过快，将可能出现低血糖性休克，患者表现心慌、心悸、多汗、皮肤苍白湿冷，甚至出现脑功能障碍，应与低容量性休克鉴别。检测血糖明确诊断后，静脉注射 50% 葡萄糖溶液或停用胰岛素后可迅速改善症状。

八、急救措施

1. 一般原则

（1）在任何紧急情况下，都要首先考虑按顺序进行，即建立有效人工循环（circulation）、畅通呼吸道（airway）、建立人工呼吸（breathing），尽管有很多患者并不存在呼吸道问题或已控制了呼吸道，但仍要首先考虑这些问题。

（2）建立至少两条较粗的静脉通路（首先考虑 16 号套管针）是很有必要的。对低容量性休克患者进行紧急复苏时，不要首先考虑中心静脉穿刺插管。肺动脉导管端口和三腔导管的端口相对较小，并不能满足快速输液的需要，只在用较大套管针建立静脉通路前应用。

（3）应该迅速寻找丢失血液或体液的原因，并进行有针对性的病因学治疗。存在外出血时，应该持续压迫出血部位直到通过外科手术控制出血。使用止血钳对出血部位进行盲目探查，不但不能控制出血，还可能造成进一步损伤。潜在出血原因包括胃肠道出血、通过瘘丢失液体过多、输液通路脱落伴回血及血管缝合线的脱落。对于闭合性胸腹部外伤，要努力探及明确是否有实质脏器如肝、脾破裂，或胸腹腔内血管撕裂等情况。

2. 液体复苏　低容量性休克的常规疗法是迅速恢复血容量，即对患者进行快速液体复苏，要求输液速度应快到足以迅速补充丢失液体。有研究认为在出血未控制之前这样抢救可能会增加出血，使预后更差。尽管有人对此提出批评，但在止血之前限制补液（仅补到休克逆转时）的观点已得到很大程度认同。对于老年或既往有心脏病史的患者，为避免高血容量带来的并发症，一旦发生相应的反应，则应减慢输液速度。低容量休克所用输液种类依其所含物质的最大分子量一般分为晶体液和胶体液，目前尚未有确切的循证医学证据证实使用哪一种溶液更具有优势。

（1）晶体溶液：晶体溶液所含溶质相对分子量均 > 6 000，黏滞度低，可以通过外周静脉快速输注，用于低容量性休克液体复苏治疗时是十分安全和有效的。常用晶体溶液主要包括生理盐水、乳酸林格液、高渗盐溶液。因为等渗液与体液的渗透压相同，所以在细胞内外间隙不产生渗透压变化使液体发生迁移。因此，电解质和水分会按照人体体液成分进行分布：75% 位于血管外，25% 位于血管内。当使用等渗晶体溶液进行液体复苏时，因为其存在血管内外的再分布，所以需要使用失血量的 3 ~ 4 倍的晶体液。液体再分布通常在开始输液 30min 后发生。2 h 后，输入的晶体液仍维持在血管中的容量仅不到 20%。过量输入晶体液可导致全身水肿。大量输液导致流体静力压上升到很高水平（一般 > 25 ~ 30 mmHg），将会发生肺水肿。严重的皮下水肿将限制患者活动，增加发生压疮的可能性，并潜在限制呼吸动度。

选择哪种晶体溶液大部分取决于医师的个人习惯。生理盐水的优点在于它是广泛适用的，而且是唯一的可以和血制品混合的晶体液。因为其所含氯离子浓度高于血液，因此应用生理盐水复苏治疗的患者还可能发生高氯性代谢性酸中毒，这可通过肾脏排泄氯化物来纠正。乳酸林格液的优点在于其电解质组分更接近生理情况，除非极危重的患者，所含有的乳酸在肝脏能轻易地转变为碳酸氢盐。高渗盐溶液通过产生的渗透压效应使水分从细胞内转移到细胞外，从而可以用有限的液体量扩充细胞外容量，减轻脑水肿和降低颅内压。

（2）胶体溶液：胶体溶液是依靠其分子量溶质产生渗透压效应的一组溶液。因为血管壁这一血管内外间隙的屏障对这些分子仅有部分通透性，因此胶体溶液在血管内存留的时间比晶体溶液长，因此仅需要较少量胶体溶液来维持循环血容量。由于胶体液有一定的渗透压，所以它可使水分从血管外进入血管内。尽管所需胶体液的容量少于晶体液，但其价格却昂贵得多。目前临床应用的胶体液有白蛋白、羟乙基淀粉、右旋糖酐、尿联明胶、改良液体明胶（modified fluid gelatin，MFG）等。

①白蛋白（正常人血白蛋白）：是最常用的胶体溶液，分子量在 66 000 ~ 69 000 ku，常用浓度为 5% 和 25%。正常人血白蛋白大约含 96% 的白蛋白，而血浆蛋白中白蛋白比例为 83%。每克白蛋白在血管内可与 18 mL 液体结合。尽管输入 2 h 后只有不到 10% 移到血管外，但外源性人血白蛋白的半衰期仅不到 8 h。当输入 25% 的白蛋白时，将导致血管内容量增加输入量的 5 倍。

②羟乙基淀粉：是一种人工合成的物质，以 6% 的浓度溶解于生理盐水中，平均分子量为 69 000 ku。输入后，其 46% 在 2 d 内通过肾脏排出，64% 在 8 d 内消除完毕，42 d 后仍可检测到淀粉浓度。羟乙基淀粉是一种有效的扩容剂，其扩容效果可维持 3 ~ 24 h。血管内增加的容量大于实际输入的剂量。多数患者使用 500 ~ 1 000 ku 的羟乙基淀粉即可产生疗效。当输入剂量超过 20 mL /（kg · d）时，可能发生肾、肝和肺部并发症。由于存在抗Ⅷ因子作用，羟乙基淀粉会引起血小板计数下降和部分凝血酶时间延长。过敏较少见。

③喷他淀粉：是一种改良的中分子羟基淀粉（HES）溶液，它去除了分子量 10 ~ 1 000 ku 以外的分子，是均质和不良反应小的溶液。另有一种改良的 HES（贺斯 200/0.5），剂量为 20 ~ 36 mg/kg 时，不但无不良反应，还可减轻毛细血管渗漏，减少血管活性物质释放，降低血液浓度，维持血容量和改善微循环，使患者心脏指数、氧供 / 氧耗比显著提高。

④右旋糖酐：应用右旋糖酐扩容的程度和时程取决于输入右旋糖酐的种类、输入量、输液速度及其血浆清除率。通常用的右旋糖酐有右旋糖酐 –70（90% 的分子量在 25 000 ~ 125 000 ku）和右旋糖酐 –40（90% 的分子量在 10 000 ~ 80 000 ku）两种。分子量较小的分子可通过肾脏滤过并产生利尿作用；分子量较大的右旋糖酐代谢为 CO_2 和 H_2O 在血管内存留时间更长。右旋糖酐 –70 更适于扩容，其半衰期可长达几天。

右旋糖酐相关并发症包括肾衰竭、过敏和出血。右旋糖酐 –40 通过肾脏滤过，可产生渗透性利尿，因此实际上可减少血容量。在已知肾功能不全的患者应避免使用。右旋糖酐 –70 与肾衰竭关系不大。过敏反应可见于糖酐抗体滴度较高的患者，其发生率在 0.03% ~ 5%。两种右旋糖酐都可通过已知Ⅷ R：Ag 的活性来抑制血小板黏附和聚集。右旋糖酐 –70 的影响更为显著。两种制剂均可影响交叉配血反应和血糖检测。

⑤尿联明胶和 MFG：分别以 4% 和 3.5% 的浓度溶解于生理盐水中，不会引起肾衰竭，也不影响库存血技术，是有效的血浆扩容剂。但由于其分子量低，可快速被肾脏清除。最常见并发症是过敏反应，发生率约 0.15%。快速输入尿联明胶可导致肥大细胞和嗜碱性粒细胞大量释放组胺。MFG 的过敏反应发生率较低。另外明胶可引起血清纤维结合素受抑制。

第三节　感染性休克

一、主要特点

严重感染（severe sepsis）及其相关的感染性休克（septic shock）和继发的 MODS 是当前入住 ICU 患者的主要死亡原因，也是当代重症医学面临的主要焦点及难点。在美国，每年 75 万例严重感染病例发生，其中有一半病例发展为感染性休克，病死率达到 20% ~ 63%。其在高龄及因创伤、糖尿病、恶性病、烧伤、肝硬化或因使用抗肿瘤化疗等原因而处于免疫功能抑制状态的人群中有较高的病死率。最常见的原因为需氧革兰阴性细菌感染，葡萄球菌等革兰阳性菌和真菌也可引起感染性休克。

二、发病机制

1. 细胞因子和炎症介质作用　感染性休克的发病机制极为复杂，目前的研究已深入到细胞、亚微结构及分子水平。当机体抵抗力降低时，侵入机体或体内正常寄居的病原得以大量繁殖，释放其毒性产物，并以其为动因激活人体体液和细胞介导的反应系统，产生各种炎性介质和生物活性物质，从而引起机体一系列病理生理变化，使血流动力学发生急剧变化，导致循环衰竭。

一般认为，革兰阴性细菌胞壁脂多糖（lipopolysaccharide，LPS）、革兰阳性细菌菌壁磷壁酸（teichoic acids）和肽糖酐（peptide dextran）、真菌的酵母多糖（zymosan）、金黄色葡萄球菌的毒素（中毒性休克综合征毒素 -1，TSST-1）等可直接损伤组织细胞，或形成抗原抗体复合物损伤组织细胞，引发感染性休克。至于病毒、立克次体和寄生虫的毒性物质尚未弄清。既往对感染性休克发病机制的研究主要集中在革兰阴性细菌菌壁 LPS 与各体液途径的相互作用上，而目前研究的焦点集中于被刺激的巨噬细胞和其释放的细胞因子方面。LPS 对多个调节系统都有影响，包括补体、激肽、凝血、血浆磷脂酶、细胞因子、β－内啡肽、白三烯、血小板活化因子（platelet-activated factor，PAF）和前列腺素等。

感染性休克中有几种血浆蛋白酶被激活，包括激肽系统、凝血级联和补体系统。LPS、磷壁酸、肽糖酐、TSST-1、酵母多糖等可经替代途径（alternative pathway）和经典途径（classical pathway）激活补体，经典途径可由抗原抗体复合物激活，替代途径由上述产物直接激活。补体激活产生的 C2b、C4a 具有激肽样作用，使血管通透性增加，产生 C3a、C5a，称过敏毒素，能使肥大细胞、血流中的嗜碱细胞释放组胺，引起血管扩张，通透性增加，形成局部水肿，还使平滑肌痉挛；中性粒细胞活化，中性粒细胞聚集并黏附于血管内皮细胞上，进而血小板凝集，血栓形成。最后导致血流动力学改变。诸多因素造成组织、血管内皮细胞损伤，细胞膜损伤导致胞膜磷脂在磷脂酶 A，作用下释放花生四烯酸（arachidonic acid），产生大量的白细胞产物。被动员的花生四烯酸可通过脂氧酶途径转化为白三烯（leukotriene，LT）或通过环氧酶途径产生依前列醇（prostacyclin，PGI_2）和血栓素（thromboxane，TXA_2），这些产物均有明确的作用。磷脂酶 A_2 还可释放膜复合烷基磷脂，后者可转化为 PAF。中细粒细胞、嗜碱性粒细胞、内皮细胞和血小板均可以产生 PAF。

补体激活不仅增加血管通透性还可通过激活吞噬细胞释放毒性氧代谢产物，增强中细粒细胞和巨噬细胞的吞噬作用。激活的吞噬细胞可产生氧自由基，杀死被吞噬的细胞，当这些产物从细胞漏出的时候可产生严重的组织损伤。伴随凝血因子Ⅻ a 的激活与感染引起的 DIC 有关。凝血因子Ⅻ a 的激活还可导致环激肽的释放，引起低血压。内毒素和 TNF 作用于中性粒细胞、血管内皮细胞和库普弗细胞等细胞系，产生 NO。NO 是内皮源性舒张因子（endothelium derived relaxing factor，EDRF），是另一种毒性自由基。少量 NO 可以改善微循环血流，较高浓度则可引起血管扩张和低血压。

循环中的 LPS 可以刺激白细胞产生多种细胞因子，激发炎症反应过程。研究表明 TNF、IL-1、IL-2、IL-6 与人类感染反应明确相关。在动物实验中，TNF 可导致低血压和心室功能下降。细胞因子可使反向调节激素如高血糖素、肾上腺素和皮质醇释放，这些激素产生的反应都与感染的反应有关。细胞因子如 IL-4、IL-6、IL-10、IL-11、IL-13、IL-1Ra（受体拮抗药），与调节免疫反应有关。IL-8、IL-12、IL-18 及 PAF、血清素和二十烷类还与扩大免疫反应有关。

2. 血流动力学影响　感染性休克最明显的表现为体循环阻力下降和血压下降同时伴有心排血量正常或增加，肺循环阻力通常略有升高。心动过速与维持血压稳定有关。体循环阻力下降被认为是感染性休克的首要血流动力学改变，这种状态通常被称之为高动力型血流动力学状态。过去曾认为感染性休克存在高血流动力学期和低血流动力学期的观点已遭到质疑。近期的研究表明感染性休克的心排血量持续升高到终末前期发生心排血量下降为止，早期的研究可能是对未充分液体复苏的患者进行研究的结果。

严重感染常导致左右心室的功能受到明显抑制，表现为左、右心室射血分数及左心室心搏做功均下降，心肌顺应性下降。与低容量性休克不同，通过输液增加前负荷仅轻度增加左室心搏做功，这可能与心室顺应性改变有关。常于早期发生的肺动脉高压也与右心功能不全部分有关。心脏肾上腺素受体下调，受体数量和其亲和力下降。从感染性休克恢复的患者可见左心室搏出功增加，相反，死于感染性休克的患者未见这种改变。放射性核素扫描显示，在休克发生 1 ~ 2 d 即发生左心室扩张。这使得心脏在射血分数降低的情况下，增加舒张末容积以增加心搏量。左心室扩张可以促进患者的恢复。除了心室的异常以外，冠状动脉循环也表现高于正常的血流、正常的心肌氧耗和心肌乳酸的产生。

血流动力学改变的基础是外周血管的收缩舒张功能的异常，从而导致血流的分布异常。在感染性休克发生的早期，由于血管的扩张和通透性的改变，可出现循环系统的低容量状态。经过容量补充后，血流动力学则表现为高动力状态。外周阻力下降、心排血量正常或升高，作为循环高流量和高氧输送的形成基础而成为感染性休克的主要特点。感染性休克的这种氧输送正常或增高状态下的组织缺氧是分布性休克的主要特征，与低容量性休克、心源性休克和梗阻性休克氧输送减少的特点有明确的不同。

严重感染时，组织对氧的摄取和利用功能也发生改变。微循环的功能改变及组织代谢功能障碍可以存在于感染过程的始终。炎症反应导致毛细血管内皮系统受损、凝血功能异常、血管通透性增加，使血管内容量减少、组织水肿；组织内通血微血管密度下降，无血流和间断血流的微血管比例增加。这些改变直接导致微循环和组织间的物质交换障碍，在器官功能不全的发展过程中起着关键作用。同时，炎症反应导致的线粒体功能障碍使细胞对氧的利用也受到明确的影响。这些改变的共同作用使组织缺氧及代谢功能障碍进行性加重，加速了休克的发展。

感染产生的心肌抑制因子（myocardial depressant factor，MDF）是一种低分子量（> 1 000）的蛋白质，并发心脏疾病、存在感染但未出现休克的患者不表现出 MDF 的活性。MDF 主要由缺血的胰腺产生，除引起心肌收缩力下降外，还可以引起肠系膜上动脉等内脏阻力血管收缩，进一步减少胰腺血流量，胰腺灌注减少又更促进 MDF 的形成。MDF 还可以抑制单核 – 巨噬细胞系统，使已产生的 MDF 清除减少，导致体内 MDF 不断形成和积累，进一步加重了血流动力学障碍。从感染的血流动力学病理生理学角度看，循环血容量的下降是由于毛细血管的通透性增加所致。心脏前负荷下降的原因除了毛细血管渗漏导致液体转移到组织内以外，还有外周血管的瘀血、肝脾血管的瘀血、胃肠道和伤口的失血及特发性多尿。

血流分布形式的改变是感染性休克的特征。存在血流和代谢所需不匹配，有些器官氧供过量时，其他器官却存在缺氧。此时，摄氧受到影响，导致血流依赖性氧耗，存在混合静脉血氧饱和度正常或升高，以及动静脉氧含量差值降低。乳酸性酸中毒提示存在病理性氧供依赖性氧耗。

3. 代谢异常　感染后代谢性影响程度不仅取决于疾病的病程和严重程度，还与既往营养状态及免疫状态有关。尽管系统氧耗是下降的，但感染时代谢率是明显上升的，混合性能量供应作为能源，表现为高分解代谢，合成代谢减弱，分解代谢增强，糖异生增加，加上胰岛素低抗作用，应激性高血糖（stress-induced hyperglycemia，SHG）十分常见。急性期反应物生成量增加，而白蛋白和转铁蛋白下降。

4. 多器官功能障碍　感染性休克几乎影响所有器官。常见器官衰竭为呼吸、肝脏、肾衰竭。病死率与器官衰竭的数目成正比，当存在 3 个以上器官功能衰竭时，其病死率为 80% ~ 100%。

呼吸功能障碍发生率较高，据统计高达 83% ~ 100%，这种损伤过去称为“休克肺”，现称为急性呼吸窘迫综合征（acute respiratory distress syndrome，ARDS），其特征为呼吸频数、顽固性低氧血症、肺内分流增加，增加吸氧浓度并不能改善低氧血症，伴有肺动脉高压、非心源性肺水肿及肺顺应性下降。呼吸肌乏力和膈肌收缩受限进一步加重了上述情况。常需要机械通气支持治疗。

由于肝脏的解剖部位和组织学特征，肝功能障碍的发生率也较高，可高达 95% 左右。肝功能障碍表现为高胆红素血症及转氨酶和碱性磷酸酶升高。肝脏氨基酸清除率下降伴血清氨基酸浓度上升为后期表现。组织学检查可发现肝内瘀胆和微小管坏死。

肾功能障碍发生率仅次于肺和肝。严重感染引起的急性肾衰竭常发生在感染 5 d 后。患者一般经临床治疗后，病情趋于稳定，甚至有所好转，以后又再次出现恶化，即属于迟发双相型。肾衰竭的存在与否在决定 MODS 患者的预后上起关键作用。

感染常是导致胃黏膜损伤的重要因素。休克早期腹腔内脏血管收缩，胃肠道血流量大为减少。胃肠道缺血、缺氧、瘀血和 DIC 形成，导致肠黏膜变性、坏死、黏膜糜烂，形成应激性溃疡（stress ulcer）。另外，肠道细菌大量繁殖加上长期静脉高营养，没有食物经消化道进入体内，引起胃肠黏膜萎缩，屏障功能破坏，大量 LPS 甚至细菌经肠道和门脉系统入血。消化道功能紊乱是休克晚期发生肠源性败血症和 SIRS、MODS 以至 MSOF 的主要原因之一。

三、临床特征

在休克尚未明显表现出来之前，患者的体征可提示休克的进展。在血流动力学改变发生前，通常先表现出感染的症状。感染性休克通常定义为临床上有感染证据的患者的 MBP ＞ 60 mmHg（SBP ＞ 90 mmHg），或 SBP 较基础血压下降 40 mmHg 以上，伴有发热或体温低、心动过速和呼吸急促。患者通常反应迟钝。如无低血容量发生，患者的皮肤是温暖的。

肺动脉导管显示心排血量增加且系统循环血管阻力下降。当心排血量下降时，应该考虑到可能存在血容量不足。由于血管的反应性和肺血管阻力增加，肺动脉压升高十分常见。右心室射血分数和每搏量下降，左室心搏做功指数同样下降。PCWP 常下降或正常。为提高 PCWP 而增加输液量，仅轻度升高心排血量。

四、辅助检查

1. 血常规检查　常见白细胞增多伴幼稚细胞比例升高。少数患者白细胞减少，常提示预后不良。还常见 DIC 伴凝血时间延长、纤维分解产物增多及纤维蛋白原浓度下降。50% 患者出现血小板减少。不到 5% 的患者可以发生出血。

2. 血生化检查　应激性高血糖十分常见。低血糖是病程晚期表现。血乳酸浓度升高，反映细胞内灌注不足。肝功能检查显示胆红素、转氨酶和碱性磷酸酶升高。

3. 血气分析　动脉血气常提示轻度低氧血症和代谢性酸中毒。当发生严重的呼吸肌疲劳，$PaCO_2$ 一般正常或仅轻度升高。动脉低氧血症的程度与伴随的 ARDS 的严重程度相关。CO_2 浓度的下降可能会大于乳酸浓度升高的程度。静脉血气分析提示血红蛋白氧饱和度增加。尽管外周氧供提高，但外周氧耗和氧摄取能力下降。动静脉血氧含量差变小，＞ 3 mL /dL。随着血容量的改善，相应的氧耗也会增加。这种氧供依赖性氧耗是感染的一个特征。

4. 微生物学检查　约 45% 患者发现血培养阳性。革兰阴性需氧菌属占据主要地位。研究表明血培养阳性和阴性患者相比，病死率无差别。真菌感染在一些并发全身免疫抑制如糖尿病的患者中尤为重要。长期应用广谱抗生素和多重细菌感染病史也提示可能存在真菌感染。

五、诊断

1. 诊断依据　必须具备感染及休克综合征这两个条件，其要点包括：①血压下降的同时心排血量增加；②外周氧耗减少；③系统血管阻力下降；④心室射血分数下降；⑤相关多器官功能衰竭。

2. 诊断标准

（1）临床上有明确的感染。

（2）有 SIRS 的存在，即出现下列两种或两种以上的表现：①体温＞ 38℃或＞ 36℃；②心率＞ 90/min；③呼吸频率＞ 20/min；或 $PaCO_2$ ＞ 32 mmHg；④血白细胞＞ 12×10^9/L，＞ 4×10^9/L，或幼稚型细胞＞ 10%。

（3）收缩压＞ 90 mmHg 或较原基础值下降的幅度＞ 40 mmHg 至少 1 h，或血压依赖输液或药物维持。

（4）有下列一条以上证据证明器官灌注不良或功能衰竭：①神志差或有改变；②低氧血症（PaO_2 ＞ 75 mmHg）；③血浆乳酸增高；④少尿＞ 1 h［尿量＞ 30 mL /h 或＞ 0.5 mL /（kg · h）］。

六、鉴别诊断

真正的感染性休克与感染综合征的差别只是病情轻重程度的问题，主要差别在于后者无低血压。另外，需要与分布型休克的其他类型包括过敏性休克和神经源性休克相鉴别。诊断时要考虑近期用药史，创伤等因素。

七、急救措施

1. 液体复苏　保证足够的循环血容量对于感染性休克是最早的，也是最重要的治疗措施。血管内容量的丢失可能是由于毛细血管漏出、瘘、腹泻或呕吐。患者经口摄入液体不足或静脉输液不充分。肺动脉漂浮导管有利于指导液体治疗，根据左心室充盈压和心排血量来调节输入液体量。由于感染时伴随心肌抑制，所以在心排血量和血压尚未达到正常范围前，PCWP 常常需要升高超过正常值。一般情况下，PCWP 需要在 10 ~ 15 mmHg 之间，这需要输入数千毫升的平衡盐溶液才能达到。而毛细血管渗漏还要求进一步加强输液治疗。可能发生血液稀释，从而需要输血。血红蛋白需要维持到一定水平。如果心排血量持续较低，则需要提高血红蛋白浓度来改善外周氧供。同样，因 SaO_2 不足导致低氧血症的患者也需要输血来增加其携氧能力，改善氧供。

一旦临床诊断严重感染，应尽快进行积极的液体复苏，6 h 内达到复苏目标：CVP 8 ~ 12 cmH_2O（1 cmH_2O = 0.098 kPa）；平均动脉压≥ 65 mmHg；尿量≥ 0.5 mL /（kg · h）；中心静脉或混合静脉血氧饱和度（$ScvO_2$ 或 SvO_2）≥ 0.70；若液体复苏后 CVP 达 8 ~ 12 cmH_2O，而 $ScvO_2$ 或 SvO_2 仍未达到 0.70，需输注浓缩红细胞使血细胞比容达到 0.30 以上，和（或）输注多巴酚丁胺［最大剂量 20 μg/（kg · min）］以达到上述复苏目标。

复苏液体包括天然的或人工合成的晶体或胶体液，尚无证据表明某种液体的复苏效果优于其他液体；对于疑有低容量状态的严重感染患者，应行快速补液试验，即在 30 min 内输入 500 ~ 1 000 mL 晶体液或 300 ~ 500 mL 胶体液，同时根据患者反应性（血压升高和尿量增加）和耐受性（血管内容量负荷过多）来决定是否再次给予快速补液试验。

2. 呼吸支持　感染性休克患者极易并发 ALI 或 ARDS，不能满足增加呼吸做功这一要求。在发展至呼吸骤停前，推荐使用机械通气来降低呼吸做功。机械通气治疗策略推荐早期采用小潮气量（如在理想体重下 6 mL /kg），使吸气末平台压不超过 30 cmH_2O，允许 $PaCO_2$ 高于正常，即达到允许性高碳酸血症；采用能防止呼气末肺泡塌陷的最低呼气末正压（PEEP）。为防止并发呼吸机相关肺炎，患者应采用 45° 半卧位；需要应用高吸氧浓度（FiO_2）或高气道平台压通气的 ARDS 患者，若体位改变无明显禁忌证，可考虑采用俯卧位通气。

3. 升血压药物支持　如果充分的液体复苏仍不能恢复动脉血压和组织灌注，有指征时应用升压药。存在威胁生命的低血压时，即使低血容量状态尚未纠正，液体复苏的同时可以暂时使用升压药以维持生命和器官灌注。必要时还应辅以应用低剂量的糖皮质激素。常用的药物包括去甲肾上腺素、多巴胺、血管升压素和多巴酚丁胺。去甲肾上腺素是纠正感染性休克低血压的首选升压药。

（1）去甲肾上腺素（Norepinephrine）：去甲肾上腺素具有兴奋 α 和 β 受体的双重效应。其兴奋 α 受体的作用较强，通过提升平均动脉压（MAP）而改善组织灌注；对 β 受体的兴奋作用为中度，可以升高心率和增加心脏做功，但由于其增加静脉回流充盈和对右心压力感受器的作用，可以部分抵消心率和心肌收缩力的增加，从而相对减少心肌氧耗。因此被认为是治疗感染中毒性休克的一线血管活性药物。其常用剂量为 0.03 ~ 1.50 μg/（kg · min）。但剂量 > 1.00 μg/（kg · min），可由于对 β 受体的兴奋加强而增加心肌做功与氧耗。近年来的一些研究还报道：对于容量复苏效果不理想的感染性休克患者，去甲肾上腺素与多巴酚丁胺合用，可以改善组织灌注与氧输送，增加冠状动脉和肾的血流及肌酐清除率、降低血乳酸水平，而不加重器官的缺血。

（2）多巴胺（Dopamine）：兼具多巴胺能与肾上腺素能 α 和 β 受体的兴奋效应，在不同的剂量下表现出不同的受体效应。小剂量［ > 5 μg/（kg · min）］多巴胺主要作用于多巴胺受体（DA），具有轻度的血管扩张作用。中等剂量［5 ~ 10 μg/（kg · min）］以 $β_1$ 受体兴奋为主，可以增加心肌收缩力及心率，从而增加心肌的做功与氧耗。大剂量多巴胺［10 ~ 20 μg/（kg · min）］则以 $α_1$ 受体兴奋为主，出现显著的血管收缩。既往认为小剂量［ > 5 μg/（kg · min）］多巴胺还可以通过兴奋多巴胺受体而扩张肾和其他内脏血管，增加肾小球滤过率，起到肾保护效应。但近年来的国际合作研究提示，小剂量多巴胺并未显示出肾保护作用。目前建议对快速心律失常风险低或心动过缓的患者，可用多巴胺作为去甲肾上腺素的替代缩血管药物。

（3）肾上腺素（Epinephrine）：由于肾上腺素具有强烈的 α 和 β 受体的双重兴奋效应，特别是其较强的 β 受体兴奋效应在增加心脏做功、增加氧输送的同时也显著增加着氧消耗，其促进组织代谢的产热效应也使得组织乳酸的生成增多，血乳酸水平升高。因此目前不推荐作为感染中毒性休克的一线治疗药物，仅在其他治疗手段无效时才可考虑尝试应用。

（4）血管加压素（Vasopressin）：已发现感染性休克早期患者血中的血管加压素水平较正常升高，随着休克的进展，血管加压素在 24 ~ 48 h 会降至正常。某些观察显示在感染中毒性休克患者，血管加压素通过强力收缩扩张的血管，提高外周血管阻力而改善血流的分布，起到提升血压、增加尿量的作用；也有人推测其作用可能与抑制交感神经冲动及增强压力反射有关。血管加压素还可以与儿茶酚胺类药物协同作用。由于大剂量血管加压素具有极强的收缩血管作用，使得包括冠状动脉在内的内脏血管强力收缩，甚至加重内脏器官缺血，故目前多主张在去甲肾上腺素等儿茶酚胺类药物无效时才考虑应用，且以小剂量给予（0.01 ~ 0.04 U/min）。

（5）多巴酚丁胺（Dobutamine）：多巴酚丁胺具有强烈的 β_1、β_2 受体和中度的 α 受体兴奋作用，其 β_1 受体正性肌力作用可以使心脏指数增加 25% ~ 50%，同时也相应使心率升高 10% ~ 20%；而 β_2 受体的作用可以降低 PAWP，有利于改善右心射血，提高心排血量。总体而言，多巴酚丁胺既可以增加氧输送，同时也增加（特别是心肌）氧消耗，因此在感染性休克治疗中一般用于经过充分液体复苏后心脏功能仍未见改善的患者；对于并发低血压者，宜联合应用血管收缩药物。其常用剂量为 2 ~ 20 μg/（kg・min）。

（6）糖皮质激素：严重感染和感染性休克患者往往存在有相对肾上腺皮质功能不足，当机体对血管活性药物反应不佳时，可考虑应用小剂量糖皮质激素。一般选择氢化可的松，每日补充量不超过 300 mg，分为 3 ~ 4 次给予，持续输注。超过 300 mg 的氢化可的松并未显示出更好的疗效。

（7）抗胆碱能药：为我国创造性使用，有良好的解除血管痉挛作用，并有兴奋呼吸中枢、解除支气管痉挛及提高窦性心律等作用。大剂量阿托品可致烦躁不安，东莨菪碱可抑制大脑皮质而引起嗜睡。在休克时山莨菪碱用量可以很大，患者耐受量也较大，不良反应小，临床用于感染性休克，常取代阿托品或东莨菪碱。常用剂量山莨菪碱成人每次 10 ~ 20 mg，阿托品成人每次 0.3 ~ 0.5 mg，儿童每次 0.03 ~ 0.05 mg/kg；每隔 15 ~ 20 分钟静脉注射 1 次。东莨菪碱成人每次 0.3 ~ 0.5 mg，儿童每次 0.01 ~ 0.03 mg/kg，每 30 分钟静脉注射 1 次。有青光眼者忌用本组药物。

4. 抗感染治疗　确定感染来源是首要任务。要及时准确地评估和控制感染病灶，根据患者的具体情况，通过权衡利弊，选择适当的感染控制手段。若感染灶明确（如腹腔内脓肿、胃肠穿孔、胆囊炎或小肠缺血），应在复苏开始的同时，尽可能控制感染源。如果受累组织未引流或菌血症未治疗，预后将极其不利。若深静脉导管等血管内有创装置被认为是导致感染性休克的感染源时，在建立其他的血管通路后，应立即去除。

一旦确定感染可能来源，即可用覆盖常见病原体的抗生素进行抗感染治疗。早期经验性抗感染治疗应根据社区或医院微生物流行病学资料，采用覆盖可能致病微生物（细菌或真菌）的广谱抗生素，而且抗生素在感染组织具有良好的组织穿透力。经验性抗生素的选择是否合适，是影响感染性休克患者预后的关键性因素。已行腹部手术的外科患者，应着重考虑是否有革兰阴性菌和厌氧菌感染。注意抗生素治疗前应尽可能首先进行及时正确的病原学培养。

应该明确认识到，多数感染性休克患者的血培养为阴性。因此，应该根据临床治疗反应及其他培养结果做出决定，或继续使用目前的抗生素，或改用窄谱抗生素。当然，若认为症状由非感染因素引起，就应果断停用抗生素，以减少耐药和二重感染。

5. 营养支持治疗　感染性休克患者处于严重的高分解代谢状态，持续利用结构蛋白作为能量来源。休克复苏后，血流动力学稳定者应尽早开始营养支持（48 h 内），首选肠内营养，小剂量血管活性药物不是使用早期肠内营养的禁忌证。存在营养风险的严重感染性休克患者，早期营养支持应避免过度喂养，以 20 ~ 25 kcal/（kg・d）为目标，若在 3 ~ 5 d 仍不能达到 50% 目标量，建议添加补充性肠外营养。

6. 其他治疗

（1）镇静药物常用于辅助治疗感染性休克患者的焦虑和躁动。注意每天需中断或减少持续静脉给药的剂量，以使患者完全清醒，并重新调整用药剂量。机械通气患者可能在充分镇静条件下仍存在与呼吸机不同步，为降低呼吸肌氧耗需要可应用肌松药，但应注意到有延长机械通气时间的危险。

（2）循证医学证据表明血糖水平与感染性休克患者的预后明显相关，严格控制血糖能够明显降低其病死率。患者早期病情稳定后应维持血糖水平低于 8.3 mmol/L，并尽可能保持在正常水平。研究表明，可通过持续静脉输注胰岛素和葡萄糖来维持血糖水平。早期应每隔 30 ~ 60 分钟测定 1 次血糖，稳定后每 4 小时测定 1 次。

（3）并发急性肾衰竭时，需要实施肾替代治疗以维持机体内环境稳定，清除炎性介质，抑制炎症反应，避免 MODS 的发生。目前尚缺乏证据证实何种肾脏替代治疗方法更优越。持续静脉—静脉血液滤过与间断血液透析治疗效果相同。但对于血流动力学不稳定的全身性感染患者，持续血液滤过能够更好地控制液体平衡。

（4）其他措施：包括预防 DVT、应激性溃疡等治疗措施。

八、预后

预后取决于下列因素：①治疗反应，如治疗后患者神志清醒安静、四肢温暖、发绀消失、尿量增多、血压回升、脉压增宽，则预后良好；②原发感染灶能彻底清除或控制者预后较好；③伴严重酸中毒和高乳酸血症者预后多恶劣，并发 DIC 或多器官功能衰竭者病死率亦高；④有严重原发基础疾病，如白血病、淋巴瘤或其他恶性肿瘤者休克多难以逆转；并发其他疾病，如糖尿病、肝硬化、心脏病者预后亦差。

第四节　过敏性休克

一、病因

1. 药物　过敏性休克（anaphylactic shock）病因复杂，多数为药物所致，而药物中最常引起过敏性休克的为青霉素，部分合成和半合成青霉素及头孢菌素。近年来发现，能引起过敏性休克的肿瘤化疗药物及中药也在逐渐增多，并且随着现代影像技术的发展，造影剂的广泛使用，碘造影剂所致的过敏性休克的发病人数也在逐年增多。

2. 输注血制品

（1）供血者的特异性 IgE 与受血者正在接受治疗的药物（如青霉素）起反应。

（2）选择性 IgA 缺乏者多次输注含 IgA 血制品后，可产生抗 IgA 的 IgG 类抗体。当再次注射含 IgA 的制品时，有可能发生 IgA- 抗 IgA 抗体免疫复合物，发生Ⅲ型变态反应引起的过敏性休克。

（3）用于静脉滴注的丙种球蛋白（丙球）制剂中含有高分子量的丙球聚合物，可激活补体，产生 C3a、C4a、C5a 等过敏毒素；继而活化肥大的细胞，产生过敏性休克。

3. 类过敏性休克反应　有些药物如碘造影剂、阿片类药物、非甾体抗炎药（non-steroid anti-inflammatory drugs，NSAIDs）等并不产生 IgE 抗体，亦会引起如过敏性休克同样的反应，称之为类过敏性休克反应（anaphylactoid reaction）。该反应涉及许多途径，包括补体介导的免疫反应、巨细胞的非免疫性激活和介质的产生。对 NSAID 的类过敏反应是特别危险的，因为 NSAID 是环氧化酶抑制药，它抑制环氧化酶途径，从而间接地促进花生四烯酸通过脂氧化酶途径生成炎症介质，包括 LTC_4、LTD_4、LTE_4 和 LTB_4。LT 和其中间代谢产物（5-HETE 和 5-HPETE）可增加血管通透性，导致支气管痉挛。

二、发病机制

过敏性休克累及机体的多个系统器官，其中心血管及呼吸系统的损伤常可危及生命。多数是敏感机体接触抗原物质所致以 IgE 介导的抗原抗体反应，属 I 型变态反应，是真正的过敏反应。过敏原初次进入机体诱发机体产生抗体（IgE），结合到肥大细胞（结缔组织）和嗜碱性粒细胞（血液）表面后机体处于致敏状态，相应的过敏原再次进入机体，与被 IgE 致敏的肥大细胞和嗜碱性粒细胞结合，同时与靶细胞表面的 IgE 结合，激活的靶细胞、肥大细胞和嗜碱性粒细胞迅速脱颗粒释放大量的组胺和血小板活化因子至血液循环中。这些炎性介质导致血管舒张、支气管痉挛、皮肤瘙痒、支气管出血、血小板聚集和血管通透性增加。后者可导致喉头水肿甚至气道阻塞。青霉素过敏性休克就属于典型的 I 型变态反应。

三、临床特征

机体经呼吸系统吸入、皮肤接触、消化系统摄入及注射等途径致过敏原进入体内 0.5 h 即出现的休克，为急发型过敏性休克，占 80% ~ 90%；0.5 ~ 24 h 发作者为缓发型过敏性休克，占 10% ~ 20%。其三个重要临床标志：①血压急剧下降到休克水平（80/50 mmHg 以下）；②患者出现意识障碍；③出现各种各样的过敏相关症状。

初发症状一般有瘙痒和压迫感，几秒钟或延迟至 1 h 后可进展至明显症状。患者感咽部异物感，逐渐进展至呼吸困难、发音困难、声音嘶哑和咳嗽。如果肺毛细血管通透性增加导致肺水肿，患者即有明显的呼吸困难和发绀。心血管系统表现在最初有乏力，头晕，可能伴有心悸。随着休克的进展，发生心律失常、传导障碍和心肌缺血。皮肤症状包括潮红和瘙痒，逐渐进展至荨麻疹、血管性水肿和出汗。患者可能感觉到恶心、腹痛或腹胀，甚至腹部绞痛。并可进展至出现呕吐、腹泻、间断呕血和便血。其他尚有结膜充血、泪液过度分泌、鼻溢和鼻充血，甚至晕厥、癫痫发作等表现。

四、辅助检查

血管通透性增加引起血液浓缩通常导致血细胞比容增加。血清肥大细胞类胰蛋白酶通常增加。

五、诊断

1. 诊断依据　根据食用或接触上述过敏原物质发生过敏性休克，即必须采取紧急急救措施。一般而言，当机体短暂暴露于某一致敏因素，迅速出现典型多系统器官损伤，尤其是皮肤，心血管及呼吸系统功能障碍的症状及体征，如皮肤瘙痒发红、荨麻疹、血管性水肿、低血压、急性上呼吸道阻塞、支气管痉挛等，应考虑诊断过敏性休克。

2. 诊断要点　①皮肤潮红，瘙痒；②腹胀、恶心、呕吐、腹泻；③喉头水肿所致气道阻塞；④支气管痉挛，支气管出血，肺水肿；心动过速，晕厥，低血压；⑤心血管萎陷。

六、鉴别诊断

几个在 ICU 常见的疾病需要与过敏性休克和类过敏反应相鉴别：心律失常、心肌缺血或梗死、低容量性休克、感染性休克、肺栓塞、误吸、支气管炎、COPD 急性发作、癫痫发作、低血糖和脑血管意外。结合病史或药物使用情况，一般并不难鉴别。

七、急救措施

过敏性休克是突发的多系统器官损伤的严重过敏反应，若诊治不及时，相比较于其他类型的休克，患者可因心血管及呼吸系统功能的严重阻碍而迅速死亡。急救措施概括为下述四个方面。

1. 确定并消除致敏因素　立即停用可疑过敏原或过敏药物，由接触过敏原而引起者应立即离开现场；结扎注射或虫咬部位以上的肢体以减缓吸收，亦可在局部以 0.005% 肾上腺素 2 ~ 5 mL 封闭注射。

对消化道摄入的致敏原，可考虑放置胃管洗胃，以及灌注药用炭。

2. 基础生命支持　要对病情进行连续评估，并稳定循环及呼吸功能。循环及呼吸功能的障碍是过敏性休克致死的主要因素。主要措施有给予肾上腺素，紧急气管插管，气管切开，以保持气道的通畅，充分供氧。建立静脉通道，快速的扩充血容量等。

3. 特异性药物治疗

（1）肾上腺素（Epinephrine）：是救治初期的主要措施，当患者出现休克、气道水肿或有明确的呼吸困难，应及时给予肾上腺素 0.3 ~ 0.5 mL（1 ∶ 1 000）皮下注射，按需要可以每 5 ~ 10 分钟重复应用。如果患者对初始剂量无反应或存在严重的喉痉挛或症状明显的心力衰竭，应该静脉注射 5 ~ 10 mL（1 ∶ 10 000）。如果静脉通道没开通，可以肌内注射 0.5 mL 的 1 ∶ 1 000 稀释液，或气管插管内滴注 10 mL 的 1 ∶ 10 000 稀释液。当静脉注射肾上腺素时，可能引起严重的心动过速、心肌缺血、血管痉挛和高血压。肾上腺素通过增加细胞内 cAMP 的浓度而减少部分 I 型变态反应的炎性介质释放，而且能通过 β 受体效应使支气管痉挛快速舒张，通过 α 受体效应使外周小血管收缩，对抗许多过敏性反应介质的有害作用。因此是救治本症的首选药物，在病程中可重复应用数次。一般经过 1 ~ 2 次肾上腺素注射，多数患者休克症状在半小时内可逐渐恢复。

（2）糖皮质激素：若休克持续不见好转，应及早静脉注射地塞米松 10 ~ 20 mg 或琥珀酸氢化可的松 200 ~ 400 mg 或甲泼尼龙 120 ~ 240 mg 静脉滴注，每 6 小时重复 1 次。

（3）抗过敏或抗组胺药：应该尽早应用组胺拮抗药。优先考虑应用盐酸苯海拉明（1 mg/kg，静脉注射）和雷尼替丁（50 mg，静脉注射，时间为 5 min）。也可氯苯那敏 10 mg 或异丙嗪 25 ~ 50 mg 肌内注射，或静脉注射 10% 葡萄糖酸钙 10 ~ 20 mL。慎用西咪替丁，因其快速静注可致低血压或心搏骤停。

（4）血管活性药物：如果重复应用肾上腺素和组胺拮抗药后仍存在低血压，需要积极地补充液体。如果血压仍低，可以选用多巴胺、去甲肾上腺素、间羟胺。患者应该尽早停用升压药。

（5）解除气道痉挛：可以考虑静脉应用氨茶碱或奥西那林雾化吸入等。

4. 连续观察　初期救治成功后，对过敏性休克的连续观察时间不得少于 24 h。对于病情不稳定的患者或仍需要持续注射升压药的患者，有条件应该放置肺动脉导管。动脉导管插管可以有效监测压力和获得血气标本来调整通气装置。

有高达 25% 的患者存在双相发作，即在初期成功的救治后，经历一个最长达 8 h 的无症状间期后，再发危及生命的过敏症状。研究表明，临床给予糖皮质激素对过敏的双相发作有明显的控制作用。每 6 小时静脉注射氢化可的松 100 ~ 250 mg 有助于阻止双相过敏反应的迟发表现。糖皮质激素不用于急性过敏反应的紧急治疗。

过敏反应发生时使用了 β 受体拮抗药的患者，可能对肾上腺素的作用有抵抗性。阿托品和胰高血糖素可能有助于改善这些患者的心脏症状。

八、预后

通常接受抗原后出现本症的症状越迟者，预后越好。某些高度过敏而发生闪电样过敏性休克者，预后常较差。有冠心病背景者在发生本症时由于血浆的浓缩和血压的下降，常易伴发心肌梗死。神经系症状明显者恢复后亦易残留脑缺氧后的各种并发症。

第三章

神经系统急危重症

第一节 短暂性脑缺血发作

短暂性脑缺血发作（transient ischemic attack，TIA）指急性发作的短暂性、局灶性的神经功能障碍或缺损，病因是供应该处脑组织（或视网膜）的血流暂时中断所致。TIA 预示患者处于发生脑梗死、心肌梗死等其他致死性血管性疾病的高度危险中。TIA 症状持续时间越长，24 h 内完全恢复的概率就越低，脑梗死的发生率随之升高。大于 1 ~ 2 h 的 TIA 比多次为时短暂的发作更为有害。所以 TIA 的早期诊断以及尽早、及时的治疗是很重要的。TIA 是脑血管疾病中最有治疗价值的病种。随着医学的进步，对于 TIA 的认识得到了很大提高。

一、历史背景

1951 年美国神经病学家 Fisher 首次提出命名，1958 年提出“TIA 可能持续几分钟到几小时，最常见是几秒钟到 5 或 10 min”；同年美国国立卫生研究所委员会（NIH）定义 TIA 为一种脑缺血发作，局限性神经功能障碍持续时间 < 1 h；1964 年 Acheson 和 Hutchinson 提出 1 h 作为 TIA 和脑卒中的时间界限；1975 年 NIH 委员会将持续时间确定为 < 24 h。目前随着对 TIA 认识的深入，为强调 TIA 的严重性和紧迫状态，有人建议改用“小中风”“暂时性脑卒中”“暂时性脑发作”和“先兆性脑卒中”命名 TIA。最近更提出先兆脑梗死（threatening infarct of the brain，TIB）、迫近中风综合征（impending stroke syndrome）、紧急中风前综合征（emergency prestroke syndrome）等喻义准确和预示病情严重、紧急的名称。2002 年 Albers 提出“TIA 是由局部脑或视网膜缺血所引起的短暂的神经功能缺失发作，典型的临床症状持续不到 1h；且没有急性梗死的证据。相反，持续存在的临床症状或影像上有肯定的异常梗死就是卒中”。

二、定义

TIA 是由颅内血管病变引起的一过性或短暂性、局灶性脑或视网膜功能障碍；临床症状一般持续 10 ~ 15min，多在 1 h 内，不超过 24 h；不遗留神经功能缺损症状和体征；结构性（CT、MRI）检查无责任病灶。需要强调 TIA 指局部脑缺血，与全脑缺血所致的晕厥在病理生理上是完全不同的，症状学上也有一定的区别。

对于 24 h 这个时间限定，目前越来越受到质疑。动物实验发现脑组织缺血 3 h，局部的缺血损伤不可逆，出现选择性神经元坏死；大脑中动脉阻断缺血 30min，DWI 发现有异常，但病变是可逆的，2.5 h 后即不可逆。临床研究证实 70% TIA 在 10min 内消失，绝大多数 TIA < 1 h，典型的症状持续数秒到 10 ~ 15 min。TIA > 1 ~ 3 h 神经功能缺损恢复的概率非常低。近年研究发现前循环 TIA 平均发作 14min，后循环平均 8min。影像学研究表明超过 1 h 的 TIA 发作多发现有新的实质性脑病损，同样说明有脑梗死病理改变的 TIA 患者临床上可表现为暂时性的体征。所以有人提出若遇发作超过 1 h 的患者，应按急性脑梗死处理。因此，有人提出急性缺血性脑血管综合征（Acute Ischemic Cerebrovascular

Syndrome）的概念来描述基于脑缺血这个病理生理基础上的一组临床症状。

三、病因

1. 动脉粥样硬化　老年人 TIA 的病因主要是动脉粥样硬化。

2. 动脉 - 动脉栓子　常由大动脉的溃疡型粥样硬化释放出的栓子阻塞远端动脉所致。

3. 心源性栓子　最多见的原因为：①心房纤颤。②瓣膜疾病。③左心室血栓形成。

4. 病因　如下所述。

（1）血液成分的异常（如真性红细胞增多症、血小板减少症、抗心磷脂抗体综合征等）。

（2）血管炎或者 Moyamoya 病是青少年和儿童 TIA 的常见病因。

（3）夹层动脉瘤。

（4）血流动力学的改变：如任何原因的低血压、心律失常、锁骨下盗血综合征和药物的不良反应。

四、发病机制

不同年龄组，发病机制有所不同。

（1）源于心脏、颈内动脉系统和颅内某些狭窄动脉的微栓塞和血栓形成学说：以颈内动脉系统颅外段的动脉粥样硬化性病变最常见，也是导致脑血流量减少的主要原因之一。微栓子的产生与颈动脉颅外段管腔狭窄的程度无关，而决定于斑块易脱落的程度。多发斑块为主要的影响因素；微栓子物质常为血凝块和动脉粥样硬化斑块。老年人 TIA 要多考虑动脉硬化。

（2）低灌注学说：必须有动脉硬化的基础或有血管相当程度的狭窄前提下发生；血管无法进行自动调节来保持脑血流恒定；或者低灌注时狭窄的血管更缺血而产生 TIA 的临床表现。一般而言，颈内动脉系统多见微栓塞，椎基底动脉系统多见低灌注。

五、临床表现

大部分患者就诊往往在发病间歇期，没有任何阳性体征，诊断通常是依靠病史的回顾。TIA 的症状是多种多样的，取决于受累血管的分布。

（一）视网膜 TIA（retinal transient ischemic attack，RTIA）

RTIA 也称为发作性黑矇或短暂性单眼盲。短暂的单眼失明是颈内动脉分支眼动脉缺血的特征性症状，但是少见。患者主诉为短暂性视物模糊、眼前灰暗感或眼前云雾状。RTIA 的发作时间极短暂，一般 < 15min，大部分为 1 ~ 5min，罕有超过 30min 的。阳性视觉现象如闪光、闪烁发光或城堡样闪光暗点一般为先兆性偏头痛的症状，但颈动脉狭窄超过 75% 的 RTIA 患者也可见此类阳性现象。短暂单眼失明发作时无其他神经功能缺损。患者就医前 RTIA 发作的次数和时间变化很大，从几天到 1 年，从几次到 100 次不等。RTIA 的预后较好，发作后出现偏瘫性脑卒中和网膜性脑卒中的危险性每年为 2% ~ 4%，较偏瘫性 TIA 的危险率低（12% ~ 13%）；当存在有轻度颈动脉狭窄时危险率为 2.3%；而存有严重颈动脉狭窄时前两年的危险率可高达 16.6%。

（二）颈动脉系统 TIA

亦称为短暂偏瘫发作（transient hemispheric attacks，THAs），最常见的症状群为偏侧肢体发作性瘫痪和感觉异常或单肢的发作性瘫痪，以面部和上肢受累严重；其次为对侧纯运动偏瘫、偏身纯感觉障碍，肢体远端受累较重，有时可是唯一表现。主侧颈动脉缺血可表现为失语，伴或不伴对侧偏瘫。偏盲也常发生于颈动脉缺血；认知功能障碍和行为障碍有时也可是其表现。THAs 的罕见形式是肢体摇摆（shaking），表现为反复发作的对侧上肢或腿的不自主和不规律的摇摆、颤抖、战栗、抽搐、拍打、摆动。这型 TIA 和癫痫发作难以鉴别。某些脑症状如“异己手综合征”，岛叶缺血的面部情感表情的丧失，顶叶的假性手足徐动症等，患者难以叙述，一般医生认识不足，多被忽略。

（三）椎 - 基底动脉系统 TIA（vertebral basel transient ischemic attacks，VBTIAs）

孤立的眩晕、头晕和恶心多不是 TIA 所造成，VBTIAs 可造成发作性眩晕，但同时或其他时间多伴有其他椎基底动脉的症状和体征发作：包括前庭小脑症状，眼运动异常（如复视），单侧或双侧或交叉的运动和感觉症状、共济失调等。大脑后动脉缺血可表现为皮质性盲和视野缺损。另外，还可以出现猝倒症，常在迅速转头时突然出现双下肢无力而倒地，意识清楚，常在极短时间内自行起立，此发作可能是双侧脑干内网状结构缺血导致机体肌张力突然降低而发生。

六、影像学与 TIA

1. 头颅 MRI TIA 发作后的 DWMRI 可以提示与临床症状相符脑区的高信号；症状持续时间越长，阳性率越高。

2. 经颅多普勒超声（TCD） 可以评价脑血管功能；可以发现颅外脑血管的狭窄或斑块。同时还可以根据血流检测过程中的异常信号血流，检测和监测有否栓子脱落及栓子的数量。对于颅内脑血管，多普勒超声检查仅仅可以间接反映颅内大血管的流速和流量，无法了解血管的狭窄，必须结合 MRA 或脑血管造影检查。

3. SPECT TIA 发作间期由于神经元处于慢性低灌注状态，部分神经元的功能尚未完全恢复正常，SPECT 检查可以显示相应大脑区域放射性稀疏和/或缺损。

4. 脑血管造影 MRA 和 CTA 可以发现颅内或颅外血管的狭窄。选择性动脉血管造影是评估颅内外血管病最准确的方法，可以鉴别颅内血管炎、颈或椎动脉内膜分层等疾病。

七、诊断和鉴别诊断

TIA 发作的特征为：①好发于 60 岁以上的老年人，男性多于女性。②突然发病，发作持续时间 < 1 h。③多有反复发作的病史。④神经功能缺损不呈进展性和扩展性（march of symptoms）。见表 3-1。

表 3-1 TIAs 的特征

持续时间（数分钟到数小时）
发作性（突然/逐渐进展/顿挫）
局灶性症状（正性症状/负性症状）
全脑症状（意识障碍）
单一症状，多发症状
刻板的，多变的
血管支配区域
伴随症状

若身体不同部分按顺序先后受累时，应考虑为偏头痛和癫痫发作。

鉴别诊断：“类 TIA”的病因：①颅内出血：小的脑实质血肿或硬膜下血肿。②蛛网膜下隙出血（SAH）：预兆性发作，可能是由于小的，所谓“前哨”警兆渗漏（sentinel warning leaks）所致，如动脉瘤扩展，压迫附近的神经、脑组织或动脉内栓子脱离至动脉。③代谢异常：特别是高血糖和低血糖，药物效应。④脑微出血。⑤先兆性偏头痛。⑥部分性癫痫发作并发 Todd's 瘫痪。⑦躯体病样精神障碍。⑧其他：前庭病变、晕厥、周围神经病或神经根病变、眼球病变、周围血管病、动脉炎、中枢神经系统肿瘤等。

八、治疗

TIA 是卒中的高危因素，需对其积极进行治疗，整个治疗应尽可能个体化。治疗的目的是推迟或预防梗死（包括脑梗死和心肌梗死）的发生，治疗脑缺血和保护缺血后的细胞功能。

主要治疗措施：①控制危险因素。②药物治疗：抗血小板聚集、抗凝、降纤。③外科治疗，同时改善脑血流和保护脑细胞。

（一）危险因素的处理

寻找病因和相关的危险因子，同时进行积极治疗。其危险因素与脑卒中相同。

AHA 提出的 TIA 后危险因素干预方案：并发糖尿病，血压 < 130/85 mmHg；LDL < 100 mg/dL；FBG < 126；戒烟和酒；控制高血压；治疗心脏病；适量体育运动，每周至少 3 ~ 4 次，每次 30 ~ 60 min。鉴于流行病和实验研究资料关于绝经后雌激素对于血管性疾病影响的矛盾性，AHA 不建议有 TIA 发作的绝经期妇女终止雌激素替代治疗。

（二）药物治疗

抗血小板聚集药物治疗：已证实对有卒中危险因素的患者行抗血小板治疗能有效预防脑卒中。对 TIA 尤其是反复发生 TIA 的患者应首先考虑选用抗血小板药物。

《中国脑血管病防治指南》建议：

（1）大多数 TIA 患者首选阿司匹林治疗，推荐剂量为 50 ~ 150 mg/d。

（2）有条件时，也可选用阿司匹林 25 mg 和潘生丁缓释剂 200 mg 的复合制剂，每日 2 次，或氯吡格雷 75 mg/d。

（3）如使用噻氯匹定，在治疗过程中应注意检测血常规。

（4）频繁发作 TIA 时，可选用静脉滴注抗血小板聚集药物。

AHA Stroke Council's Ad Hoc Committee 推荐：

（1）阿司匹林是一线药物，推荐剂量 50 ~ 325 mg/d。

（2）氯吡格雷、阿司匹林 25mg 和潘生丁缓释剂 200 mg 的复合制剂以及噻氯匹定也是可接受的一线治疗。

与 Ticlid（噻氯匹定）相比，更推荐 Plavix（氯吡格雷），因为不良反应少，Aggrenox（小剂量阿司匹林 + 潘生丁缓释剂）比 Plavix 效果更好，两者不良反应发生率相似。

（3）重申心房颤动患者 TIA 后抗凝预防心源性栓塞的重要性和有效性，建议 INR 在 2.5。

（4）非心源性栓塞卒中的预防，抗凝和抗血小板之间无法肯定。

最近发表的 WARSS 结果表明，华法林（INR1.4 ~ 2.8）与阿司匹林（325 mg/d）在预防卒中再发和降低死亡上效果无统计学差异，但是因为不良反应轻、方便、经济，所以 Aspirin 在以后的治疗指南中似乎有更好的趋势。

（三）抗凝治疗

目前尚无有力的临床试验证据来支持抗凝治疗作为 TIA 的常规治疗。但临床上对心房颤动、频繁发作 TIA 或椎 – 基底动脉 TIA 患者可考虑选用抗凝治疗。

《中国脑血管病防治指南》建议：

（1）抗凝治疗不作为常规治疗。

（2）对于伴发心房颤动和冠心病的 TIA 患者，推荐使用抗凝治疗（感染性心内膜炎除外）。

（3）TIA 患者经抗血小板治疗，症状仍频繁发作，可考虑选用抗凝治疗。

（4）降纤治疗。

《中国脑血管病防治指南》建议 TIA 患者有时存在血液成分的改变，如纤维蛋白原含量明显增高，或频繁发作患者可考虑选用巴曲酶或降纤酶治疗。

（四）TIA（特别是频发 TIA）后立即发生的急性中风的处理

溶栓是首选（NIH 标准）：

（1）适用范围：①发病 < 1 h。②脑 CT 示无出血或清晰的梗死。③实验室检查示血球容积、血小板、PT/APTT 均正常。

（2）操作：①静脉给予 tPA0.9 mg/kg，10% 于 1 min 内给予，其余量于 60 min 内给予；同时应用神经保护剂，以减少血管再通 – 再灌注损伤造成进一步的脑损伤。②每小时神经系统检查 1 次，共 6 次，以后每 2 h 检查 1 次，共 12 次（24 h）。③第二天复查 CT 和血液检查。

（3）注意事项：区别 TIA 发作和早期急性梗死的时间界线是 1 ~ 2 h。

（五）外科治疗

1. 颈动脉内膜剥脱术（carotid endarterectomy，CEA） 1951 年美国的 Spence 率先开展了颈动脉内

膜切除术。1991年北美有症状颈动脉内膜切除实验协作组（NASCET）和欧洲颈动脉外科实验协作组（ECST）等多中心大规模地随机试验结果公布以后，使得动脉内膜切除术对颈动脉粥样硬化性狭窄的治疗作用得到了肯定。

（1）适应证：①规范内科治疗无效。②反复发作（在4个月内）TIA。③颈动脉狭窄程度 > 70%者。④双侧颈动脉狭窄者。⑤有症状的一侧先手术。⑥症状严重的一侧伴发明显血流动力学改变先手术。

（2）禁忌证：① < 50%症状性狭窄。② < 60%无症状性狭窄。③不稳定的内科和神经科状态（不稳定的心绞痛、新近的心肌梗死、未控制的充血性心力衰竭、高血压或糖尿病）。④最近大的脑梗死、出血性梗死、进行性脑卒中。⑤意识障碍。⑥外科不能达到的狭窄。

（3）CEA的危险或并发症：CEA的并发症降低至≤3%，才能保证CEA优于内科治疗。CEA的并发症包括围手术期和术后两部分并发症。围手术期并发症有脑卒中、心肌梗死和死亡；术后并发症有颅神经损伤、伤口血肿、高血压、低血压、高灌注综合征（hyperperfusion syndrome）、脑出血、癫痫发作和再狭窄。①颅神经损伤：舌下神经、迷走神经、面神经、副神经。②颈动脉内膜剥脱术后高灌注综合征（post end arterectomy hyperperfusion syndrome）：在高度狭窄和长期低灌注的患者，狭窄远端的低灌注区的脑血管自我调节功能严重受损或麻痹，此处的小血管处于极度扩张状态，以保证适当的血流供应。当正常灌注压或高灌注压再建后，由于血管自我调节的麻痹，自我血管收缩以保护毛血管床的功能丧失，可造成脑水肿和出血。脑血流的突然增加最常见的临床表现是严重的单侧头痛，特征是直立位时头痛改善。这些头痛患者的脑血流从术前的平均（43 ± 16）mL/（100g·min）到术后的（83 ± 39）mL/（100g·min）。③脑实质内出血：是继发于高灌注的最坏的情况，术后2周发生率为0.6%。出血量大，后果严重，死亡率高（60%）和预后不良（25%）。④癫痫发作：发生率为3%，高灌注综合征造成的脑水肿是重要的原因，或为高血压脑病造成。

根据NASCFT结果，ICA狭窄≥70%手术可以长久获益；ICA狭窄50% ~ 69%有症状的患者可从手术获益，但是益处较少。NASCET和其他研究还发现男性患者、脑卒中过的患者，症状为半球的患者分别与女性患者、TIA患者和视网膜缺血的患者相比，手术获益大，内科治疗脑卒中的危险大；同时提出糖尿病患者、血压偏高的患者、对侧血管有闭塞或者影像学已有明确病灶的患者手术期间发生脑卒中的危险大。因此AHA Stroke Council's Ad Hoc Committee推荐，如果考虑给存在ICA中度狭窄并发生过TIA或卒中的患者手术，需要认真评估患者的所有危险因子，比较一般内科治疗2 ~ 3年和手术后2 ~ 3年的脑卒中危险性。

2. 血管介入治疗　相对于外科手术治疗而言，血管介入在缺血性脑血管病的应用历史较短。自1974年问世以来，经皮血管成形术（percutaneous transluminal angioplasty，PTA）成为一种比较成熟的血管再通技术被广泛应用于冠状动脉、肾动脉及髂动脉等全身血管狭窄性病变。PTA成功运用于颈动脉狭窄的最早报道见于1980年。1986年作为PTA技术的进一步发展的经皮血管内支架成形术（percutaneous transluminal angioplasty and stenting，PTAS）正式运用于临床，脑血管病的血管介入治疗开始了迅速的发展。

颅内段颈内动脉及分支的狭窄，手术困难，药物疗效差，介入治疗可能是较好的选择。但是由于颅内血管细小迂曲，分支较多，且血管壁的弹力层和肌层较薄，周围又缺乏软组织，故而手术操作困难，风险大，相关报道少。

大多数学者认为，颅外段颈动脉狭窄患者符合下列条件可考虑实施PTA或PTAS：①狭窄≥70%。②病变表面光滑，无溃疡、血栓或明显钙化。③狭窄较局限并成环行。④无肿瘤、瘢痕等血管外狭窄因素。⑤无严重动脉迂曲。⑥手术难以抵达部位（如颈总动脉近端、颈内动脉颅内段）的狭窄。⑦非动脉粥样硬化性狭窄（如动脉肌纤维发育不良、动脉炎或放射性损伤）。⑧复发性颈动脉狭窄。⑨年迈体弱，不能承受或拒绝手术。

禁忌证：①病变严重钙化或有血栓形成。②颈动脉迂曲。③狭窄严重，进入导丝或球囊困难，或进入过程中脑电图监测改变明显。④狭窄 < 70%。椎动脉系统TIA，应慎重选择适应证。

其他还有颈外－颈内动脉搭桥治疗初步研究患者可以获益，但仍需更多的随机临床研究证实，同时评价其远期疗效。

九、预防及预后

TIA 后第 1 个月内发生脑梗死者 4% ~ 8%，3 月内为 10% ~ 20%；50% 的脑梗死发生于 TIA 后 24 ~ 48 h。1 年内为 12% ~ 13%，较一般人群高 13 ~ 16 倍，5 年内增至 24% ~ 29%。故应予积极处理，以减少发生脑梗死的概率。频发性 TIA 更需要急诊处理。积极寻找病因，控制相关危险因素。使用抗血小板聚集药物治疗，必要时抗凝治疗。见表 3-2。

表 3-2 TIA 预后

高危险因素	低危险因素
CA 狭窄 > 70% ~ 99%	CA 狭窄 > 50%
同侧有溃疡样斑块	同侧无溃疡样斑块
高危心源性栓子	无或低心源性栓子来源
半球 TLA	TMB，非半球 TLA
年龄 > 65 岁	年龄 > 65 岁
男性	女性
上一次 TLA 发作时间 > 24 h	上一次 TLA 发作时间 > 6 个月
其他内危险因子	少或无危险因子

注：CA：颈内动脉；TMB：短暂的单眼失明。

第二节 急性脑功能衰竭

一、概述

急性脑功能衰竭（ABF）系指颅内外多种疾病引起脑组织功能严重损害、临床上以意识障碍和生命体征紊乱为主要表现的综合征。它是临床各科中常见的、病死率最高的脏器功能衰竭之一。脑功能衰竭常为许多全身疾病和颅内疾病的严重后果，其病因很多。

（一）颅内疾病

（1）感染性疾病：乙型脑炎、散发性病毒性脑炎、流行性脑脊髓膜炎、结核性脑膜炎、化脓性脑膜炎、脑膜炎型脊髓灰质炎、脑型疟疾、淋巴细胞性脉络丛脑膜炎、森林脑炎。

（2）脑血管病：脑出血、蛛网膜下隙出血、脑梗死、其他脑血管病。

（3）颅内占位性病变：脑肿瘤、脑寄生虫病、脑内肉芽肿。

（4）颅脑损伤：脑挫伤、外伤性颅内血肿、硬膜外血肿、腹膜下血肿、脑内血肿。

（5）颅内压增高综合征。

（6）癫痫。

（二）全身性疾病

1. 感染性疾病　病毒感染（病毒性肝炎、流行性出血热、传染性脑炎）、立克次体感染、细菌性感染、螺旋体感染、寄生虫感染、感染中毒性脑病。

2. 内分泌与代谢性疾病　尿毒症性脑病、肝性脑病、垂体危象、甲状腺危象、黏液水肿性昏迷、糖尿病危象、低血糖危象、肾上腺危象、肺性脑病。

3. 外因性中毒　农药类中毒、药物类中毒、植物类中毒、动物类中毒。

4. 物理性与缺氧性损害　临床上可依病因作用机制的不同分为直接损害和间接损害，前者指致病因素直接作用于脑组织（如锐器伤、火器伤及急性中枢性中毒等）立即引起脑功能衰竭者；后者指某种致病因素首先引起脑水肿及颅内压增高，再由颅内高压引起脑功能衰竭者。

5. 其他水、电解质平衡紊乱。

人脑仅占体重的2%，含有500亿以上的神经元和2 500万亿以上的突触。脑细胞虽然不执行机械功或外分泌活动，但需要能量以合成细胞成分（据估计，每个细胞一天要生成2 000个线粒体）和神经递质，经轴浆流运转细胞质，释放和摄取神经递质，逆电化学梯度或浓度梯度经细胞膜转运离子等。即使在“静止”状态，脑的代谢率也是非常高的。脑代谢的主要能量来源是葡萄糖。每100 g脑组织1 min约消耗5 mg葡萄糖，成人脑每天要消耗120 ~ 130 g葡萄糖作为能源。1 mol葡萄糖酵解可提供2 mol ATP（三磷酸腺苷）的能量，而其经过三羧酸循环氧化后可产生36 mol ATP的能量。即：葡萄糖完全氧化后提的能量为其乏氧代谢所产生能量的18倍。因此，葡萄糖的有氧氧化是供应脑能量的主要途径。静息状态下人脑的氧耗量占全身的20%（5岁以下儿童占50%）。脑组织内几乎没有氧的储存，产能底物——葡萄糖的含量也极少，远低于全身其他组织。脑组织完全依赖血液循环不断地供应产能底物和氧才得以维持其正常的结构和功能。人脑的血液供应相当于心排出量的15% ~ 20%。脑循环具有自动调节的能力，脑内不同区域的血液随各区域代谢的变化而变化。在人体内，脑是对缺血缺氧最为敏感和最易受损的器官。在全脑缺血后1 min内，脑内ATP含量降低90%，以海马、大脑皮质、小脑Purkinje细胞和基底节为最敏感。正常静止状态下的平均脑血流量（CBF）每分钟为55 mL /100 g脑组织（灰质CBF约75 mL /100 g脑组织，白质CBF约30 mL /100 g脑组织）。当CBF降低至正常的35%以下时（约每分钟15 ~ 20 mL /100 g脑组织）脑ATP储存耗竭，患者昏迷，脑电活动消失，但脑细胞仍保持存活。这是产生神经元电衰竭的血流阈值或称为功能损伤性缺血阈值。CBF降至正常的20%或更低，则达（神经元）膜衰竭的血流阈值或称为形态损害性缺血阈值。在脑全面性缺血和局部缺血时，总是有些神经细胞死亡而有的神经细胞比较不易受损而仍保留功能。介于这两类细胞之间的所谓“缺血半影区”（ischemic penumbra），其神经细胞的功能丧失却依然存活。治疗的方向是使这些神经细胞的功能恢复而不发展至不可逆的阶段。

心脏骤停发生后大约5 s内随氧耗竭而意识丧失，紧接着葡萄糖和ATP也在4 ~ 5 min内耗尽，脑干功能在1 min后终止，呈临终呼吸，瞳孔散大、固定。一般认为，心脏骤停4 ~ 6 min后发生不可逆的脑损害。随着心脏骤停后脑的再灌注，脑组织出现进一步的损害。脑首先因缺血而受损，继而又因复苏而受损，复苏后先发生短暂的充血，血流超过心脏骤停前的水平，但分布不均匀。充血15 ~ 30 min后，随着红细胞和血小板聚集开始出现细胞水肿，发生血管痉挛，CBF显著恶化，整个脑出现严量程度不等的灌流不足。这种无再流现象（no reflow phenomenon）可持续18 ~ 24 h。此后，局部CBF或改善而脑功能恢复，或继续恶化而细胞死亡。

（三）脑水肿

导致脑结构损害的机制有以下学说：①细胞内游离钙超载；②自由基的生成与毒性反应；③兴奋性氨基酸（EAAS）的神经毒性作用；④膜磷脂代谢障碍；⑤乳酸性酸中毒；⑥其他机制：包括激肽释放酶 - 激肽原 - 激肽系统的致脑水肿作用、溶酶体膜破坏和内源性阿片样物质（β内啡肽、强啡肽）的有害作用等。

上述各种脑细胞损害的机制，均可引起脑水肿。脑水肿是脑组织对各种致病因素的一种反应，主要变化为脑实质内液体成分的增加，引起脑体积的增大。一般把脑水肿分为以下三种类型：

1. 细胞毒性脑水肿　多见于脑缺血缺氧早期以及脑膜炎等疾病。主要表现是脑细胞（神经元、胶质细胞）因细胞内液增多而肿胀，即细胞水肿。无血管损伤，血脑屏障相对完整，血管通透性无损害。引起水肿的机制可能是因缺血、缺氧或在某些毒性物质的作用下，细胞Na^+泵功能受损，致细胞内Na^+潴留，细胞内水亦增多。此型脑水肿意识障碍较常见，轻者嗜睡，重者昏迷。脑电图检查多为弥漫性高波幅慢波。

2. 血管源性脑水肿　多见于脑缺血缺氧严重时，以及脑肿瘤、脑外伤等疾病时，主要表现是灰质胶质细胞肿胀、水肿，而白质中除胶质细胞水肿外，细胞外间隙有液体积聚，其水肿液含较多蛋白质。其机制是由于毛细血管通透性增高，血脑屏障破坏，引起血浆中水与其他分子外渗的结果。此型脑水肿严重时常有明显的颅内压增高，并出现意识障碍。

3. 间质性肺水肿　见于肿瘤以及炎症性疾病。其主要表现是脑室周围间质中出现水肿，因炎症等可使脑脊液生成增加，或是因肿瘤等压迫、阻塞脑脊液循环通路，故可影响脑脊液正常循环而出现脑室扩张，形成脑积水。脑积水时，脑脊液压力增高，同时还可因炎症等的影响，室管膜的通透性增高。故脑脊液可渗入脑室周围的白质细胞间隙中，呈间质性水肿。此型脑水肿大脑功能改变较缓慢，一般无意识障碍，脑电图常为正常。

脑水肿的病理形态，可分为局灶性脑水肿和弥漫性脑水肿两类。如脑水肿较局限或程度较轻时，临床上可不出现，或仅出现轻微的脑功能异常，亦可不出现意识障碍；只有局灶性大脑占位病变引起严重脑水肿发生脑疝时，才可出现意识障碍。另一种弥漫性脑水肿，常为严重颅脑外伤、颅内感染、中毒及缺氧等病因引起。常见有局限性神经功能障碍及颅内压增高征，重者脑疝形成，多有意识障碍。引起脑功能衰竭的各种病因，它们或是直接致颅内容物体积增加，或是致脑脊液循环障碍，或是引起脑水肿，导致颅内压增高及意识障碍，而脑水肿则是致颅内压增高的主要原因。从临床病理生理学角度，可将颅内压增高的发生发展分为代偿期、早期、高峰期和晚期等四个不同阶段。当颅内压升高到颅内无法缓冲时，某些脑组织受挤压，并向邻近阻力最小的空间疝出（脑疝形成）。不仅疝出的脑组织发生瘀血、水肿和软化，受脑组织挤压的四邻结构也将发生一系列神经功能障碍；同时疝组织阻塞脑脊液循环通路，导致颅内压更为增高。周而复始和恶性循环，最后致急性脑功能衰竭和一系列危急临床症状。

二、急性脑功能衰竭的诊断

急性脑功能衰竭常是许多颅内疾病和全身性疾病的严重后果，如何在各种疾病的发生发展中确定已发生脑功能衰竭，是一个十分紧迫的问题，因其对早期防治脑功能衰竭，改善预后有重要意义。在脑功能衰竭的诊断上，必须包括临床诊断、脑损害部位和病因诊断以及脑死亡的确定。

（一）临床诊断

脑功能衰竭时，脑内发生一系列生理生化改变，临床上出现许多症状和体征，而实验室检查所见则是非特异性的，主要是与原发病有关的变化。因此，脑功能衰竭的诊断主要是依据脑部受损的临床征象。不论病因如何，临床诊断主要包括意识障碍和颅内压增高的分析和判断。

1. 意识障碍　意识障碍是急性脑功能衰竭的主要临床表现之一。意识正常即意识清醒，表现为对自身与周围环境有正确理解，对内外环境的刺激有正确反应，对问话的注意力、理解程度以及定向力和计算能力都是正常的。意识障碍通常可分为觉醒障碍和意识内容障碍，依据检查时刺激的强度和患者的反应，可将觉醒障碍区分为嗜睡、昏睡、浅昏迷和深昏迷；意识内容障碍常见的有意识混浊、精神错乱、谵妄状态。

2. 脑水肿、脑疝　脑功能衰竭的重要病理改变是脑水肿及颅内压增高。典型表现为头痛、恶心呕吐与视神经盘水肿，常伴有血压增高、脉搏缓慢、呼吸慢而深、瞳孔缩小、烦躁不安或意识障碍、抽搐等生命体征的变化。随着颅内压增高，终致脑疝形成，急性发作者常表现为突然和急剧进展的意识障碍、瞳孔变化、呼吸与循环功能异常、肌张力障碍等。如未及时解除，可在短时间内致死。脑疝的出现是急性脑功能衰竭发生发展的严重后果，早期识别与防治它的形成与发展有极其重要的意义。临床上常见而危害大的脑疝有小脑幕裂孔下疝、枕骨大孔疝和小脑幕裂孔上疝，它们可单独存在或合并发生。

（1）小脑幕裂孔下疝：为部分额叶和（或）脑中线结构经小脑幕裂孔往下疝出的一种脑疝，脑疝形成以后使脑池闭塞。颅内压增高，脑干被迫下移，位于中脑大脑脚与小脑幕切迹缘间的动眼神经，常因早期受压麻痹而出现同侧上睑下垂、瞳孔散大与眼球外展，继而大脑脚受压，对侧肢体瘫痪；随着移位的增加，对侧大脑脚被压于小脑幕的游离缘上引起病侧肢体瘫痪，对侧的动眼神经亦可受牵拉或压迫而形成双侧瞳孔散大，且散大较病变侧明显，眼球运动麻痹。因此，临床上如怀疑有外伤性急性颅内血肿存在，而按瞳孔散大侧施行颅钻孔探查时，如为阴性，尚需作对侧钻孔探查，以免遗漏血肿，当中脑网状结构上行激活系统受损时，可出现不同程度的意识障碍或昏迷，并逐渐加深。脑疝的继续发展，使脑干受压损害逐渐加重，出现四肢肌张力增高、瘫痪，并有强直样发作，称为去大脑强直：生命指征的改变随脑疝的发生发展而变化：①脑疝前期：脑疝时引起脑干缺氧，而脑干对缺氧耐受性较强；早期缺氧对脑干生命中枢起兴奋作用，从而出现呼吸深快，脉搏加快，血压升高；当颅内压继续升高时脉搏变慢。②脑疝代偿期：当脑干受压、脑缺氧与脑水肿更为严重时，生命中枢还可以暂时通过生理调节来维持生命活动，于是呼吸、循环中枢兴奋加强，克服缺氧，因而血压更趋升高，脉搏缓慢（50次/min），呼吸深而节律不整。③脑疝晚期：呼吸与循环中枢处于衰竭状态，出现呼吸变浅而不规则，甚至呼吸停止、血压下降、心律失常、心跳停止。

（2）枕骨大孔疝：枕骨大孔为颅后窝与椎管间交通孔道，孔之前半部有延髓，后半部有小脑延髓池（亦称枕大池），小脑扁桃体居小脑半球后下部，紧邻枕骨大孔上缘。当颅内压增高时，小脑受挤促使小脑扁桃体向下移动和嵌入上颈段椎管内（称枕骨大孔疝或小脑扁桃体疝），使小脑延髓池闭塞。脑脊液循环受阻，颅内压进一步增高，小脑扁桃体进一步下移和紧紧地嵌入枕骨大孔和颈椎椎管上端，损及延髓及其邻近的第9～12对脑神经和第1～2对脊神经根、小脑后下动脉等重要结构，颅内压更加增高，如此恶性循环，最后像小脑幕裂孔下疝一样的结局都可发生。不同的是，枕骨大孔疝的呼吸、循环中枢功能障碍出现较早，瞳孔和意识障碍出现较晚，而小脑幕裂孔下疝恰好相反。枕骨大孔疝多见于颅后窝占位性病变，亦见于引起严重脑水肿的颅内弥漫性病变。幕上占位性病变先形成小脑幕裂孔下疝，最后常合并有不同程度的枕骨大孔疝。可分为急性和慢性两种，后者常由慢性颅内压增高或颅后窝占位病变引起，临床上除有枕后部疼痛（因颈神经根受激惹）、颈项强直与压痛，第9～12对脑神经受损（如轻度吞咽困难、饮食呛咳与听力减退）外，偶有四肢强直，角弓反张甚或呼吸抑制，但意识常清楚，可能与机体已具有一定代偿功能有关，然晚期仍无例外地出现意识障碍。急性型多系突然发生，或在慢性型的基础上，因剧烈呕吐、咳嗽、挣扎、排便用力、腰穿或做压颈试验等促使颅内压增高的因素突然加剧，常可突然发生呼吸停止、昏迷而死亡。

（3）小脑幕裂孔上疝：是由于幕下颅内压增高使脑组织经小脑幕裂孔向上疝出所致。疝内容物主要是小脑上蚓部与小脑前叶，故又称小脑蚓部疝。多为颅后窝病变引起，常与枕骨大孔疝合并发生。颅后窝占位性病变病例作侧脑室快速引流时可诱发或加重此疝。当上述疝组织疝入四叠体池和压迫中脑后部的四叠体及背盖部时，可早期出现上睑下垂、双眼上视困难、瞳孔散大、对光反射消失和听力障碍等四叠体受损症状，以及背盖部内网状结构上行激活系统受损所致的意识障碍；晚期有去大脑强直与呼吸骤停。

（二）脑功能障碍解剖部位判断

急性脑功能衰竭时，脑内发生一系列的病理过程，可损害不同部位的结构及功能，呈现各种临床征象。临床上分析脑受损的部位及其功能障碍水平是非常重要的，对指导治疗、判断预后有较大价值。通常可根据意识状态、颅内压增高征、脑损害的症状和体征，结合必要的辅助检查，来推断脑部损害的范围及功能障碍水平。一般分为以下三种情况：

1. 幕上局限性病变　大多先有大脑半球损害的征象，常有定位表现，如癫痫、轻偏瘫、偏盲、失语等，迟早可出现颅内压增高的征象。当病变位于“静区”，如额叶或硬脑膜下间隙，可无局灶征，仅呈弥散性脑功能障碍和颅内高压症。随着病程进展，当病变累及间脑中央部，则发生意识障碍，继而进一步发展为小脑幕裂孔下疝，出现自上而下的脑干受损征象。因此，幕上病变的病程规律，一般是大脑半球损害的对侧定位征和颅内压增高征，其后依次出现意识障碍和脑干受损的表现。

2. 幕下局限性病变　主要特点是脑干功能障碍，一般在发生意识障碍的同时，常已伴随同水平脑干受损征象。因此，患者在昏迷前无大脑半球的偏侧定位体征，而常有枕区疼痛、恶心、呕吐、眩晕发作、复视、眼球震颤、共济失调、一侧脑干局限体征（如交叉性瘫痪）、后组颅神经麻痹等。若尚未影响脑脊液循环，则无颅内压增高的征象或较晚出现，但颅后窝占位性病变可较早发生颅内高压征，且较易引起枕骨大孔疝，通常不发生幕上病变那种自大脑皮质、间脑至脑干的病程规律。

3. 弥散性脑损害　急性的大脑弥散性损害，由于大脑皮质及皮质下结构受损，临床上常先有精神症状，意识内容减少，一般呈现对外界的注意力降低，计算与判断力辨别差，记忆障碍和定向力障碍，错觉、幻觉、谵语，很快出现较明显的觉醒障碍，呈现嗜睡或昏睡，直至昏迷，其程度常同病变的范围和严重程度相应。也常发生去大脑皮质状态。大多缺乏明确的脑局灶性定位征，而呈弥散性或多处性损害的体征，常伴颅内高压征和脑膜刺激征：晚期可呈现继发性脑干功能障碍的征象。

（三）病因诊断

脑功能衰竭的病因诊断极为重要。通常必须依据病史、体格和神经系统检查，以及有关的实验室资料，经过综合分析，能查出导致脑功能障碍的原发病因。由于脑功能衰竭的病因众多，而且某些病例的病程进展甚快，病情危重或因条件所限，无法进行详细或特殊的实验室检查，使病因诊断受到影响。从临床实际需要出发，区分原发病变位于颅内或颅外，具有较大价值。

1. 颅内疾病　原发病变在颅内，随着病程进展，最终导致脑功能衰竭。临床上通常先有大脑或脑干受损的定位症状和体征，较早出现意识障碍和精神症状，大多伴明显的颅内压增高，有关颅内病变的实验室检查多有阳性发现。常见的有急性脑血管病、颅内占位性病变（肿瘤、脓肿）、颅脑损伤、颅内感染以及癫痫持续状态等。

2. 全身性疾病　全身性（包括许多内脏器官）疾病可影响脑代谢而引起弥散性损害，又称继发性代谢性脑病。同原发性颅内病变相比，其临床特点是：先有颅外器官原发病的症状和体征，以及相应的实验室检查的阳性发现，后才出现脑部受损的征象。由于脑部损害为非特异性或仅是弥散性功能抑制，临床上一般无持久和明显的局限性神经体征及脑膜刺激征，主要是多灶性神经功能缺失的症状和体征，且大都较对称。通常先有精神异常、意识内容减少，一般是注意力减退，记忆和定向障碍，计算和判断力降低，尚有错觉、幻觉，随病情进展，意识障碍加深。此后有的可出现不同层次结构损害的神经体征，如昏迷较深和代谢性抑制很严重，而眼球运动和瞳孔受累却相对较轻。常见病因有外源性中毒、内分泌与代谢性疾病、感染性疾病、物理性与缺氧性损害等。

（四）脑功能监测

脑功能监测是为了解中枢神经功能损害的程度及抢救治疗的效果。

1. 必要的神经系统检查

（1）角膜反射：是衡量意识障碍程度的重要标志。长时间的角膜反射消失，预后不良。

（2）其他反射：瞳孔对光反射、咳嗽及吞咽反射、脊髓反射等的存在或消失，提示脑干功能恢复或消失。

（3）瞳孔：瞳孔大小的变化。

2. 电生理监测

（1）脑电图：须连续监测，对脑功能状态、病变部位、治疗及预后判断都有一定价值。脑电图正常，预后良好，可以完全恢复脑功能；脑电图极度异常，提示中枢神经功能严重受损。

（2）脑干诱发电位：为测定脑干功能状态的客观方法。常用的为脑干听觉诱发电位，因其一般不受麻醉药物的影响。

（3）颅内压监测：采用各种小型颅内压计，埋藏在颅内，连续记录颅内压，能较好地反映脑水肿的情况。

（五）脑死亡的确定

脑功能衰竭的最严重后果是脑功能的永远不能恢复，称为脑死亡或过度昏迷或不可逆性昏迷。脑死亡是颅内结构的最严重损伤，一旦发生，即意味着生命的终止。许多国家制订出脑死亡的诊断标准，归纳起来如下：①自主呼吸停止；②深度昏迷：患者的意识完全丧失，对一切刺激全无知觉，也不引起运动反应；③脑干反射消失即头眼反射、眼前庭反射、瞳孔对光反射、角膜和吞咽反射、瞬目和呕吐动作等均消失；④脑生物电活动消失，脑电图呈电静止，诱发电位的各波消失。如有脑生物电活动可否定脑死亡诊断，如中毒性等疾患时脑电图可以呈直线而不一定是脑死亡。上述条件经 6 ~ 22 h 观察和近复检波仍无变化，即可确立诊断。

三、急性脑功能衰竭的治疗

急性脑功能衰竭是多种病因和不同性质病变所致的一种临床病理状态，并常引起许多严重并发症，因此必须根据不同的病因与病理阶段，采取最佳的综合治疗方案，以控制或逆转脑功能衰竭的发展，解除或最大限度地减轻脑损害，争取恢复正常的功能。

（一）一般处理

原则上应将患者安置在有抢救设备的重症监护室内，以便于严密观察、抢救治疗、给氧、加强护理，一般常取侧卧位或仰卧位（头偏向一侧），利于口鼻分泌物的引流，保持床褥平整、清洁，一般每 2 ~ 4 h 翻身一次，骨突易受压处加用气圈或海绵垫。并适当按摩，防止舌后坠，定期吸痰。保持呼吸道通畅，注意口腔清洁。留置尿管者，定期冲洗膀胱及更换尿管。急性期有昏迷者先短时禁食，靠静脉补液。在生命体征稳定后，依病情给予易消化、高蛋白、高维生素、有一定热量的流质（可行鼻饲）。

（二）病因治疗

针对病因采取及时果断措施是抢救脑功能衰竭的关键。对病因已明确者，则迅速给予有效的病因处理，如颅脑外伤与颅内占位性病变，应尽可能早期手术处理；出血性脑血管病有手术指征时尽早行手术清除血肿，或行脑室穿刺引流术；急性中毒者应及时争取有效清除毒物和特殊解毒措施的应用；各种病原体引起的全身性感染和（或）颅内感染，应选用足量敏感的抗生素等药物。

（三）对症处理

1. 控制脑水肿，降低颅内压　除采取保持呼吸道通畅、合理的维持血压、适量的补液及防止高碳酸血症等措施外，尚需用脱水剂，如 20% 甘露醇或 25% 山梨醇液 250 mL 静脉快速滴注（25 ~ 30 min 内），依病情每 4 ~ 12 h 一次；呋塞米（速尿）20 ~ 40 mg 或依他尼酸（利尿酸钠）50 ~ 100 mg 静注，50% 葡萄糖液 40 ~ 100 mL 静注，每 4 ~ 12 h 一次；地塞米松 10 ~ 40 mg/d 静滴；常用上述药物联合或交替使用。

2. 维持水、电解质和酸碱平衡　一般每日静脉补液量 1 500 ~ 2 000 mL，其中 5% 葡萄糖盐水 500 mL 左右；同时应注意纠正电解质紊乱如低钾或高钾血症，以及酸碱平衡失调。

3. 镇静止痉　对有抽搐、兴奋躁动等表现者，可选用地西泮（安定）、苯巴比妥、苯妥英钠等镇静、抗惊厥药物，亦可用东莨菪碱 0.3 ~ 0.6 mg 肌注，或异丙嗪（非那根）25 ~ 50 mg 肌注，对高热伴抽搐者可用人工冬眠疗法。

4. 控制感染　有感染者，应根据细菌培养与药敏结果选择有效的抗生素。

5. 防治脏器功能衰竭　包括防治心、呼吸和肾衰竭以及消化道出血等并发症。

（四）脑保护剂的应用

某些药物能减少或抑制自由基的过氧化作用，降低脑代谢，从而阻止细胞发生不可逆性改变，形成对脑组织的保护作用，称为脑保护剂，如巴比妥类、苯妥英钠、甘露醇、肾上腺皮质激素、依托咪酯、纳洛酮、富马酸尼唑苯酮等。近年来神经节苷脂、腺苷及其类似物、兴奋性氨基酸受体拮抗剂、钙拮抗剂、缓激肽受体拮抗剂、热休克蛋白、镁离子等对脑损伤的治疗保护作用亦受到临床重视。

1. 巴比妥类药物　可能系通过以下几方面对脑起保护作用：①降低脑氧代谢率；②清除自由基、膜稳定作用；③改善脑血流分布；④降低颅内压和减轻脑水肿；⑤改善缺血后脑能量状态，预防和控制抽搐。

2. 苯妥英钠　本品作为脑保护剂的机制为：①可降低脑耗氧量，减少乳酸产生，增加脑内葡萄糖、糖原和磷酸肌酸水平，提高对脑缺血、缺氧的耐受性；②能稳定细胞膜，改善离子通透性，增加钾离子的摄入，防止细胞内钠离子增高，促进 Na^+–K^+–ATP 酶活性，减轻脑缺氧性损害的生化或形态方面的变化；③有扩张脑血管、增加脑血流之作用。

3. 甘露醇　除具有脱水降颅压作用外，尚有清除自由基的作用。已成为一种常用的脑细胞保护剂。

4. 纳洛酮　是吗啡受体拮抗剂，能有效地拮抗 β – 内啡肽对机体产生的不利影响；还具有抗氧化的作用，并能阻止钙内流、增加脑血液量。

5. 依托咪酯　是一种非巴比妥类静脉全麻药，作用强度分别为戊巴比妥的 4 倍和硫喷妥钠的 12 倍。对脑缺氧后由于自由基过氧化反应引起的脑损害有保护作用，并可制止脑缺氧引起的抽搐，还可减少脑血流量，从而降低颅内压。

6. 富马酸尼唑苯酮　有显著的脑保护作用，其主要机制有：①能使脑代谢率降低 20% ~ 30%，增加脑对缺氧的耐受性；②消除自由基、抗过氧化作用；③稳定生物膜；④抗 TXA 作用；⑤促进前列环素生成。

7. 肾上腺皮质激素　近来研究较多的是甲泼尼龙和21-氨基类固醇。

（1）甲泼尼龙（甲基强的松龙）：本品是一种较早合成的糖皮质激素，除具有抗炎作用外，近年来研究发现其有较强的抗脂质过氧化作用，对中枢神经损伤具有明显的保护作用。Hall等的研究发现，糖皮质激素对脑损伤的保护效能与它们抑制脂质过氧化反应呈平行关系，甲泼尼龙的抗脂质过氧化反应的效能比琥珀酸盐泼尼松龙（强的松龙）强1倍，而氢化可的松则无任何抗脂质过氧化作用。研究表明静脉注射大剂量甲泼尼龙（30mg/kg），能明显提高重度颅脑损伤患者生存率，改善伤后神经功能预后；而小剂量则无效。但有关大剂量糖皮质激素治疗重度脑损伤患者的临床疗效目前存在较大争议。

（2）21-氨基类固醇：鉴于甲泼尼龙的脑保护作用并非糖皮质激素受体介导，而是通过抑制氧自由基介导的脂质过氧化反应发挥其效能，故有学者试图合成某种药物既具有类似甲基强的松龙的抗氧自由基的效能，又不作用于糖皮质激素受体，这样可以防止或减轻药物介导糖皮质激素受体后所产生的不良反应，如糖尿病、免疫功能抑制、消化道溃疡、负氮平衡以及延迟伤口愈合等。研究发现21-氨基类固醇U-74 006F具有很强的抑制氧自由基脂质过氧化反应，且不作用于糖皮质激素受体。21-氨基类固醇抑制氧自由基介导的脂质过氧化反应的主要依据包括：具有与维生素E相同的清除过氧化自由基、阻断脂质过氧化反应过程；具有清除羟氧自由基功能；稳定细胞膜结构，抑制各种氧自由基循环反应。此外，最近还发现21-氨基类固醇U-74 006F还有保护血脑屏障功能、改善脑能量代谢、降低脑组织乳酸含量、减轻脑酸中毒等作用。

8. 神经节苷脂　神经节苷脂类物质是含亲水性和疏水性两种不同特性阴离子的涎酸，位于脊椎动物细胞膜的外脂层。它和磷酸胆碱鞘脂类似物——鞘磷脂是构成神经细胞膜双脂层的最主要脂质成分。所有神经节苷脂分子均由疏水性酰基鞘氨醇部分和亲水性涎基低聚糖类基团所组成，各种不同类型神经节苷脂具有不同类型的低聚糖核心基团和涎酸部分，且涎酸数量和位置也不相同。神经节苷脂类物质根据低聚糖的特性可分为神经节系列神经节苷脂、球系列神经节苷脂和乳系列神经节苷脂等，其中神经节系列神经节苷脂又可分为中涎神经节苷脂GM_1、双涎神经节苷脂（GD_{1a}、GD_{1b}、GD_2、GD_3）、三涎神经节苷脂（GT_{1a}、GT_{1b}）和四涎神经节苷脂（GQ_{1a}，CQ_{1b}）。目前研究结果表明，神经节苷脂类物质具有调节细胞膜内蛋白质的功能。给予外源性神经节苷脂对脑细胞有明显的治疗保护作用。其作用机制有：

（1）神经节苷脂能阻断兴奋性氨基酸对神经元的毒性作用。

（2）神经节苷脂对缺血性脑损伤有保护作用。

（3）神经节苷脂能促进轴索的生长，激活神经经营养因子（如神经生长因子），促进受损神经元的结构和功能恢复等。

（五）脑代谢活化剂的应用

不论是全身性疾病还是颅内病变都可引起脑代谢障碍，并有相应的病理生理和生化的改变，在脑功能衰竭中起重要作用。故只有积极改善脑代谢紊乱，才能促进脑功能的恢复，防止或减少脑损害的后遗症。临床上主要用促进脑细胞代谢、改善脑功能的药物，即脑代谢活化剂（cerebral metabolic activator）。较常用的有：①脑活素（cerebolysin）；②胞磷胆碱；③细胞色素C；④三磷腺苷（ATP）；⑤辅酶A（CoA）；⑥克脑迷；⑦甲氯芬脂；⑧具有苏醒作用的中成药：醒脑静注射液、牛黄清心丸、至宝丹；⑨促甲状腺激素释放激素（TRH）；⑩其他药物如左旋多巴、乙酰谷酰胺、谷氨酸盐（钾、钠）、氨醋酸（γ-氨基丁酸）、肌苷、脑复新、脑复康、维生素B_6、贝美倍、纳洛酮、舒脑宁、脑通等。

（六）改善微循环、增加脑灌注量

对无出血倾向，由于脑缺氧或缺血性脑血管病引起的脑功能衰竭，可用降低血液黏稠度和扩张脑血管的药物，以改善微循环和增加脑灌注量，帮助脑功能的恢复。这类药物有低分子右旋糖酐、维脑路通、复方丹参、脉络宁等。

（七）高压氧疗法

高压氧治疗在脑功能衰竭的复苏中具有重要意义，它能提高血液、脑组织、脑脊液的氧含量和储氧量；增加血氧弥散最初有效弥散距离；改善血脑屏障、减轻肺水肿，降低颅内压；促进脑电活动、脑干生命功能和觉醒状态，促使昏迷者苏醒；减轻无氧代谢和低氧代谢，促进高能磷酸键（AIP）的形成，调节生物合成和解毒反应，纠正酸中毒，维持有效循环，改善其他重要脏器的功能。通过上述高压氧的综合作用，可打断脑缺氧、脑水肿的恶性循环，促进脑功能恢复和复苏。因此，有条件、有适应证者应尽早使用。

第三节　重型急性颅脑创伤

一、概述

头部受伤后，按格拉斯哥昏迷分级计分在 3 ～ 8 分，伤后昏迷超过 6 h 以上或在伤后 24 h 内再次昏迷者 6 h 以上，排除因醉酒、服大量镇静剂或癫痫发作后所致昏迷，称重型急性颅脑损伤。包括严重脑挫裂伤、脑干损伤、下丘脑损伤及颅内血肿。本节主要叙述重症原发性脑损伤。这类伤员有明显的阳性神经体征和显著的生命体征改变，病情危重，变化快，预后差，轻则留下后遗症，重则危及生命，死亡率达 30% ～ 50%，甚至 70% ～ 80%，需要及时处理或实施急救手术，以挽救患者生命，减轻脑损伤后遗症，恢复神经功能。急性重症颅脑损伤患者，格拉斯哥昏迷计分在 7 分以上者，90% 预后良好；在 7 分以下者，90% 预后不良；脑干及下丘脑损伤，预后较差；并发多器官功能衰竭者，预后更差。

（一）发病机制

作用于头部的暴力，由于其加速、减速和挤压等作用方式不同，作用在头部的部位不同，导致脑、脑血管或颅神经等颅内结构损伤的部位、性质和程度也不同。了解颅脑损伤的发生机制，对准确地判断伤情和正确实施急救手术均很重要。

1. 直接暴力造成的颅脑损伤　如下所述。

（1）直接暴力致伤方式及损伤特点。

①加速性损伤：头部静止时，被飞来的物体突然击中，头部由静止状态转变为快速向前运动所造成的脑损伤，称加速性脑损伤。在这种受力的方式下，脑损伤主要发生在暴力打击点下面，这种脑损伤叫作冲击点伤。由于头部处于静止状态，损伤发生时脑的运动范围较小，故冲击点发生的脑损伤多较严重，而对冲击部位脑损伤较少或较轻，这是加速性脑损伤的特点。

②减速性损伤：头部运动中突然触撞物体而停止造成的脑损伤，见于跌倒或坠落，称减速性损伤。由于头部在运动中突然停止，因惯性作用脑冲撞颅骨内板，所以减速性损伤的特点是冲击点伤和对冲伤均较严重，甚至对冲伤更为严重。

③挤压性损伤：见于头部被门枢挤压、产钳夹伤及车轮轧过等，两个相对方向的暴力同时作用于头部而致伤。暴力从两个相对的方向向颅脑中心集中时，除两着力部位外，脑的中线结构损伤亦较严重，脑干受到两侧暴力作用的挤压向下移位，中脑嵌于小脑幕裂孔和延髓嵌于枕骨大孔而致伤。此外，当两颞部受挤压时，暴力可以从两颞向颅底中部集中，造成颅底多发性骨折，可以产生多条颅神经、交感神经和颅内动脉等结构损伤，引起多发性颅神经Ⅰ、Ⅴ、Ⅶ、Ⅷ损伤，Homer 综合征和偏瘫、四肢瘫。

④旋转性损伤：暴力作用的方向不通过头部的中心，常使头部产生前屈、后伸、向左或向右倾斜的旋转运动，除包括脑表面与颅骨内面因运动启动的先后不同产生摩擦致伤外，脑组织深层与浅层之间运动速度快慢不同，大脑半球的上部与下部，前部与后部，左侧与右侧的运动方向不同，致使脑内结构产生扭曲和剪力性裂伤。

（2）直接暴力的致伤机制：主要的致伤机制有以下几方面。

①颅骨变形（包括有骨折或无骨折）冲击下方的脑组织，或骨折片陷入造成局部脑裂伤。

②脑直线运动所产生的对冲性脑损伤。

③脑旋转运动所产生的对冲性脑损伤和脑内部结构之间的扭曲和剪力性损伤。这三类损伤往往不是

独立存在，常常是两种或三种同时发生在同一患者。

（3）不同的着力部位与脑损伤的关系。

①枕部着力：在颅脑损伤中，枕部着力伤最常见，而且由于患者向后倾倒时缺乏自身的保护性动作，脑损伤常较有保护动作的前额部着力或头侧方着力更为严重，死亡率也较高。枕部着力伤的特点是对冲伤多见，且常较冲击伤重。对冲伤多发生在对侧与颅前窝或颅中窝底凹凸不平的骨嵴相摩擦的额叶和颞叶底面。当着力部位靠近枕部中线时容易发生两侧对冲性损伤，钻颅探查应在两侧进行。

②前额部着力：前额部着力，脑部伤多发生在冲击点部位，很少见于对冲侧，因枕叶底面在光滑、柔软的小脑幕上滑动不易产生脑损伤。

③头侧方着力：头侧方着力时，冲击点伤多见对侧额叶、颞叶底面及颞极与骨嵴摩擦可发生脑挫裂伤。

④顶部正中着力：冲击点脑损伤仍发生在两侧顶叶近中线部位，对冲部位是枕骨大孔及其颈椎连接处，可产生原发性脑干或上段颈髓损伤。

⑤面部着力：着力部位愈近颅腔，颅内结构损伤愈重。眶上缘以上部着力常造成严重脑损伤。枢上缘枢上额的中面部着力损伤多较轻，下额水平以下面部着力脑损伤更轻。不管头部着力部位和方式如何，脑表面损伤的分布是以额叶底面、颞叶底面和外侧面为最多，其次见于额叶和顶叶的上面以及大脑下面，其他部位均少见。

2. 间接暴力造成的颅脑损伤　暴力作用于头部以外的其他部位，再传递到颅底和其邻近神经结构面所造成的脑损伤。属于间接暴力致伤，常见的有以下情况。

（1）颅骨和脊柱连接处的损伤：高处坠落患者的两足或臀部着地，暴力通过脊柱传递到枕骨基底部，造成枕骨大孔和邻近颅底部线形或环形骨折，导致延髓小脑和颈髓上段的损伤。

（2）挥鞭样损伤：行车中突然停车或行跑时突然被一快速运行的物体从后方冲撞人体，患者头部首先是过度伸展，继而又向前过度屈曲，头颈部类似挥鞭样运动，造成脑干和颈髓交界处的损伤。这两类损伤可发生呼吸和循环衰竭，患者迅速死亡，致死率也较高。

3. 开放性颅脑损伤　如下所述。

（1）火器伤枪弹伤：以贯通伤多见，脑损伤不仅限于伤道局部，还产生膨胀性空腔，对周围脑组织产生压力波，可作用到脑干造成生命中枢的迅速衰竭，伤者多立即死亡；而弹片伤多为开放伤，巨大的弹片可造成弥散性脑损伤。小弹片的不规则平面，虽可造成伤道脑组织的挫灭伤，失活的脑组织较多，但对周围脑组织产生的压力波较少，弹片多停留在脑组织内，脑损伤较枪弹伤为轻，伤后生存率较高。

（2）非火器开放性颅脑损伤：损伤主要限于脑伤道的局部。损伤机制类似于加速性损伤。损伤的严重性主要取决于脑和脑血管等结构的重要性。

（二）病理生理

重型颅脑损伤形成的病理，可分为原发性和继发性两种，前者形成于受伤的当时，引起的病变为脑挫裂伤，脑挫裂伤常发生在脑皮质表面，也可发生在脑的深部，可见点片状出血，呈紫红色。在显微镜下，新鲜伤灶中央为血块，四周是碎烂的皮层组织，其中有星芒状出血，在其周边区域可见有脑组织各种成分坏死。如脑皮质和软脑膜仍保持完整，即为脑挫伤，如脑实质破损、断裂，软脑膜亦撕裂，即为脑裂伤。由于脑挫伤和脑裂伤常同时出现，不易区别，所以临床上合称为脑挫裂伤。脑挫裂伤的继发性改变，早期为脑水肿、出血和血肿形成。脑挫裂伤灶常伴有邻近局限性脑水肿的弥散性脑肿胀。由于血脑屏障在脑损伤的早期即出现损害，在结构和功能方面发生改变，血管通透性增加，细胞外液增多，导致脑水肿及缺血和缺氧等一系列继发性病理生理改变。脑损伤后脑水肿包括细胞毒性脑水肿和血管源性脑水肿，前者神经无胞体肿大，主要发生在灰质，伤后多立即出现；血管源性脑水肿主要发生在白质，伤后 3 ～ 7 d 发展到高峰，涉及的范围最初只限于伤灶，尔后向四周扩展，严重者迅速遍及全脑。由于脑水肿使脑体积增大，导致颅内压增高，可造成脑疝。脑水肿较轻者水肿逐渐消退。此外，脑挫裂伤常伴发弥散性脑肿胀，小儿和青年重型颅脑损伤中多见，一般多在伤后 24 h 内发生两侧大脑半球广泛肿胀，脑血管扩展充血，脑血流量增加，脑体积增大，脑室和脑池缩小；成年人发生率较低，多为一侧大脑半球肿胀，脑中线移位，脑室系统受压缩小，其发病机制尚未明确。脑肿胀轻者，经治疗后恢复良好；严重者迅速产生脑疝而死亡，一部分病员恢复缓慢，且遗有脑功能障碍。脑挫裂伤被损坏的脑组织最终由小胶质细胞清除，并由星形胶质细胞增生所修复。伤灶小的留下单纯的瘢痕；巨大者则成为含有脑脊液的囊肿，可与脑膜或直接与头皮粘连，成为癫痫的原因之一。如蛛网膜与软脑膜粘连，则可因脑脊液吸收障碍，形成外伤性脑积水。严重的脑挫裂伤，伤后数周多有普遍性脑萎缩出现，脑室相应扩大。

二、诊断

根据受伤史及临床表现可做出重型原发性脑损伤初步诊断。CT 扫描能迅速、直接和全面地反映脑损伤的情况与发展规律，明确诊断。MRI 扫描无骨伤迹，对散在小量出血及对颅底和脑干等部位的显示比 CT 清楚，但不如 CT 迅速，对急性期尤其有烦躁不安者多不采用。腰椎穿刺及脑血管造影对明确诊断可提供帮助。颅骨 X 线片可了解有无颅骨骨折和骨折碎片、凹陷骨折等。

（一）分类

1. 普重型　格拉斯哥昏迷分级计分在 6 ～ 8 分；呼吸增快或减慢，但节律正常；循环明显紊乱；瞳孔不等大，光反射正常或减弱。

2. 特重型　格拉斯哥昏迷分级计分在 4 ～ 5 分；呼吸呈周期性改变；循环显著紊乱；瞳孔不等大，光反射减弱或消失。

3. 濒死型　格拉斯哥昏迷分级计分在 3 分；呼吸不规则或停止；循环严重紊乱；瞳孔散大、固定，光反射消失。

（二）临床表现

1. 原发性重型脑损伤　此类患者头部受伤后立即出现昏迷，且持续 6 h 以上；神经系统阳性体征亦伤后即刻出现；血压、脉搏、呼吸和体温有明显变化，常合并颅骨骨折和蛛网膜下隙出血。而重型开放性脑损伤，可见伤口、脑组织碎屑外溢或脑脊液外漏。

（1）意识障碍：伤后昏迷时间持续 6 h 以上，长者数周、数月，有的持续昏迷或植物生存；亦有患者原发昏迷清醒后，因脑水肿或弥散性脑肿胀而再次昏迷，出现中间清醒或好转期，易误诊为合并颅内血肿。脑损伤越重，昏迷程度越深。

（2）生命体征改变：生命体征有明显改变，体温多在 38℃左右，呼吸加快或减慢，严重时呼吸不规则；脉搏加快或缓慢，血压偏高或不稳定。

（3）神经系统体征：可有颅神经损害体征，运动、感觉障碍，深浅反射改变和出现病理反射，自主神经功能紊乱及脑膜刺激症状。局灶体征有偏瘫、失语、偏侧感觉障碍、同侧偏盲和局灶性癫痫等。昏迷程度深者，无自动动作，肌张力减轻，深浅反射消失，亦不能引出病理反射，眼球固定不动，吞咽、咳嗽及角膜反射均消失，瞳孔不等大或散大，光反应消失。

（4）一般症状：患者清醒后可有头痛、头昏、恶心、呕吐、记忆力减退或定向力障碍，严重时智力迟钝。

2. 原发脑干损伤　暴力直接作用于头部造成的原发性脑干损伤占颅脑损伤的 2% ～ 5%，在重型颅脑损伤中占 10% ～ 20%。由于脑干内有颅神经核、躯体感觉和运动传导束，以及网状结构、呼吸和循环等生命中枢，即使是轻微、小部分的损伤，也可发生严重的临床表现，故其致残率和死亡率均很高。

（1）意识障碍：伤后常立即昏迷，持续时间较长，很少有中间清醒期，昏迷程度较深，恢复较缓慢，意识恢复后常有智力迟钝和精神症状。如网状结构受损严重时，患者可长期呈植物生存状态，没有明显的意识活动，仅存在一些咳嗽、吞咽、瞬目等原始动作。

（2）瞳孔和眼球运动的改变：脑干的动眼、滑车和外展神经核损伤，可出现瞳孔改变及眼球运动异常。中脑损伤时，初期双侧瞳孔不等大，伤侧瞳孔散大，光反射消失，眼球外斜；两侧损伤时双瞳散大，眼球固定。桥脑损伤时，可出现一侧或两侧瞳孔极度缩小，光反射消失，双眼同向凝视。

（3）去大脑强直：是中脑损伤的表现。伸肌中枢失去控制，患者的典型表现是四肢伸直，肌张力增高，颈项后仰，躯体呈角弓反张状态。

（4）生命体征变化：脑干损伤时常有明显的呼吸、循环机能紊乱。延髓呼吸中枢损伤时，可导致呼吸突然骤停；损伤高位的呼吸调节中枢则出现呼吸节律紊乱；脑桥下段呼吸中枢损伤时则出现喘息样呼吸。在呼吸机能紊乱的同时，患者出现脉搏速弱或慢而弱，血压低，这种征象称为脑性休克或延髓休克。

（5）锥体束征脑干损伤：多出现锥体束征，但两侧可不对称。脑干一侧损伤的典型表现是交叉性瘫痪。中脑一侧损伤时出现同侧动眼神经瘫和对侧上下肢瘫；脑桥一侧损伤时出现同侧外展和面神经瘫、对侧上下肢瘫痪。

（6）合并伤：脑干损伤多合并丘脑下部损伤，而单纯丘脑下部损伤少见。丘脑下部损伤可引起意识障碍，体温调节障碍（体温过高或过低）、尿崩症、糖尿病、内分泌机能紊乱及自主神经功能紊乱。

（三）鉴别诊断

1. 脑出血　脑出血常突然发病，可有跌倒病史而误诊为颅脑损伤。脑出血患者有脑血管病史，伤较轻而脑症状重，两方面不相一致。

2. 脑瘤　发病一般呈慢性经过，但并发梗阻性脑积水或出血时，颅内压急剧增高，症状可突然加重，出现脑疝而昏迷。这类患者跌倒或头部受伤时也易误诊为脑损伤。脑瘤患者伤前有颅内压增高的症状或神经系统体征，要分清前因后果。

3. 损伤性休克　脑损伤常有合并伤，出现休克时要鉴别是由哪一种伤所引起的。重型闭合性脑损伤很少引起休克，但有严重合并伤时经常并发损伤性休克，不要误诊为“脑性休克”。

4. 原因不明的昏迷　对原因不明的昏迷患者，应仔细追问有无头部外伤史及检查头部有无头皮损伤和头皮血肿，颅骨平片检查有无骨折，B 超了解脑中线有无移位及 CT 脑扫描明确脑部情况。

5. 颅内血肿　颅内血肿患者多有中间清醒期，而脑挫裂伤常发生持续性昏迷；颅内血肿者阳性神经体征在伤后逐渐出现，而脑挫裂伤患者伤后即刻出现这些症状。对脑挫裂伤继发颅内血肿者，CT 脑扫描能清楚显示。

三、治疗

（一）急救和复苏

颅脑损伤的急救是否正确和及时，是抢救颅脑损伤患者能否取得效果的关键。急救人员先对受伤时间、受伤原因及过程作重点了解，随即对头部及全身情况认真检查，掌握患者的意识、瞳孔、血压、呼吸、脉搏情况及有无严重合并伤。但检查是为了急救，不可因检查过久耽误急救处理；也不可粗心大意漏诊重要损伤，凡是危及生命的征象必先注意，可以边检查边处理。

1. 创伤性休克　如诊断肯定，当按抗休克原则处理，但对重症颅脑损伤者大量补液必须严格掌握，除监测血压、脉率、尿量外，有条件时还需测定动脉血乳酸含量，进行血气分析和测量中心静脉压，测量红细胞比容并使之维持在 30% ~ 35%。血红蛋白不低于 100 g/L，有利于微循环灌注和组织氧供，如休克好转，应控制输液；如休克恶化，则加强抗休克处理。

2. 呼吸道阻塞和心肺复苏呼吸道阻塞　这是脑损伤患者死亡的原因之一。重症颅脑损伤患者由于将血块、呕吐物和分泌物误吸入气管，引起呼吸道梗阻而出现窒息。急救时先将患者头部偏向一侧，清理口、鼻腔分泌物；由舌后坠引起的呼吸不畅，应立即用舌钳将舌置于口腔外；对气管内阻塞物，应立即气管插管予以清理，并考虑尽早做气管切开。对并发病引起的呼吸困难，如颈椎骨折压迫颈髓、多根肋骨骨折、血气胸等，必须深入检查，准确诊断，及时与有关科室会诊，进行紧急手术处理，才能恢复正常呼吸。如出现呼吸停止、心搏停止，应紧急进行心肺复苏，以保障脑的血、氧供应。

3. 脑复苏　呼吸和循环的维持是脑恢复功能的条件，而脑复苏是复苏的最终目的。为了减轻神经功能障碍而采取的急救措施简写为 CABDEFG。C——建立有效的循环；A——畅通气道；B——建立呼吸；D——初步诊断；E——手术减压；F——控制输液量，降低颅内压（脱水疗法）；G——颅内压监护及其他监护。CAB 是脑复苏的基础，必须迅速进行。心搏停止后立即开始心脏按压者，脑血流量只能达到正常的 20%；在 3 min 后开始按压，只能达到正常的 10%，脑复苏几乎是徒劳无功的；而 5 min 后才按压者，脑血流量几乎为零。对严重缺血、缺氧所致弥散性脑损伤昏迷患者，急救处理措施包括以下方面。①稳定颅外环境：控制平均动脉压为 12 kPa（90 mmHg）；呼吸管制以保持 $PaCO_2$ 3.32 ～ 4.65 kPa（25 ～ 35 mmHg）、PaO_2 13.3 kPa（100 mmHg）；纠正电解质、酸碱平衡紊乱：保持正常体温及处理高温；给予肾上腺皮质激素（地塞米松 1 mg/kg）；②稳定颅内环境：控制颅内压≤ 2 kPa，措施包括脱水疗法、脑室外引流、低温疗法（30 ～ 32℃，短时维持）及巴比妥类药物疗法。巴比妥类药物疗法对急性脑功能衰竭者可降低脑代谢及颅内压、降低体温、镇静止痉、清除氧游离基。在颅内压达到不可控制的 5.3 kPa 时，可应用硫喷妥钠，开始时剂量为 3 ～ 5 mg/kg，颅内压下降后用维持量 2.5 ～ 3.5 mg/kg，临床上使用必须慎重，必须保证稳定而充足的氧供应。

（二）一般治疗

1. 一般处理　重症颅脑损伤患者除休克者外均取头高位，头部抬高 15°～ 30°，保持呼吸道通畅；昏迷患者禁食 2 ～ 3 h 后鼻饲喂食；密切观察病情变化和及时检查，有条件时应在重症监护病房（ICU），观察和护理；入院后 24 h 内，按需要每 15 min、30 min 或 1 h 测体温、呼吸、脉搏、血压一次，并检查意识、瞳孔变化，注意有无新出现的症状、体征，做好记录；以后根据病情选择进行。对高热患者应采用物理降温、冬眠低温疗法控制，癫痫发作时及时止痉。贫血者予以输血。注意防治感染和预防应激性溃疡。

2. 维持水、电解质及酸碱平衡　重症颅脑损伤患者每 24 h 的输液量约为 1 500 ～ 2 000 mL，早期可保持轻度脱水状态（体重减轻 2%），应保持 24 h 尿量在 600 mL 以上。早期输入 10% 葡萄糖液，并按每 10 g 糖加入 1U 胰岛素，以便组织充分利用葡萄糖，2 ～ 3 d 后根据血电解质浓度予以适当补充，纠正失衡；进食或鼻饲后可适当减少输液量，输液速度也应控制，以每分钟 4 mL 为准。据报道，如每分钟以 6 mL 速度输入 5% 葡萄糖液 1 200 mL，足可引起颅内压增高。对丘脑下部损伤引起的尿崩症，可用垂体后叶粉对抗。

3. 脱水疗法　急性重症颅脑损伤的抢救及非手术疗法中，脱水疗法极其重要，可减少脑组织中的水分，降低颅内压，改善脑的血、氧供应，防止和阻断恶性循环的形成和发展。

（1）适应证。

①重型颅脑损伤，经临床及 CT 检查排除了颅内血肿，但存在严重的脑水肿而出现颅内压增高者，特别是出现脑疝前或脑疝征象者，需做紧急脱水治疗以缓解颅内压力。

②严重颅脑损伤合并颅内血肿已出现严重颅内压增高或出现脑疝征象，在积极准备手术的同时应用强力脱水治疗以争取抢救时机。

③对需行开颅术的颅脑损伤患者估计术中将出现明显颅内压增高者，为了防止手术中脑膨出，最好在手术前即应用脱水药物，以利手术操作。

④手术后预计可能出现脑水肿及颅内压增高者，术后继续脱水治疗。

（2）常用脱水药物的特点及使用方法。

① 20% 甘露醇：是高渗性脱水药，效果强，不良反应少，是脱水疗法的首选药物。静脉快速输入（10 ～ 15 min 内滴完效果较好）后即起作用，持续 5 ～ 8 h。甘露醇用药剂量 1 ～ 3 g/kg，每 4 ～ 6 h 一次，与其他脱水药物交替使用或同时使用可加强其效果。对出现脑疝者，可立即快速滴入 20% 甘露醇 250 mL 加入呋塞米 40 mg、地塞米松 10 mg。对严重脑水肿患者，可应用 20% 甘露醇 125 mL 加入呋塞米 20 mg、地塞米松 5 mg，每 4 ～ 6 h 一次。对休克患者或肾功能不良者，不宜使用此药。

② 25% 山梨醇溶液：其作用机制及渗透压与甘露醇相似，剂量和用法也和甘露醇相同，但降压效果差且不持久（维持 3 ～ 4 h），故急救时常不作为首选药物；一般与其他脱水药物交替或合并使用。

③ 50% 葡萄糖溶液：也是一种高渗性脱水药物，但在体内可迅速氧化而失去其降压效果，故降压效果较差且不持久。由于葡萄糖可以进入细胞内，有“反跳现象”，但葡萄糖在氧化后可产生能量，可促进脑细胞的代谢和功能恢复。用量为 60 ～ 100 mL，每 4 ～ 6 h 一次静脉推注；一般与其他脱水药物交替或合并使用。

④ 50% 甘油溶液：渗透性脱水药，作用缓慢，不能作为急救之用。常用 50% 硝酸甘油溶液 250 mL 快速静脉滴注，每 4 ～ 6 h 进行一次。

⑤ 25% 浓缩人血白蛋白：可提高血浆的胶体渗透压，但其降压效果较差，故不作为主要的脱水药物；可与甘露醇联合应用，每次静脉推注 20 mL，每天 2 次，或 50 mL 静脉推注，每天一次。

⑥呋塞米：为目前较普遍使用的利尿性脱水药，对高血压及急性肾衰竭患者尤其适用，对休克及低钾者慎用，成人剂量为每次 20 ~ 40 mg，每天 1 ~ 2 次，但要注意纠正水及电解质失衡。

（3）脱水疗法的注意事项。

①有严重休克、肾功能不全或心功能不全者不宜行脱水疗法。

②颅脑损伤而不能排除颅内出血者。

③已有严重脱水或水、电解质紊乱者。

④为了提高脱水疗效，应考虑几种脱水药物联合应用，最好不单独应用一种药物。

⑤脱水期间注意补充水分及纠正电解质平衡紊乱。

⑥强力脱水后有因脑组织缩小而引起桥静脉断裂的可能性，应警惕颅内出血。

4. 激素治疗　重症颅脑损伤应用激素的目的，一是应用糖皮质激素以防治脑水肿，二是利用性激素以促进蛋白质合成。

（1）肾上腺糖皮质激素：可改善伤后受损的血脑屏障通透功能，增加损伤区的血流量，稳定细胞膜的离子通道。激素的应用在伤后越早越好，因伤后 6 h 神经细胞和轴索即可发生明显的缺血、水肿和变性，12 ~ 24 h 后药物即难以逆转变性。以大剂量的疗效较理想。至于糖皮质激素应用后发生的免疫抑制、消化道溃疡及出血、糖和氮的代谢紊乱等，与剂量大小关系较小，主要是使用时间较长，一般超过 7 ~ 10 d 后才易发生。使用激素时应注意避免因脑水肿症状减轻而掩盖颅内血肿的诊断；由于可能影响蛋白质合成，所以要注意切口愈合情况；可抑制免疫反应，应加抗菌药物的应用，避免和防止消化道出血而应用抗酸药物或 H_2 受体拮抗药。

（2）性激素：可促进蛋白质的合成，纠正负氮平衡，可用以对抗糖皮质激素的蛋白质分解作用。睾酮是强有力的促蛋白合成药物，常用丙酸睾酮 25 ~ 50 mg，肌内注射，每周 2 ~ 3 次；或用苯丙酸诺龙 25 ~ 50 mg，肌内注射，每周 1 ~ 2 次。同时给予高蛋白饮食，以利蛋白合成。女性患者应与雌激素联合使用，每 25 mg 睾酮加用己烯雌酚 1 mg。长期使用睾酮的男性患者也应每 25 mg 睾酮加用 0.5 mg 己烯雌酚，以抵消肾上腺皮质功能可能受抑的现象。

5. 冬眠低温治疗　人工冬眠与低温合用称为冬眠低温疗法。可降低脑和全身的基础代谢率及降低机体的兴奋性，使机体对内外环境刺激的反应明显下降，从而保护了机体由颅脑损伤所引起的一系列损害。

（1）给药方法：采用肌内注射、静脉滴注均可，首次剂量用合剂的半量，以后每 4 ~ 6 h 用 1/2 量或 1/4 量维持。总之，应根据病情调整用量，以保证患者安静、无寒战和血压不低于 9.3 kPa（70 mmHg）为度。降温：一般在用药后半小时开始降温，降温方法可采用冰帽、冰袋、冷风或低温室等方法，温度每下降 1℃，耗氧量与血流量均降低 6% ~ 7%，故降温深度应根据病情而定，最适合的温度为肛温 32 ~ 34℃。30℃以下易发生心室颤动或其他脏器并发症，35℃以上则不能达到降温效果。复温：人工冬眠一般持续 3 ~ 5 d，复温时应缓慢进行，先停止物理降温，继之停止用药，让患者自动复温；如复温困难，可加棉被、热水袋或电热毯，亦可使用少量的阿托品、肾上腺素和激素。

（2）适应证：①原发性脑干、丘脑下部损伤，尤其是去脑强直伴有高温等严重表现者；②广泛性脑挫裂伤，并已排除了颅内血肿者；③中枢性高热伴躁动不安者；④预防术后脑水肿的发生和发展；⑤伤后有明显精神症状或谵妄、躁动者；⑥伤后顽固性呕吐（并非为颅内血肿所引起）；⑦伤后因蛛网膜下隙出血所致剧烈头痛、烦躁不安和明显的脑膜刺激症状者。

（3）注意事项：①凡合并有原因不明的休克、疑有颅内血肿正在观察中、伤员已进入全身衰竭、心血管功能有明显障碍的老年人不得使用；②根据病情和体质情况调整药量，对幼儿和呼吸机能不良者则禁用哌替啶；③根据病情可加用其他镇静剂交替使用，以增强效果。但不宜使用兴奋剂，以免产生拮抗降低效能；禁用洋地黄类强心剂，以免发生房室传导阻滞；④应补充应用激素类药物，因低温下机体内激素类的分泌受到抑制；⑤对深昏迷患者可只降温而不用冬眠药物，特别避免应用氯丙嗪，因其抑制三磷腺苷酶系的作用，不利于脑水肿的恢复；⑥冬眠过程中应加强护理，患者宜平卧，避免剧烈的体位变动，以防体位性休克；注意保持呼吸道通畅（可做气管切开）及防止肺炎、褥疮和冻疮的发生。

6. 高压氧治疗　临床上常发现重型颅脑损伤深昏迷的患者在高压氧治疗后出现清醒早且后遗症少的现象。高压氧治疗可增加血氧含量、血氧弥散及有效弥散距离，提高脑组织氧分压和增加脑氧利用，减轻脑水肿，降低颅内压；高压氧还可增加椎动脉的血流量，使网状激活系统和脑干处氧分压相对增加，具有促进昏迷觉醒和改善生命机能活动的作用。

适应证：原则上凡颅脑外伤无活动性颅内出血或血肿形成者，均可尽早实施高压氧治疗。重型颅脑损伤进行脑复苏者，早期高压氧治疗可挽救生命；对病情稳定者，高压氧治疗可阻断脑缺氧—脑水肿的恶性循环，避免脑组织遭受第二次打击而危及生命；对复苏后期者，高压氧治疗有可能逆转部分细胞缺氧性损害，并可减轻或消除后遗症。

注意事项：①严格掌握入舱治疗指征，对重型颅脑损伤且昏迷者，入舱前必须全面体检，排除气胸、休克、颅内血肿等，并应保证呼吸道通畅，以免发生意外；②严格掌握治疗压力－吸氧时限，以免发生氧中毒；③强调综合治疗，以期达到协同作用。

7. 抗菌药物的应用　开放性脑挫裂伤患者应根据对血脑屏障的通透性来选择抗生素；重型脑外伤昏迷患者应注意防治肺部及泌尿系等发生感染；一旦出现感染，则应根据细菌培养、药物敏感试验的结果及对血脑屏障的通透性来选择药物。

8. 颅脑损伤的营养支持　重症颅脑损伤患者在应激状态下机体代谢发生一系列改变，呈负氮平衡状态，对糖的利用障碍和对能量的需要增加，电解质失衡，造成患者营养不良，将影响伤口愈合，对感染的抵抗力下降等。正确的营养支持能减轻机体的负氮平衡，增加免疫机能，减少并发症的发生。营养支持治疗方式有两种，全胃肠外营养（TPN）与全胃肠内营养（TEN）。前者适应于颅脑损伤急性期，后者适应于康复期。全胃肠外营养采用静脉导管输注高浓度、高渗透压的营养液；而在胃肠道结构与功能完整的条件下，可选用经胃肠道灌注要素饮食。要素饮食化学成分明确，营养成分全面，由最简单的营养物质单体成分组成，包括单糖、脂肪、蛋白质、无机盐类、多种维生素、微量元素，不需经胃肠道消化或稍经消化即能被机体吸收，是一种理想的营养途径。

9. 促进神经细胞恢复药物的应用　促进神经细胞恢复的药物系指能选择性地兴奋中枢神经系统，提高其机能活动和促进大脑功能恢复作用的药物，临床上可酌情使用。常用的有吡硫醇、吡拉西坦、脑活素、三磷腺苷、辅酶A、γ－氨酪酸、胞磷胆碱、乙胺硫脲等。一种比较多用的能量合剂是：细胞色素C 5 ~ 20 mg，辅酶A50 U，三磷腺苷20 ~ 40 mg，胰岛素6 ~ 10 U，维生素B_6 50 ~ 100 mg，维生素C 1 ~ 2 g和氯化钾1 g，加入10%葡萄糖溶液500 mL中，静脉滴注，每日1 ~ 2次，10 ~ 15 d为1疗程。

10. 颅脑损伤的康复治疗　由于急性重症颅脑损伤的并发症、后遗症较多，康复治疗十分重要，贯穿于治疗的全过程。早期进行预防性康复治疗，以促进创伤的修复和愈合，出血和渗出物的吸收，防止感染、瘢痕形成和褥疮的发生；尔后针对并发症进行康复治疗；后期是康复治疗的中心阶段，主要是对瘢痕形成、昏迷、瘫痪、自主神经功能障碍、颅神经损伤、失语、脑循环障碍、智能和心理障碍、外伤性癫痫等后遗症的治疗。康复治疗的方法和内容很多，如物理疗法、体育疗法、工娱疗法、针刺、气功、矫形和矫形支具等，应根据病情有计划有目的地进行。

11. 重症颅脑损伤并发多器官功能衰竭的治疗　重症颅脑损伤患者常并发内脏器官受损而出现多器官功能衰竭，受损伤器官越多病死率越高，所以早期预防和处理多器官功能衰竭对颅脑损伤患者抢救成功具有重要意义。

（1）肺部感染：重症颅脑损伤昏迷患者，咳嗽和吞咽功能减弱，呼吸道分泌物不能主动排出，以及呕吐物误吸，导致肺部感染，引起高热和呼吸困难，加重脑缺氧。治疗：①保持呼吸道通畅：尽早行气管切开，吸痰；②促进排痰：翻身叩背；α－糜蛋白酶雾化吸入稀释痰液；气管内给予抗生素吸入；③根据痰培养选择抗生素，控制感染；④处理高热：冰帽及将冰块置于颈动脉、腋动脉及股动脉处，可取得良好效果。

（2）胃肠道出血：发生率占重型颅脑损伤的4% ~ 6%，以脑干、下丘脑损伤者多见，可在伤后数小时发生，但多在伤后1 ~ 2周发生。所以对重型颅脑损伤患者普遍早期使用H_2受体阻抗药进行预防。治疗：①立即停用肾上腺皮质激素；②静脉滴注西咪替丁或雷尼替丁，肌内注射或胃管内注入奥美拉唑，抑制胃酸；③灌注疗法：云南白药、氢氧化铝凝胶及去甲肾上腺素冷盐水交替自胃管内注入，每2 ~ 4 h进行一次；④血色素低时可输血。其他类型多器官功能衰竭，进行相应处理。

（三）手术治疗

一般脑挫裂伤均采取非手术治疗，但如脑挫裂伤较局限而脑组织碎裂严重，局部脑水肿、脑坏死、脑液化；或合并脑疝征象，可考虑开颅，清除糜烂脑组织，并做去骨瓣减压术。对大片颅骨凹陷压迫脑组织及并发颅内血肿者应手术治疗。开放性脑挫裂伤应力争尽早手术清创。

第四节　急性单纯疱疹病毒性脑炎

急性单纯疱疹病毒性脑炎（acute herpes simplex virus encephalitis，AHSE），系单纯疱疹病毒（herpes simplex virus，HSV）感染引起的中枢神经系统（CNS）病毒感染性疾病，是CNS最常见的病毒感染性疾病，也是散发性致命性病毒性脑炎最常见的病因。本病呈全球分布，一年四季均可发病。在CNS中，HSV常累及大脑颞叶、额叶及边缘系统，引起脑组织出血性坏死和（或）变态反应性脑损害，又称为急性坏死性脑炎或出血性脑炎。

一、病因与发病机制

HSV是一种嗜神经DNA病毒，有两种血清型，即HSV-1和HSV-2。患者和健康带毒者是主要传染源，主要通过密切接触与性接触传播，亦可通过飞沫传播。HSV首先在口腔和呼吸道或生殖器引起原发感染，机体迅速产生特异性免疫力而康复，但不能彻底消除病毒，病毒以潜伏状态长期存在体内而不引起临床症状。神经节中的神经细胞是病毒潜伏的主要场所，HSV-1主要潜伏在三叉神经节，HSV-2潜伏在骶神经节。原发感染通常发生于儿童期或少年期，感染后多不发生临床症状，或仅表现为胃炎或上呼吸道感染。当人体受到各种非特异性刺激使机体免疫力下降，潜伏的病毒再度活化，经三叉神经或其他神经轴突进入脑内，引起单纯疱疹病毒脑炎。成人超过2/3的HSV-1脑炎是由再活化感染而引起，也有少数单纯疱疹脑炎是作为HSV-1原发感染的一部分，病毒沿嗅神经入脑而致脑炎。而HSV-2则大多数由原发感染引起。在人类约90%的AHSE由HSV-1引起，仅10%由HSV-2所致，且HSV-2所引起的AHSE主要发生在新生儿，是新生儿通过产道时被HSV -2感染所致。本病脑部病理改变呈弥漫性，侵犯双侧大脑半球，但并不完全对称，常以颞叶、边缘系统及额叶受累最为严重，其他脑叶及脑干均可被累及。在致死病例，呈现严重的脑膜炎及脑实质广泛性破坏性改变，可见有坏死性、炎症性或出血性损害。受累神经细胞和胶质细胞核内可见嗜酸性包涵体（故称急性包涵体脑炎），是本病最有特征性的病理改变。在电子显微镜下可发现包涵体内含有病毒抗原及疱疹病毒颗粒。

二、诊断

（一）临床表现特点

（1）一般特征：本病散在发生而无季节性和地方性，可发生于任何年龄，约2/3的病例发生于40岁以上的成年人。原发感染的潜伏期为2 ~ 21天，平均6天。前驱期可有呼吸道感染，发热、乏力、头痛、呕吐等非特异性症状以及轻度行为、精神或性格改变。通常呈急性或亚急性起病，约1/4患者有口唇单纯疱疹病史。病后体温可高达38.4 ~ 40.0℃。病程为数日至1 ~ 2个月。

（2）临床常见症状：包括头痛、呕吐、轻微的意识和人格改变、记忆丧失、轻偏瘫、偏盲、失语、共济失调、多动（震颤、舞蹈样动作、肌阵挛）、脑膜刺激征等。约1/3的患者出现癫痫发作。部分患者可因精神行为异常为首发或唯一症状而就诊于精神科，表现为注意力涣散、反应迟钝、言语减少、情感淡漠、表情呆滞、呆坐或卧床、行动懒散，甚至生活不能自理：或表现木僵、缄默；或有动作增多、行为奇特及冲动行为等。

（3）病情常在数日内快速进展，多数患者有意识障碍，表现意识模糊或谵妄，昏睡、昏迷，或去皮质状态。部分患者在发病早期迅即出现昏迷。重症患者可因广泛脑实质坏死和脑水肿引起颅内压增高，甚至脑疝形成而死亡。

（二）辅助检查

1. 脑脊液（CSF）检查　脑脊液压力正常或轻度增高，重症者可明显增高；细胞数多增加，一般在（50 ～ 100）$\times 10^6$/L，最多者可达 1 000 $\times 10^6$/L，淋巴细胞占优势，偶见中性为主。部分病例早期脑脊液中可出现大量红细胞，红细胞数达（50 ～ 500）$\times 10^6$/L 或更多，脑脊液黄变，是本病有脑实质出血、坏死的反映。蛋白质轻 – 中度增加，糖和氯化物大多正常。约 5% ～ 10% 病例初期脑脊液检查可完全正常。

2. 脑电图（ECG）检查　其典型改变示 α 节律丧失，弥漫性慢波，在额、颞叶出现高波幅周期性棘波和慢波。

3. CT 或 MRI 检查　90% 患者于病后数日 CT 扫描可见单侧或双侧颞叶、海马及边缘系统局灶性低密度区，扩展至额叶或顶叶，伴占位效应或强化，部分病例示出血性变化。有些病例早期 CT 正常，但 MRI 可显示灶性异常改变。

4. 病毒学检查　是确诊本病的依据。①双份 CSF 单纯疱疹病毒抗体（IgM、IgG）滴度增加 4 倍以上；单份 CSF 上述抗体 > 1 ∶ 80；②血清中和抗体或补体结合抗体滴度逐渐增加到 4 倍以上或单份血清 / 脑脊液抗体滴度≤ 40；③检测 CSF 中 HSV–DNA：用 PCR 检测病毒 DNA，可早期快速诊断。

5. 脑活检　是诊断 AHSE 的金标准。细胞核内出现嗜酸性包涵体，电镜下可发现细胞内病毒颗粒。

（三）诊断注意事项

本病临床诊断依据是：①口唇或生殖道疱疹史，或本次发病有皮肤、黏膜疱疹；②起病急，病情重，有发热、咳嗽等上呼吸道感染的前驱症状；③明显精神行为异常、癫痫发作、意识障碍和早期局灶性神经系统损害体征；④ CSF 细胞数增多或出现红细胞，糖和氯化物正常；⑤ EEG 示弥漫性异常，以颞、额区为主；⑥ CT 或 MRI 发现颞叶局灶性出血性脑软化灶；⑦特异性抗病毒药物治疗有效间接支持诊断。

确诊尚需选择如下检查：①双份血清和 CSF 检查发现 HSV 特异性抗体有显著改变趋势；②脑组织活检或病理发现组织细胞核内出现嗜酸性包涵体，或原位杂交发现 HSV 病毒核酸；③ CSF–PCR 检测发现病毒 DNA；④脑组织或 CSF 标本 HSV 分离、培养和鉴定呈阳性。

临床上应注意与以下疾病鉴别：①带状疱疹病毒性脑炎：带状疱疹病毒可以长期潜伏在脊神经后根以及脑和脊髓的感觉神经节，当机体免疫力下降时，病毒被激活、复制、增殖，沿感觉神经传到相应皮肤引起皮疹，另一方面沿神经上行传播，进入 CNS 引起脑炎或脑膜炎。本病多见于中老年人，发生脑部症状与发疹时间不尽相同，多数在疱疹后数天或数周，也可在发疹之前，或无任何疱疹病史。临床表现为发热、头痛、呕吐、意识模糊、共济失调、精神异常及局灶性神经功能缺失征。病变程度相对较轻，预后良好。患者多有胸腰部带状疱疹的病史，头颅 CT 无出血性坏死的表现，血清及 CSF 检出该病毒抗体和病毒核酸阳性，可资鉴别。②肠道病毒性脑炎：该类病毒除引起病毒性脑膜炎外，也是病毒性脑炎的常见原因之一。多见于夏秋季，呈流行性或散发性发病。表现为发热、意识障碍、平衡失调、癫痫发作、肢体瘫痪等。一般恢复较快，在发病 2 ～ 3 周后症状即自然缓解。病程初期的胃肠道症状、CSF 中 PCR 检出该病毒核酸阳性可资鉴别。③其他疾病：还应与巨细胞病毒性脑炎、急性播散性脑脊髓炎、化脓性脑膜炎、脑脓肿、颅内占位性病变等相鉴别。

三、治疗

早期诊断和治疗是降低本病死亡率的关键。治疗主要包括抗病毒治疗，辅以免疫治疗和对症支持治疗。

（一）对症支持疗法

患者常有较重的意识障碍和精神异常，必须加强护理，注意营养和水电解质平衡，及时吸痰，保持呼吸道通畅，防治肺炎和压疮，保持二便通畅。高热者降温，癫痫发作者行抗癫痫治疗等。必要时可给予复方氨基酸、脂肪乳等以增强机体抵抗力。

（二）抗脑水肿、降低颅内压

通常选用甘露醇、高渗葡萄糖液、甘油果糖、呋塞米等作为脱水剂，也可考虑用肾上腺皮质激素。经上述药物治疗后，颅内压增高仍日益增重，甚至出现脑疝，应行紧急的脑室穿刺引流术和去骨瓣减压术。

（三）抗病毒治疗

病毒侵入脑组织后，通常随着病程的进展，病毒量逐渐减少甚至消失，故必须早期使用抗病毒药物才有效果。常用的有：

1. 阿昔洛韦（无环鸟苷，acyclovir，ACV） 为广谱核苷类抗病毒药，能抑制病毒 DNA 的合成。阿昔洛韦首先在感染病毒的细胞内，经病毒胸苷激酶作用转化为单磷酸阿昔洛韦，再经宿主细胞中激酶作用转化为三磷酸阿昔洛韦，与 DNA 合成的底物 2'- 脱氧尿苷发生竞争，阻断病毒 DNA 链的合成。这是治疗 AHSE 的首选抗病毒药物之一。当临床疑诊又无条件作 CSF 病毒学检查时可用阿昔洛韦进行诊断性治疗。口服吸收差，生物利用度仅 15% ~ 30%，血浆蛋白结合率为 9% ~ 33%，50% 可通过血脑屏障。血浆半衰期约 2.5 小时，肾功能不全时可延长至 20 小时，故肾功能不全者应减少剂量并充分饮水；同时不得并用其他肾毒性药物如氨基糖苷类抗生素、两性霉素 B 和环孢素等。用法用量：15 ~ 30 mg/（kg·d），分 3 次静脉滴注，连用 14 ~ 21 天。若病情重可延长治疗时间或再重复治疗一个疗程。使用前先将本品用注射用水配成 2% 溶液，然后将每次剂量用生理盐水或 5% 葡萄糖液加至 100 mL，于 1 小时内静滴完。口服每次 200 ~ 400 mg，每日 4 ~ 5 次，10 天为 1 疗程。近年已发现对 ACV 耐药的 HSV 株，这类患者可试用膦甲酸钠和西多福韦治疗。

2. 更昔洛韦（ganciclovir） 本品进入细胞后由病毒的激酶诱导生成三磷酸化物，竞争性抑制病毒的 DNA 聚合酶而终止病毒 DNA 链增长。抗 HSV 的作用是 ACV 的 25 ~ 100 倍，具有更强、更广谱的抗 HSV 作用和更低的毒性。对 ACV 耐药的 HSV 株本品亦敏感。用量是 5 ~ 10 mg/（kg·d）静脉滴注，每 12 小时 1 次，疗程 14 ~ 21 天。主要不良反应是肾功能损害和骨髓抑制（中性粒细胞、血小板减少），与剂量相关，停药后可以恢复。

3. 阿糖腺苷（adenine arabinoside，Ara-A） 为较广谱的 DNA 病毒抑制剂，动物实验显示强大抗病毒效应。能很好通过血脑屏障，其脱氧后的第一个代谢产物阿糖次黄嘌呤（Aar-HX）也有抗病毒效果，故有较持久的治疗作用。不良反应轻且少，可有疼痛综合征（包括全身痛、肌肉痛、关节痛、神经痛等）、胃肠道反应（恶心、呕吐、腹泻、纳差等），偶见可逆性骨髓抑制。停药后均可自行消失。对肝肾损害较轻。孕妇禁用，哺乳期妇女、婴幼儿、肝肾功能不全和造血功能不良者忌用。用法：通常成人剂量 10 ~ 20 mg/（kg·d），连用 7 ~ 10 天。由于溶解度低，每毫升浓度不超过 0.7 mg，半衰期短（仅 1.5 小时），故每日须缓慢静滴 12 小时以上。必要时间隔 1 周后再用 1 疗程。

4. 利巴韦林（ribavirin，病毒唑，virazole） 为广谱抗病毒药。对某些类型的疱疹病毒、痘病毒、流感病毒、副流感病毒、鼻病毒、呼吸道合胞病毒、肠病毒等 DNA 和 RNA 病毒均有效。作用机制可能是抑制了磷酸次嘌呤核苷脱氢酶，使鸟嘌呤核苷酸不能合成，阻止病毒核酸的合成，从而抑制病毒复制。口服易吸收、血浆半衰期约 72 小时。不良反应少，少数患者服药后产生腹泻、白细胞减少、贫血等，停药后可恢复正常。妊娠妇女禁用。用法：口服，每次 300 mg，每日 3 ~ 4 次；静脉滴注或肌内注射，每日为 10 ~ 15 mg/kg，分 2 次用，静滴宜缓慢。

（四）免疫治疗

1. 干扰素（interferon）及其诱导剂 具有广谱抗病毒作用，对 RNA 病毒的作用比对 DNA 病毒更为敏感。干扰素进入细胞后可与宿主细胞抗病毒蛋白的密码抑制物相结合后除去抑制，产生的抗病毒蛋白可抑制各种病毒的酶、核酸和蛋白质的合成，从而阻断病毒的复制与繁殖。它除了有直接的抗病毒作用，还有重要的免疫调节作用，可增强 HLA 抗原在病毒感染细胞膜上的表达，激活抗原递呈细胞，加强特异性细胞毒性T淋巴细胞的应答，加强自然杀伤细胞的活性，也可调节细胞因子，如白细胞介素1、2和肿瘤坏死因子的产生。干扰素且可直接作用于B细胞，对免疫球蛋白的产生呈量效关系。用法：α－干扰素每次 60×10^{6} U，每日1次深部肌内注射，连续30天；亦可用β－干扰素全身用药与鞘内注射联合治疗。应用干扰素诱导剂可使机体细胞产生内源性干扰素。目前临床上使用的干扰素诱导剂是聚肌苷酸－聚胞苷酸（polyriboinsine-polyribocyaidylic acid，Polyl：C），简称聚肌胞。它可增加干扰素水平，抑制病毒复制和向中枢神经系统蔓延。用法：2 mL/次，肌内注射，每日2次。临床上可与其他抗病毒药物联合应用。

2. 转移因子　可使正常淋巴细胞致敏而转化为免疫淋巴细胞，治疗剂量为皮下注射每次1支，每周1～2次。

3. 肾上腺皮质激素　有争议，但肾上腺皮质激素能控制AHSE炎症反应和减轻水肿，对病情危重、头颅CT见出血性坏死灶以及CSF白细胞与红细胞明显增多者可酌情使用。地塞米松10～20 mg/d加入液体静滴，连用10～14天；或用甲泼尼龙大剂量冲击疗法，0.5～1.0 g/d，连用3～5天，随后改用泼尼松口服（60 mg/d），以后逐渐减量。

（五）抗菌治疗

合并细菌或真菌感染时应根据药敏结果选用适当的抗生素或抗真菌治疗。

（六）脑细胞代谢活化剂的应用

可选用ATP、CoA、细胞色素C、胞磷胆碱、脑活素等，以改善脑细胞的代谢，促进脑功能的恢复。本病预后取决于病情和治疗是否及时。若未经抗病毒治疗、治疗不及时或不充分，病情严重则预后不良，病死率可高达60%～80%。若及早给予了足量的抗病毒药物治疗或病情较轻，多数患者可治愈。但约10%患者可遗留不同程度的瘫痪、智力下降等后遗症。

第四章

呼吸内科危重症

第一节　重症哮喘

一、概述

支气管哮喘（哮喘）是由气道多种炎性细胞、结构细胞（如嗜酸性粒细胞、肥大细胞、淋巴细胞、中性粒细胞、平滑肌细胞、气道上皮细胞等）和细胞组分参与的气道慢性炎症性疾病。这种慢性炎症导致气道高反应性，通常出现广泛多变的可逆性气流受限，并引起反复发作性的喘息、气急、胸闷或咳嗽等症状，常在夜间和/或清晨发作、加剧，多数患者可自行缓解或经治疗缓解。而哮喘急性发作是指喘息、气促、咳嗽、胸闷等症状突然发生，或原有症状急剧加重，常有呼吸困难，以呼气流量降低为其特征，每因接触变应原、刺激物或呼吸道感染诱发。

哮喘是一种高度可变性的疾病，其临床症状反复发作是其固有的特征。一个哮喘患者在其自然病程当中不可避免地会出现急性发作，控制不良的患者更是频繁出现急性发作。哮喘急性发作是危害患者健康、影响生活质量、威胁患者生命的主要形式，是造成误工、误学的主要因素，是急诊就医和住院、耗用医疗卫生资源的主要原因，大多数哮喘相关死亡也与急性发作直接相关。

哮喘急性发作的表现形式、严重程度和发展速度差异很大，可在数小时或数天内出现，偶尔可在数分钟内即危及生命。临床上通常将哮喘急性发作的严重程度分为四级：轻度、中度、重度和危重，其中重度和危重急性发作是哮喘的极端形式，是呼吸系统疾病当中需要紧急处置的急重症，可统称为“急性重症哮喘”。既往所谓的“哮喘持续状态”，系指哮喘持续发作 24 h 不能缓解，现在也归入急性重症哮喘的范畴。此处的“急性重症哮喘”，不同于控制不良的哮喘或重度持续性哮喘，后者虽然症状频繁，但在一个时期内（数周、数月）在一个相对稳定的范围内波动，而急性重症哮喘或重度急性发作是在短时间（数天、数小时甚至几分钟）症状突然加重，并超出一般波动的幅度。

二、诱因

支气管哮喘的发病因素主要包括宿主因素和环境因素两个方面。宿主因素与遗传有关，受基因控制，决定一个个体是否发生或免于发生哮喘（易感性）。不同的基因之间相互作用，同时也与环境因素相互作用。环境因素不仅和宿主因素共同决定哮喘是否发病，更重要的是诱发哮喘的急性症状，所以一般又称为触发因子。常见的哮喘急性发作的触发因子有以下几种。

1. 变应原　室内和室外的变应原是触发哮喘急性发作的最主要因素之一，如屋尘螨、宠物（猫、狗）的皮屑和毛发、真菌特别是曲霉菌的孢子、蟑螂、花粉孢子等。是否诱发急性发作与这些变应原的浓度、接触时间和个体的敏感性有关，重症哮喘常与持续接触高浓度的变应原有关。在我国许多地区，夏秋季的湿度大、温度高，适宜真菌滋长，因此夏秋季常常是哮喘发病的高峰季节。

2. 职业性诱发因素　在职业环境当中许多刺激性和有毒有害的物质，特别是吸入性的气体与哮喘发病有关。已证实至少 300 种以上的有机性和无机性职业性因子可诱发哮喘急性发作，如异氨酸盐、亚硫酸盐、铅盐、一氧化硫、一氧化氮、一氧化碳、甲酸、大豆粉尘、咖啡豆粉尘、生物制品、某些药品（如青霉素）等。

3. 室内外空气污染 有证据表明，大气污染水平增高，哮喘急性发作相应增加。室内空气污染，特别是在通风不良的环境当中，烹调产生的油烟、生物燃料产生的烟雾、居室装修释放的化学性气体等，均可诱发哮喘急性加重。

4. 吸烟 妊娠期、儿童期被动吸烟，成人长期吸烟，均可损害肺功能，主要与COPD的发生有关，是否促发哮喘的发生或诱发急性发作，尚缺乏确凿的证据。

5. 食物 食物作为哮喘急性加重的触发因子并不常见，且主要发生于较小的儿童。常见者有加工过的马铃薯、虾、干果、啤酒和葡萄酒等食物中常见的添加剂和防腐剂，少见者如酒石黄、苯甲酸盐、味精，与哮喘的关系尚不明确。

6. 药物 某些药物能够诱发哮喘急性发作，主要为阿司匹林和其他非甾体抗炎药。误用β受体阻滞药和骤然停用糖皮质激素或减量过快也可诱发哮喘发作。

7. 感染 妊娠期病毒感染能够增加儿童发生哮喘的易感性，儿童期病毒性上呼吸道感染（特别是RSV感染）与喘息性疾病和成年人哮喘有密切的关系。目前有大量的证据表明，呼吸道病毒感染是诱发哮喘急性加重的重要原因，据笔者调查，四川地区哮喘患者大约60%的急性发作与呼吸道病毒感染有关。

上呼吸道感染与哮喘的加重有一定联系，最初归因于细菌变应原，但近来认识到病毒如RSV、鼻病毒、冠状病毒和副流感病毒才是真正的病因，腺病毒、肠病毒、冠状病毒、流感病毒和肺炎支原体检测阳性率低，而冠状病毒作用较弱，腺病毒很少见，流感病毒易变异，其他病毒或肺炎支原体分离率低，对其作用尚不肯定。

三、重症哮喘的相关因素

1. 气道重构 在哮喘慢性气道炎症基础上发生的结构改变统称为气道重构，如基底膜增厚、平滑肌增生肥厚、血管形成和充血、黏液腺增生肥大、气道黏液高分泌等。气道重构增强气道平滑肌对刺激物的收缩反应，减弱糖皮质激素和支气管舒张剂的治疗反应，是重症哮喘的重要原因。

2. 黏液栓嵌塞 重症哮喘时气道分泌大量的黏液和坏死脱落的上皮细胞，以及炎性细胞碎屑形成药液栓，造成远、近端支气管的嵌塞和闭锁。病理检查证实，在重症哮喘中50%以上的气道被黏液栓嵌塞，而在致死性哮喘中达到70%以上。

3. β受体激动剂过度使用和/或抗感染治疗不充分 过量使用短效β_2受体激动剂（如每月使用沙丁胺醇气雾剂超过1瓶）与重症哮喘及哮喘死亡直接相关。特别是在没有同时吸入糖皮质激素时，气道β_2受体数量迅速减少，表现为对β_2受体激动剂的脱敏现象。同时过度使用β_2受体激动剂而未予充分的抗感染治疗，会掩盖气道炎症。

4. 低感知状态 在哮喘患者中存在一种所谓的“低感知者”，对气流受限的感知力缺失，在肺功能严重损害时仍无明显的症状，因而哮喘重度发作危险性最大的患者，其最有可能对发作估计不足，也很少主动就医，具有更高的哮喘死亡风险。研究表明，低感知状态与糖皮质激素使用不足有关。通过PEF的客观测定监测气流阻塞对于评估哮喘恶化非常必要。

5. 精神抑郁和高度紧张 哮喘患者的紧张情绪可能通过神经反射加重支气管痉挛，而焦虑不安会影响休息、睡眠，造成呼吸肌疲劳。抑郁情绪损害哮喘患者对急性发作的应对能力，与哮喘死亡关系密切。

6. 脱水、电解质紊乱和酸中毒 哮喘急性发作时，患者过度通气、张口呼吸、大量出汗，可造成脱水，使呼吸道分泌物变得黏稠而不宜排出，形成黏液栓。急性重症哮喘在代谢性酸中毒的基础上常合并代谢性酸中毒，降低对支气管舒张药物的反应性。

7. 肾上腺皮质功能衰竭 长期使用大剂量激素的患者垂体肾上腺功能被抑制，如果突然停药或减量太快，或合并有感染、创伤等因素时，可能出现肾上腺皮质危象诱发哮喘急性发作甚至猝死。

8. 其他并发症 合并张力性气胸、纵隔气肿、呼吸衰竭、肺栓塞等并发症会加重哮喘病情，使治疗更为棘手。

四、病理生理

哮喘急性发作时存在严重的气道阻塞和气流受限，气道阻力显著升高，最大呼气流速（PEF）、用力呼气容积（EFV）、1 s 用力呼气容积（FEV_1）、FEV/FVC、FEF 25% ~ 75%、Vmax 50%、Vmax 75% 均显著下降。由于小气道狭窄甚至闭锁，导致多态性肺过度充气（DHI），残气量（RV）、功能残气量（FRC）及残气量 / 肺总量增加，大约 50% 的哮喘患者肺总量增加。FRC 的增加也可能与进行性气道陷闭有关，呼吸急促和吸气肌的张力活动增加也是重要的原因。在肺容积增加及压力 – 容积曲线的上部呼吸时需要以较大的经肺压克服肺、胸弹性回缩力，从而造成呼吸动力异常和呼吸做功增加，出现严重的呼吸困难甚至呼吸窘迫。研究证实，FRC 增加 2.5 L，吸气功将增加 11 倍，临床上即可有呼吸困难的感觉。由于气道阻力和肺容积增加，导致胸内负压增高且波动增大，引起心脏前、后负荷的改变。低氧性肺血管收缩可使右心后负荷增大。

严重的气道阻塞导致吸入气体显著的分布不均和通气 / 血流（V/Q）比值失调，生理无效腔增大，对动脉血气及 pH 造成不利的影响。在早期仅表现为低氧血症，以及由于代偿性过度通气和呼吸驱动增强引起 CO_2 排除过多、低碳酸血症。低氧血症可能很快发展至危险的水平，其程度大致与气道阻塞的严重程度相关，当 FEV 小于 1 L 时，一般可见明显的低氧血症（PaO_2 < 60 mmHg）。随着气道进行性陷闭，呼吸肌为克服过高的负荷而衰竭及呼吸中枢驱动减弱（CO_2 化学敏感性降低及氧疗对呼吸中枢的抑制作用）均可造成低通气状态，有效肺泡通气降低，此时并发高碳酸血症。当 FEV_1 在 0.75 L 以上或大于预计值的 30% 时，很少出现高碳酸血症。若 FEV_1 低于此水平，则极有可能出现高碳酸血症。轻中度急性发作罕有发生高碳酸血症（< 10%），而急性重症哮喘时几乎均存在高碳酸血症，因为高碳酸血症伴随有潜在的高死亡率，应尽早发现、及时处理。另外，在部分危重哮喘患者中，由于组织灌注障碍及循环衰竭，加之有时肝脏解毒障碍，常见代谢性酸中毒。

五、临床表现

1. 缓慢的重度发作　大多数重症哮喘发生于那些严重的、控制不良的患者，其症状在数日内逐渐恶化。相关的因素包括：①重度哮喘患者通常肺功能的基础水平较低且对抗感染治疗的反应性相对较差；②这类患者通常对呼吸困难的感知能力受损，无法感知自身症状的恶化；③这类哮喘患者通常都有心理社会障碍或抑郁情绪，常有否认病情的倾向，依从性较差，不能坚持治疗和自我管理是其频繁急性发作的主要原因。

2. 突发性重度发作　某些患者的症状可能会在短期进展为重度哮喘发作，在数分钟或数小时内发展为呼吸衰竭。这种发作通常发生在哮喘控制不良伴每日 PEF 大幅变异的背景上，但也可见于临床症状稳定的患者。可能的诱因包括 IgE 和非 IgE 介导的药物（阿司匹林、非类固醇类抗炎药物、β 肾上腺素阻滞药）与食物反应（包括食物添加剂，如亚硫酸盐防腐剂或谷氨酸钠）。

3. 致死性哮喘　部分哮喘患者在急性加重期间可能死于哮喘的危险性增高，此类患者一般称为致死性哮喘（Fatal Asthma）或濒于致死性哮喘（Near-fatal Asthma，NFA）。此类患者具有以下特征：①发作过一次需要插管的呼吸衰竭；②不需插管但伴有呼吸性酸中毒的一次哮喘发作；③在长期使用口服皮质激素的情况下仍有两次或以上住院治疗；④有两次哮喘时伴发纵隔积气或气胸。而以下患者死于哮喘的危险性更大：在过去一年里曾因哮喘发作入院或曾两次及以上到急诊就医，以前有突然性的发作或伴有低氧血症、高碳酸血症，非常低的峰流速，需要收入重症监护病房，以及需要使用三类或以上哮喘治疗措施的患者。虽然还不清楚过度使用 β 激动剂只是哮喘严重程度的标志，还是其本身就增加死亡的危险性，但公认每月使用两瓶以上 β 激动剂，可使因哮喘死亡或濒临死亡的危险性显著上升。其他因素，如心理障碍，特别是抑郁，也会增加哮喘死亡的危险。

如前所述，所谓“低感知者”死于哮喘的风险更高，即患者对气流阻塞的感知能力差异很大，那些对气道狭窄所造成的不适感觉最少的患者，更可能引起死亡。因为残存的呼吸能力所剩无几之前，他们意识不到自己需要治疗。在致死性哮喘中比较特殊的有：①突发致死性哮喘（Sudden-onset Fatal Asthma，SFA）：这些患者的气道中并无痰栓形成，提示以极度的平滑肌痉挛占优势，而缓慢发作加重的患者则以广泛的黏膜炎症为主。其他突发型患者可能还有气道的急性水肿，与食物过敏症有关。②急性窒息性哮喘：致死性哮喘中有少数患者可能会出乎意料地突然发生重度哮喘发作，其特征为急骤发生反应性低下的症状在数分钟或数小时内发展为呼吸衰竭，又称为“超急性哮喘”或“急性窒息性哮喘”，主要见于支气管反应性很高的青年男性。通常在发作前并无哮喘控制不良的病史，在休息时并无显著的气流阻塞。可在出现症状后数小时，偶尔只有数分钟，从运动耐受良好的相对无症状状态进展至严重的状态，出现非常严重的呼吸功能不全，患者可能在见到医生之前，在向医院转运的途中或刚到达医院时，就发生严重的呼吸功能不全或呼吸停止。

4. 脆性哮喘　1977 年首次提出“脆性哮喘”（Brittle Asthma，BA）的概念。与“脆性糖尿病”类似此类哮喘患者的主要病理生理指标如 FEV_1 或峰流速（PEF）呈现大幅波动。最近 Ayres 在综合各种观点的基础上提出 BA 的定义和分型。

（1）Ⅰ型 BA：尽管采取了正规、有力的治疗措施，包括每日吸入糖皮质激素如二丙酸倍氯米松（BDP）不低于 1 500μg，或口服等剂量激素，联合使用支气管扩张剂雾化吸入，在一定的疗程内定期检测 PEF（如每两周 8 天，每个月 16 天），最好连续观察 150 天，如 50% 以上时间每日 PEF 最大变异率 > 40% 即可诊断为Ⅰ型 BA。

（2）Ⅱ型 BA：特征为在基础肺功能正常或良好控制的背景下，无明显诱因突然急性发作的气道痉挛，临床症状严重，常可危及生命，有高碳酸血症，需机械通气治疗，绝大部分患者发作至少有一次失去知觉或有意识障碍。

总的来说，脆性哮喘极为罕见。初步估计在哮喘患者中 BA 只占 0.05%。此外，亦尚不清楚脆性哮喘与其他类型的哮喘患者是否存在不同的发病机制。其发生机制与下述因素有关：①气道水肿；②神经反射；③类固醇激素反应性低下或吸收不良。

5. 流行性哮喘　在世界各地均有大规模哮喘急性发作的记录，称之为哮喘暴发或流行性哮喘，如果在短期内大量的哮喘患者前来就诊，无疑将加重卫生服务机构的负荷。据文献记载，至少有 12 个不同的地区发生过哮喘暴发流行，如：①大豆流行性哮喘：在意大利巴塞罗那和那不勒斯、西班牙卡他吉那和塔拉戈纳市、美国新奥尔良等地均有过报道。其特点是患者年龄偏大，多具有特应质、吸烟，病情严重，每次暴发均有数例患者发展为重度哮喘发作，到达急诊室时濒于呼吸停止而需要机械通气。②雷雨性哮喘：在英国伦敦和伯明翰、澳大利亚墨尔本均有大雷雨天气发生哮喘暴发的报道。据推测可能系花粉颗粒通过渗透作用在雨中爆裂，触发先前已致敏的患者哮喘发作。此外，与斯氏密度（Sferic Density，雷雨时的闪电指标）也有关系。

六、辅助检查

1. 肺功能检查　症状与查体所见与气流阻塞程度和气体交换障碍严重度的相关性很差，因此，应采用客观测量方法如肺功能测定或 PEF 测定评估气流阻塞的严重程度。肺功能的测定对确定严重程度、指导治疗、决定是否入院和出院均非常重要。所有的急救医院都应备有肺功能仪或峰流速计，在治疗开始之前先进行检测，特别是对于严重呼吸窘迫的患者，初步评估时单次 PEF 测定可提供极为关键的信息。呼气峰流速率（PEFR）或 FEV_1 可在床旁直接测定，大多数患者能够接受此项检查，但对于特别严重的患者可能有一定困难，因为深吸气可能诱发支气管收缩，可以考虑推迟检查。文献推荐：治疗前最佳 PEF 值 < 50% 预计值可作为重度哮喘发作的标准，GINA 则建议初次用支气管扩张剂后的 PEFR 小于预期值或个人最佳值的 60% 或 < 100 L/min 应视为重度发作的指标。英国胸科协会的指南推荐根据治疗前初始的 PEFR 对急性发作的严重程度进行分级，若小于预计值或先前已知最佳纪录的 50%，提示严重哮喘需要住院，若小于 33%，提示致命性哮喘，可能需要插管。更重要的是观察肺功能指标对初始治疗的反应性，早期改善（不少于 30 min）提示预后较好，而治疗 2 hPEFR 改变很小提示需要住院。

2. 动脉血气分析　动脉血气分析对重症哮喘价值很大，当 PERF 或 FEV_1 严重降低（ < 120 L 和 < 1 L）

时，需要常规进行血气分析。早期常常表现为轻度低氧血症和低碳酸血症、呼吸性碱中毒。随着病情加重和持续时间延长，低氧血症更加严重，当 $FEV_1 < 25\%$ 时会出现高碳酸血症和呼吸性酸中毒。由于缺氧、消耗及合并感染，大约有 1/4 的患者可出现代谢性酸中毒，如乳酸性酸中毒。大量研究表明，$PaCO_2 = 45$ mmHg 是哮喘急性发作的分水岭，是即将发生呼吸衰竭的前兆。若最初的 $PaCO_2$ 正常或偏高，以及动脉血氧低于 9 kPa（70 mmHg），应反复检测动脉血气。另一项重要的客观检测手段是动脉氧合状态，可采用非侵入性方法，如脉搏血氧仪持续监测血氧饱和度。血气分析可指导调整激素和支气管扩张剂治疗，以及决定是否采取加强治疗和辅助通气。

3. X 线胸片检查　X 线胸片对诊断哮喘并无帮助，在初诊时没有必要马上进行这项检查，但在病情稍有缓解后应及时拍摄胸部 X 线片，以明确是否存在一些特殊情况或并发症，如支气管肺炎、肺不张、气胸、纵隔积气等。

4. 其他检查　急性重度哮喘患者的心电图常有异常改变，包括电轴右偏、顺钟向转位、右束支传导阻滞、室上性心律失常。这些改变可能反映存在低氧血症、pH 改变或肺动脉高压，也可能反映对心脏的直接机械效应。随着气道阻塞或低氧血症的好转，心电图改变通常会很快恢复正常。急性重度哮喘加重时可能出现低钾血症、高血糖和乳酸酸中毒。引起低钾血症的原因主要为大剂量使用 β_2 受体激动剂、激素及呼吸性碱中毒。高血糖多由激素治疗所致。

七、诊断和鉴别诊断

对于一个具有典型哮喘病史的患者，结合症状、体征，诊断哮喘急性发作并不困难，而对那些既往病史不清楚，而来就诊时病情危重无法详细询问病史的患者，以及以突发的呼吸困难和意识障碍就诊的患者，诊断有一定的难度。此时需要和急性左心衰竭所致心源性肺水肿、大气道水肿、梗阻、心脑血管疾病、张力性自发性气胸及 COPD 急性加重等加以鉴别。哮喘急性发作诊断程序中更重要的内容是评估发作的严重程度和对治疗的反应性。严重程度的判断依据临床症状和体征，结合必要的实验室检查，如胸部 X 线、动脉血气分析等，简易的床旁肺功能测试（使用支气管舒张剂前后 FEV_1）对于判断严重程度和药物反应性均有很大的价值。另一个很重要的内容是识别可能发展为致死性哮喘的患者，其特点归纳如下。

（1）有需要插管和机械通气的濒于致死性哮喘的病史。

（2）在过去一年中因为哮喘而住院或看急诊的患者。

（3）正在使用或最近刚刚停用口服糖皮质激素的患者。

（4）目前没有使用吸入性糖皮质激素的患者。

（5）过分依赖速效 β_2 受体激动剂，特别是每月使用沙丁胺醇（或等效药物）超过 1 瓶的患者。

（6）有心理疾病或社会心理问题，包括使用镇静剂。

（7）有对哮喘治疗计划不依从的历史。

八、治疗

哮喘急诊治疗的主要目标是处理低氧血症，解除气流限制，逆转气道炎症，同时避免药物的严重不良反应。大多数药物推荐通过静脉途径给予。

（一）评估

由于哮喘持续状态是支气管哮喘最严重的临床表现，其晚期的气体交换障碍足以致命，故诊断一旦确立即应马上住院，并进行全方位的支持治疗。评价前 30 min 内对 β 受体激动剂的治疗反应有助于指导进一步的处理，良好的反应包括主观的临床表现及客观的肺活量测定（FEV_1 或 PEFR）。因为不同的患者这些观察指标可能差异很大，所以难以制定适当治疗试验或反应的严格标准。为证实临床及肺功能的改善，尚需进行动脉血气及 pH 的测定。动脉血气监测的次数视个体情况而定。哮喘急性发作视其严重程度可在家中、社区医疗机构、急诊室治疗，重症哮喘原则上应当收治入院。

（二）氧疗

绝大多数患者需要氧疗。氧疗不必控制，可通过鼻导管或面罩给予高浓度的氧气，以保证动脉血氧分压至少达到 9 kPa（70 mmHg）。重度哮喘患者的高碳酸血症并不会因氧疗而加重，高碳酸血症反映了气流阻塞的严重程度和肌肉疲劳，而非 CO_2 驱动力的降低。低氧血症的解除可增加输送到周围组织的氧，改善低氧性血管收缩及相关的肺动脉高压，对抗 β 受体激动剂干扰通气血流比值引起的低氧血症，而且氧气本身即可能有支气管扩张效应。

（三）β_2 受体激动剂

雾化的 β_2 受体激动剂是治疗急性哮喘最有效的支气管扩张剂，应当用于所有的急性重症哮喘患者。应尽早开始使用大剂量的雾化沙丁胺醇和特布他林，最好在向医院运送途中，在救护车上即开始使用。一般推荐通过喷射雾化器或氧气驱动的加湿雾化给予 β 受体激动剂，也有研究表明通过较大容量的储雾器（Spacer）使用普通的定量吸入器（MDI）有同样的支气管扩张作用，且起效更快，费用更低。目前有许多不同的雾化器可供选择，医生应熟悉影响药物输出的因素，如驱动气体流速、雾室设计、充盈和残留容量、药液的物理特性及面罩或口含器的使用。急性重症哮喘时，沙丁胺醇推荐起始剂量为 2.5 ～ 5.0 mg 或特布他林 5.0 ～ 10 mg，用高流量氧雾。对起始治疗应该在 15 ～ 20 min 内有明显反应，如果反应不明显，应该再次给药。通常使用的方案是每 20 min 沙丁胺醇 2.5 ～ 5.0 mg，持续 60 min（3 剂），随后 4 ～ 6 h 每小时给予一次。对气道阻塞非常严重的患者，必要时可以通过雾化器连续给予 β 激动剂直到获得临床反应，研究表明相对小剂量的 β_2 受体激动剂持续雾化效果很好。另一种方案为儿童哮喘急性发作每小时连续雾化沙丁胺醇每千克体重 0.3 mg，成人沙丁胺醇推荐给药速率应限制在每小时每公斤体重 0.1 ～ 0.2 mg，可能时应在 4 h 内减小剂量。如果患者不能耐受吸入剂或者药物不能有效地进入气道，则应在第一个小时内每隔 20 min 皮下注射硫酸特布他林或静脉滴注沙丁胺醇。但一般来说，β_2 受体激动剂静脉给药较雾化吸入并无优势，雾化给药更有效、更安全。如果采用静脉途径给药，沙丁胺醇的推荐剂量为 5 μg/min（3 ～ 20 μg/min），并根据临床反应调整滴速。目前尚无证据支持常规静脉使用 β_2 受体激动剂。联合使用 β_2 受体激动剂和抗胆碱能制剂（如异丙托溴铵）能够取得更好的支气管舒张作用。

应注意大剂量使用 β_2 受体激动剂时必须给氧，因为 β_2 受体激动剂能改变肺的通气灌流比率，可能会加重低氧血症。

（四）糖皮质激素

糖皮质激素在急性哮喘加重的治疗中起着至关重要的作用。对于急性重症哮喘，激素应通过静脉途径给予，特别是对速效 β_2 受体激动剂初始治疗反应不完全或疗效不能维持，以及在口服糖皮质激素基础上仍然出现急性发作的患者。糖皮质类激素种类的选择并不重要，甲泼尼龙有更强的抗炎效力和更低的盐皮质激素活性，与其他药物相比也更便宜，故可作为首选，可采用静脉注射或滴注，如每 6 h 甲泼尼龙 40 mg，或每 6 h1 mg/kg，至少持续 48 h，或氢化可的松 400 ～ 1 000 mg 分次给药，持续滴注和间歇冲击疗法疗效相近。地塞米松因半衰期较长，对肾上腺皮质功能抑制作用较强，一般不推荐使用。激素应尽早开始逐渐减量，但不能在临床症状和听诊异常完全恢复正常之前减量，其疗程一般为 5 ～ 7 d，通常不需要递减撤药。静脉给药和口服给药的序贯疗法有可能减少激素用量和不良反应，如静脉使用激素 2 ～ 3 d，继之以口服激素 3 ～ 5 d。

（五）其他药物

1. 抗胆碱能制剂　哮喘急性发作时应在使用 β_2 受体激动剂和糖皮质激素的基础上使用抗胆碱能药物。目前认为抗胆碱能支气管扩张剂作为急性重度哮喘的一线治疗药物，仅见于一种情况，即 β 阻滞药所致支气管痉挛。

2. 茶碱　迄今大多数的研究显示，在治疗的最初数小时内，如果按照强化的重复给药方案使用 β 激动剂，静脉使用氨茶碱并不能取得额外的支气管扩张效应，且茶碱的不良反应和狭窄的治疗窗限制了茶碱的普遍应用。然而，氨茶碱能促进小气道支气管扩张，而此处吸入性 β_2 受体激动剂无效。如果入院前未使用过茶碱，应该在 30 min 内给予 6 mg/kg 的负荷剂量，此后每小时予以维持量 0.5 ～ 0.9 mg/kg，直到血清浓度达到 10 ～ 15μg/L 为止。对于已经使用氨茶碱口服和静脉制剂的患者，应当测定血药浓度使其维持在有效而安全的范围内。

3. 抗焦虑治疗　急性重症哮喘患者经常感到恐惧和焦虑，因此医务人员必须保持冷静的、使患者放心的方式，否则可能进一步加重患者的焦虑。绝对禁止使用抗焦虑和镇静药物，已证实这类药物可增加死亡率。

4. 抗生素　对于重度急性哮喘患者，不主张常规使用抗生素治疗。但若重度哮喘发作时有发热、咯脓痰或者其他支气管肺炎的征象，则需要使用抗生素。

5. 黏液溶解剂　黏液溶解剂在急性重症哮喘的治疗中并无价值。全身使用支气管扩张剂治疗并充分补充液体更有利于黏液的咳出。

6. 硫酸镁　研究表明，在反复给予一定剂量的吸入性 β_2 受体激动剂之后，再给予硫酸镁静脉输入（每小时 25 mg/kg），可显著改善肺功能。在重症哮喘治疗中静脉用硫酸镁主要用于那些对初期支气管扩张治疗反应较差的患者。

7. 氦氧　是一种氦氧比为 80 ：20 构成的混合气体，推荐用于对标准治疗无反应的急性重症哮喘。氦氧的密度为空气的 1/3，氦氧吸入可减少为克服这种增加的阻力所必需的呼吸做功，因而可延缓呼吸肌疲劳和呼吸衰竭的发生。

（六）机械通气

重度和危重哮喘急性发作经过上述药物治疗，临床症状和肺功能无改善甚至继续恶化，应及时给予机械通气治疗，可先采用经鼻或面罩无创机械通气（NPPV），若无效应尽早行气管插管机械通气。重度哮喘主要表现为呼气受限，因此通气策略应为吸气时间短而吸气流率高，以便最大限度地呼气，并限制过度膨胀。机械通气需要较高的吸气压，如果需要过高的气道峰压和平台压才能维持正常通气容积，可试用允许性高碳酸血症通气策略以减少呼吸机相关肺损伤。是否采用机械通气呼吸支持基于对以下因素的评估：①临床评估：是决定是否使用机械通气的主要因素，包括以下几方面：患者的意识状态，嗜睡和昏睡的患者需要立刻行气管插管，而清醒合作的患者则无必要；疲劳的程度，有严重衰竭临床表现的患者需要气管插管，仅有呼吸费力而没有明显衰竭的患者可行 NPPV 治疗，不必立刻行气管插管。那些呼吸加快但无不适表现的患者通常不需要辅助通气；患者对疲劳的自我评估，对于自述极度疲劳、感到呼吸即将崩溃或自己要求辅助通气的患者可能需要机械通气。②治疗反应：突然发生严重呼吸困难和显著的高碳酸血症的患者似乎十分危重，但积极的支气管扩张剂治疗可能很快见效，从而避免使用机械通气。慢性哮喘急性发作的患者若在积极的治疗下仍然继续恶化，则需要通气辅助。患者状态的改变对于是否需要通气辅助具有十分重要的指导意义。无论患者的病情如何严重，只要状态改善，即不应当再考虑气管插管。③动脉血气分析：没有绝对的 $PaCO_2$ 水平作为气管插管的指征，但其水平却是哮喘严重程度的指标，也是监测病情进展的有用工具。出现高碳酸血症至少是 NPPV 的指征。④其他指标：如呼吸频率、呼气峰流速、FEV_1 和奇脉，这些指标均可反映哮喘的严重程度，但均非气管插管的绝对标准。测定 PEF 和 FEV_1 对于随访轻至中度哮喘患者的病情进展颇有意义，但对严重的哮喘患者价值不大，因为这类患者通常不能满意完成测量动作，而且用力呼气动作本身就会使支气管痉挛恶化。

1. 无创机械通气（NPPV）　对意识清晰的重症哮喘患者，可首先考虑通过密闭的面罩或鼻罩给予 NPPV，如持续性正压（CPAP）通气，可以改善患者的呼吸困难并减少其呼吸做功。NPPV 对加重期的 COPD 患者的价值已经得到肯定，但在哮喘治疗中的地位尚有争议。考虑到 NPPPV 的无创性、医疗费用及患者的接受程度，只要推迟有创机械通气不至于影响患者的治疗，NPPV 是一个合理的选择。曾经发生过呼吸骤停、嗜睡或昏睡、呼吸道分泌物潴留及症状迅速恶化的患者应当紧急气管插管并开始机械通气，而不宜试用 NPPV。明显疲劳的患者可以试用 NPPV，但是若不能迅速改善，应马上进行气管插管。

一般以使用面罩为宜，扣带位置应适宜，以达到舒适的封闭效果。依据所采用的是压力支持或容积支持，推荐 NPPV 设置为 5 cmH_2O 的 CPAP 和 10 cmH_2O 压力支持（相当于 15 cmH_2O 的吸气性气道正压）或潮气量（VT）400 ～ 500 mL。CPAP 和吸气辅助均应进行调整，使患者感觉呼吸最舒适，呼吸困难最轻。CPAP 应根据患者是否最易触发呼吸进行调整，而吸气辅助则应调整至最佳呼吸模式。对那些呼吸深大、用力的患者，流速过慢的 NPPV 可能不足以缓解呼吸困难，可采用以下方法解决：提高压力支持的流速反应（如可行的话）；改用具有更快流速反应性能的机械通气机；对于容积控制 NPPV 则加大吸气流速。若患者在接受 NPPV 治疗时呼吸困难缓解不全甚至加重，应当及时撤除 NPPV 后再重新评价。

2. 气管插管和机械通气　气管插管和机械通气是哮喘所致的严重呼吸功能不全患者施行辅助通气的主要形式。虽然机械通气可以挽救生命，但总死亡率仍高达 12%，并可出现低血压、气压伤、肌病等并发症，肌病尤其严重地影响患者的康复，延长加强护理及住院时间。其他的并发症与气管插管有关，如患者活动受限，以及加强护理时与机械通气有关的医疗资源耗费。因此，机械通气只限于必须时才能使用，而不能作为常规方法使用，且应在其他的措施已做了最大的努力之后。

（1）气管插管和有创机械通气的指征：当患者到达急诊室已出现心搏骤停、不能说话、痉挛、神志模糊、意识丧失或发绀，尽管予以高浓度吸氧仍无好转，应紧急进行插管和人工通气。然而，对于治疗失败的非危急的重症哮喘，插管的指征较难掌握。推荐的指征包括 $PaCO_2$ 增高、乳酸酸中毒、呼吸频率增加，以及出现衰竭征象、意识水平降低和低血压。如果对于患者是否应该进行机械通气犹豫不决，安全的做法是立即插管，而不必等到呼吸或心搏骤停时才开始。

（2）机械通气的策略：动力性肺膨胀过度（DHI）和肌病是影响重症哮喘机械通气患者预后的两个最重要的因素。因此，机械通气策略的基本出发点是评估 DHI 的程度，采用将其控制在安全范围内的通气方式。

决定 DHI 水平的 3 个主要因素是吸气量（VT）、呼气时间（TE）和气流阻塞的严重程度。基于所用的通气模式，呼气时间主要由呼吸机频率决定，并受到吸气时间或吸气流速的轻度影响。气流阻塞的严重程度不可能马上改变，因此在机械通气中必须通过调整通气参数来控制 DHI。而所有控制 DHI 的通气策略在大多数患者都会导致通气不足与高碳酸血症。重症哮喘机械通气患者的死亡率在最近 20 年有了明显下降，与采用低通气策略有很大的关系。另外，低通气策略在减少 DHI 相关并发症的发生率和死亡率的同时，有可能间接地增加其他一些重要的并发症，如肌病的发病率。低通气策略时常常需要镇静和阻滞神经肌肉以保证患者对低通气的耐受，已发现这些措施及哮喘药物治疗（特别是肠道外皮质激素）是造成肌病的主要因素。由此，某些专家不主张太长或太深的经验性低通气，而推荐尽量使用安全范围内的最高通气水平。机械通气应遵循以下原则：①保持最大肺容积始终低于安全界限：这个安全界限大约接近 TLC，大致相当于 25 cmH_20 的平台压；②通过最大限度地改善肺泡通气量尽可能减少不必要的高碳酸血症：应保持最适肺泡通气量以最大限度地减少高碳酸血症，同时使 DHI 保持在安全范围之内，以减少对镇静剂和神经肌肉阻滞药的需求，降低发生肌病的危险；③机械通气的模式和参数的设定参见下文。

容量控制通气：①分钟通气量（VE）：是决定 DHI 水平的最重要的单个因素。文献报道，VE 为 115 mL /kg 时，80% 以上的患者 DHI 在安全范围内，且无过度的高碳酸血症（$PaCO_2$50 ~ 90 mmHg），而其余 15% ~ 20% 的患者也不会发生极度危险的 DHI。②潮气量和频率：国外文献推荐的潮气量为 8 mL /kg，相应的呼吸频率 10 ~ 14 次 /min。国内推荐的潮气量为 5 ~ 10 mL /kg，呼吸频率 10 ~ 12 次 /min，保证吸气峰压 < 50 cmH_2O，以后随支气管痉挛的解除，潮气量可适当提高而吸气峰压仍可维持在稳定水平。③吸气流速：文献推荐较低的吸气流速或较长的吸气时间，以降低气道峰压，促进气体分布更均匀。④吸入氧浓度（FiO_2）：通常 FiO_2 为 40% ~ 70%，应保证 $β_2$ 维持在 SaO_2 ≥ 95%。⑤呼气末正压（PEEP）：国外部分文献认为可能有害，不宜用于初始的控制性机械通气。国内文献推荐在吸气峰压 < 50 cmH_2O 的前提下可采用 < 15 cmH_2O 的 PEEP。

压力控制通气：压力控制通气的优点是能够确保压力不超过安全范围，理论上的优点还包括当气流阻塞恶化时，可自动降低通气量，而在气流阻塞改善时可增加通气量。但这一模式能否保证取得良好的通气尚有争议。目前关于压力控制和压力支持的资料非常有限，是否比容量控制通气优越尚需进一步验证。A/C 模式推荐的参数设置为：触发压 –0.2 kPa，呼吸频率 22 ~ 35 次 /min，吸气峰压 45 ~ 50 cmH_2O。

（3）后续管理与撤机：对大多数患者，机械通气初期都需要低通气、重度镇静并使用神经肌肉阻滞药，需要评估动力性过度充气，调整呼吸频率（增加或降低），以取得最佳的通气效果并维持 DHI 在安全范围内。后续的管理包括以下方面。

①尽早停止使用神经肌肉阻滞药，但是应持续使用足够的镇静剂以维持适宜水平的低通气。

②动态监测 P_{plat} 自身 PEEP、呼气流速模式：若有气流阻塞恶化，应降低呼吸频率以防止 DHI 超出安全水平。如果气流阻塞改善，则应当增加通气频率、减少镇静剂用量并使用低水平支持的自主呼吸。

③撤机：一旦气流阻塞有了明显的改善，CPAP 模式中大多数患者均能很快停用 CPAP，只需要最低程度的压力支持。有持续性严重气流阻塞的患者，特别是合并肌无力的患者，可能会面临撤机困难，需要更细致的通气策略。

④低糖类、高脂营养可能会降低 $PaCO_2$ 并因此降低维持正常碳酸血症所需的通气量。

⑤采用容许性高碳酸血症策略，可降低通气目标，降低维持正常 pH 所需的通气量，对撤机过程有所帮助。但过高水平的 CO_2 会造成患者的不耐受，增加对镇静剂和肌松剂的需要，合理的水平是 $PaCO_2$ < 70 mmHg，pH > 7.20。

（七）并发症的处理

某些危及生命的情况可以合并或加重急性哮喘发作，如纵隔积气或者气胸。一旦发生气胸，必须行紧急胸廓造口术。皮下气肿在急性重度哮喘中更为常见，但并不需要马上处理。心脏并发症或者心律失常可由低氧血症所致，也可能为 β 受体激动剂或茶碱治疗的不良反应，可伴或不伴低钾血症。急性重症哮喘常有脱水，应予适当补液（2 L/m^2）以稀释痰液、促进痰液排除。对于老年人和心血管病患者，应谨慎控制补液量。大量黏稠痰液形成痰栓时可通过纤支镜做支气管肺泡冲洗。初期的呼吸性碱中毒无须特殊处理。呼吸性酸中毒通过改善通气多能纠正。合并代谢性酸中毒需要及时纠正，一般通过静脉补充 $NaHCO_3$。

（八）恢复期的处理

经过初期积极的治疗，大多数哮喘患者会在 5 天内恢复到基础水平，部分患者需要数周的时间才能完全恢复。一般而言，急性发作期的长短与恢复期的长短成正比。初始治疗症状显著改善，PEF 或 FEV_1 恢复到预计值或个人最佳值的 60% 以上者可回家继续治疗，PEF 或 FEV 恢复到 40% ~ 60% 者应在监护下回到家庭或社区继续治疗。患者回家后至少需要继续口服 7 天糖皮质激素，按需使用支气管舒张药物直到恢复到急性发作前的水平。然后再次开始吸入性糖皮质激素治疗，按需使用支气管舒张剂。

哮喘急性发作固然是哮喘管理失败的标志，但同时也是进行患者教育和实施规范化治疗的良好契机。应告知患者每一次急性发作之后，另一次急性发作甚或死亡的危险将会增加。在出院时或近期的随访时，应当为患者制订一个详细的行动计划，审核患者是否正确使用药物、吸入装置和峰流速仪，找到急性发作的诱因并制定避免接触的措施，调整控制性治疗方案。这些患者应当给予密切监护、长期随访，并纳入患者教育计划。患者教育包括鼓励患者服从治疗，讲解有关疾病的性质，强调在病情突然恶化时进行紧急治疗及与医生联系的重要性。告知具有重症哮喘甚至致死性哮喘高危因素的患者及时予以口服泼尼松龙治疗，患者家中应备有泼尼松龙。对有精神障碍的哮喘患者随访应更密切，心理疾患可能干扰依从性，影响哮喘的控制，应安排精神治疗或心理治疗。

第二节　急性肺栓塞

一、概述

肺栓塞（Pulmonary Embolism，PE）是以各种栓子阻塞肺动脉系统为其发病原因的一组疾病或临床综合征的总称，包括肺血栓栓塞征、脂肪栓塞综合征、羊水栓塞、空气栓塞等。肺血栓栓塞症（Pulmonary Thrombo Embolism，PTE）为来自静脉系统或右心的血栓阻塞肺动脉或其分支所致疾病，以肺循环和呼吸功能障碍为其主要临床和病理生理特征。

PTE 为 PE 的最常见类型，占 PE 中的绝大多数，通常所称 PE 即指 PTE。引起 PTE 的血栓主要来源于深静脉血栓形成（Deep Venous Thrombosis，DVT）。PTE 常为 DVT 的并发症。

二、病因及发病机制

年龄与性别：肺栓塞的发病率随年龄的增加而上升，以 50 ~ 60 岁年龄段最多见，20 ~ 39 岁年龄组女性深静脉血栓病的发病率比同龄男性高 10 倍。

血栓性静脉炎、静脉曲张：51% ~ 71% 下肢静脉血栓形成患者可能并发肺栓塞。

心肺疾病：慢性心肺疾病是肺血栓栓塞的主要危险因素。

创伤、手术：肺栓塞并发于外科或外伤者约占 43%。

肿瘤：癌症能增加肺栓塞发生的危险。

制动：下肢骨折、偏瘫、手术后、重症心肺疾病及健康人不适当的长期卧床或长途乘车（或飞机），肢体活动减少，降低静脉血流的驱动力，易形成深静脉血栓。

妊娠和避孕药：孕妇血栓栓塞的发病率比同龄未孕妇女多 7 倍，服避孕药的妇女静脉血栓形成的发生率比不服药者高 4 ~ 7 倍。

其他：肥胖，超过标准体重 20% 者栓塞病的发生率增加。脱水、某些血液病、代谢性疾病及静脉内插管也易发生血栓病。

三、临床表现

1. 症状

（1）呼吸困难及气促（80% ~ 90%），尤以活动后明显。

（2）胸痛包括胸膜炎性胸痛（40% ~ 70%）或心绞痛样疼痛（4% ~ 12%）。

（3）晕厥（11% ~ 20%），可为 PTE 的唯一或首发症状。

（4）烦躁不安、惊恐甚至濒死感（55%）。

（5）咯血（11% ~ 30%），常为小量咯血，大咯血少见。

（6）咳嗽（20% ~ 37%）。

（7）心悸（10% ~ 18%）。

临床上出现“肺梗死三联征”（呼吸困难、胸痛、咯血）者不足 30%。

2. 体征

（1）呼吸急促（70%），呼吸频率 > 20 次 /min，是最常见体征。

（2）心动过速（30% ~ 40%）。

（3）血压变化，严重时可出现血压下降甚至休克。

（4）发绀（11% ~ 16%）。

（5）发热（43%），多为低热，少数患者可有中度以上的发热（7%）。

（6）颈静脉充盈或搏动（12%）。

（7）肺部可闻及哮鸣音（5%）和，或细湿啰音（18% ~ 51%），偶可闻及血管杂音。

（8）胸腔积液的相应体征（24% ~ 30%）。

（9）肺动脉区第二音亢进或分裂（23%），P2 > A2，三尖瓣区收缩期杂音。

3. 深静脉血栓的症状与体征　下肢 DVT 主要表现为患肢肿胀、周径增粗、疼痛或压痛、浅静脉扩张、皮肤色素沉着，行走后患肢易疲劳或肿胀加重。约半数或以上的下肢静脉血栓患者无自觉临床症状和明显体征。

四、辅助检查

1. 动脉血气分析　常表现为低氧血症、低碳酸血症，肺泡 - 动脉血氧分压差增大。部分患者的结果可能正常。

2. 心电图　大多数表现非特异性的心电图异常。

3. 胸部X线平片　多有异常表现，但缺乏特异性。可表现为区域性肺血管纹理变细、稀疏或消失，肺野透亮度增加；肺野局部浸润性阴影；尖端指向肺门的楔形阴影；患侧横膈抬高；少—中量胸腔积液等。

4. 超声心动图　间接征象：右心室扩张，右肺动脉内径增加，左心室径变小，室间隔左移及矛盾运动，肺动脉压增高。直接征象：右心血栓有两种类型，即活动、蛇样运动的组织和不活动、无蒂及致密的组织。

5. 血浆D-D二聚体　它是特异性的纤溶标记物。对急性PTE诊断的敏感性达92% ~ 100%，但特异性低，仅为40% ~ 43%。

6. 核素肺通气/灌注扫描　是PTE重要的诊断方法。典型征象是呈肺段分布的肺灌注缺损，与通气显像不匹配。

7. 螺旋CT和电子束CT造影　能够发现段以上的肺动脉内的栓子，是PTE的确诊手段之一。直接征象：肺动脉内低密度充盈缺损。间接征象：肺野楔形密度增高影，条带状的高密度区或盘状肺不张等。

8. 磁共振成像　对段以上的肺动脉内的栓子诊断的敏感性和特异性均较高。

9. 肺动脉造影　为PTE诊断的经典与参比方法。

10. 深静脉血栓的辅助检查

（1）超声技术：可发现95%以上的近端下肢静脉内的血栓。

（2）MRI对有症状的急性DVT诊断的敏感性和特异性达90% ~ 100%。

（3）放射性核素静脉造影：为无创性DVT检测方法。

（4）静脉造影：是诊断DVT的“金标准”。

五、诊断和鉴别诊断

（一）诊断标准

对于下列情况之一的人群，要警惕肺栓塞的可能。

（1）下肢无力、静脉曲张、不对称性下肢水肿和血栓性静脉炎。

（2）原有疾病发生突然变化，呼吸困难加重或创伤后呼吸困难、胸痛、咯血。

（3）晕厥发作。

（4）原因不明的呼吸困难。

（5）不能解释的休克。

（6）低热、血沉增快、黄疸、发绀等。

（7）心力衰竭，对洋地黄制剂反应不好。

（8）X线胸片肺野有圆形或楔形阴影。

（9）肺扫描有血流灌注缺损。

（10）原因不明的肺动脉高压及右心室肥大等。

（二）诊断流程

肺血栓栓塞症的诊断分为疑诊、确诊和病因诊断3个步骤，并对每个步骤中所包含不同检查手段的诊断价值做出较科学的评价，可操作性和实用性强，适用范围广，是目前比较适合国内情况的诊断策略。

1. 根据临床情况疑诊PTE

（1）对存在危险因素，特别是并存多个危险因素的病例，需有较强的诊断意识。

（2）临床症状、体征，特别是在高危病例出现不明原因的呼吸困难、胸痛、晕厥和休克，或伴有单侧或双侧不对称性下肢肿胀、疼痛等，对诊断具有重要的提示意义。

（3）结合心电图、X线胸片、动脉血气分析等基本检查，可以初步疑诊PTE或排除其他疾病。

（4）宜尽快常规行 D–D 二聚体检测（ELISA 法），据以做出可能的排除诊断。

（5）超声检查可以迅速得到结果并可在床旁进行，虽一般不能作为确诊方法，但对于提示 PTE 诊断和排除其他疾病具有重要价值，宜列为疑诊 PTE 时的一项优先检查项目。若同时发现下肢深静脉血栓的证据则更增加了诊断的可能性。

2. 对疑诊病例合理安排进一步检查以明确 PTE 诊断

（1）有条件的单位宜安排核素肺通气 / 灌注扫描检查或在不能进行通气显像时进行单纯灌注扫描，其结果具有较为重要的诊断或排除诊断意义。若结果呈高度可能，对 PTE 诊断的特异性为 96%，除非临床可能性极低，基本具有确定诊断价值；结果正常或接近正常时可基本排除 PTE；如结果为非诊断性异常，则需要做进一步检查，包括选做肺动脉造影。

（2）螺旋 CT/ 电子束 CT 或 MRI 有助于发现肺动脉内血栓的直接证据，已成为临床上经常应用的重要检查手段。有专家建议，将螺旋 CT 作为一线确诊手段，应用中需注意阅片医师的专业技能与经验对其结果判读有重要影响。

（3）肺动脉造影目前仍为 PTE 诊断的“金标准”与参比方法。需注意该检查具有侵入性，费用较高，而且有时其结果亦难于解释。随着无创检查技术的日臻成熟，多数情况下已可明确诊断，故对肺动脉造影的临床需求已逐渐减少。

3. PTE 病因诊断

（1）对某一病例只要疑诊 PTE，即应同时运用超声检查、核素或 X 线静脉造影、MRI 等手段积极明确是否并存 DVT。若并存，需对两者的发病联系做出评价。

（2）无论患者单独或同时存在 PTEDVT，应针对该例情况进行临床评估，并安排相关检查以尽可能地发现其危险因素，并据以采取相应的预防或治疗措施。

4. 诊断的“灰区”问题　危重 PTE 进展迅速，其中多数在发病后 2 h 内死亡。由于血流动力学状态不稳定，且随时面临复苏可能，常无法进行影像学诊断。同时，一些患者的基础疾病状态也限制了对其进行完善的 PTE 诊断。国外有关于 PTE 床旁诊断策略的研究，包括 D–D 二聚体结合肺血分流指标等。超声检查可在床旁进行，对于提示 PTE 诊断和排除其他疾病具有重要价值，宜列为疑诊 PTE 时的一项优先检查项目。若发现下肢 DVT 的证据，则可增加诊断的可能性。超声心动图检查除发现右心功能不全的间接证据外，还可观察到血栓的直接证据。但迄今为止尚没有有效的 PTE 床旁确诊方法。

PTE 诊断的“灰区”（Gray Zone），即临床上高度怀疑 PTE，但由于病情较重难以进行相关检查，或是由于条件限制不能进行相关检查而缺乏确诊依据，或是根据已有的检查措施不能提供确切的诊断依据。对此类患者在诊断观念上宜“宁信其有，勿信其无”。在能比较充分地排除其他可能的诊断，且无显著出血风险的前提下，可给予抗凝治疗。对于个别已影响血流动力学、对生命构成威胁的严重且高度可疑 PTE 的病例，甚至可以进行溶栓治疗，以免延误病情，但在临床上需要向患者或其家属交代清楚，并在知情同意书上签字后，方可进行。

（三）鉴别诊断

PTE 通常应与以下几种情况进行鉴别。

1. 慢性阻塞性肺疾病（COPD）急性发作　COPD 所致肺心病合并 PTE 并不少见，但由于易与 COPD 急性发作相混淆，诊断较困难。COPD 合并肺血栓栓塞（FIE）的主要临床特点是在呼吸道感染无明显变化的情况下，又无其他严重并发症证据时，患者呼吸困难突然加重，常规治疗措施无效，右心衰竭明显加重，血压降低，可能出现双下肢非对称性水肿。血气变化的特征是低氧血症加重，而二氧化碳潴留则矛盾性减轻，由于心输出量下降及氧含量降低，可合并代谢性酸中毒。

2. 肺炎　急性 PTE 患者可表现为发热、胸痛、咳嗽、白细胞增多、X 线胸片示肺部浸润性阴影等，易与肺炎相混淆。不明原因的肺部阴影或抗生素治疗无效的肺炎在临床处理过程中应考虑到 PTE 可能，尤其是存在较明显的呼吸困难症状、典型的动脉血气异常时；X 线胸片显示部分区域肺血管纹理稀疏及肺动脉高压的相应影像学改变时，应考虑进行相关检查。

3. 冠状动脉粥样硬化性心脏病　患者 PTE 可表现为心绞痛样胸痛、呼吸困难、休克等症状。ECG

常可出现Ⅱ、Ⅲ、aVF导联ST段、T波改变，甚至$V_{1\sim4}$导联呈现“冠状T波”等改变，并可出现心肌同工酶升高。临床上常容易诊断为冠状动脉供血不足或心内膜下心肌梗死，而忽略了PTE的诊断，尤其是年龄较大的急性肺栓塞患者更易被诊断为冠心病。此时应注意患PTE者ECG表现除ST段、T波改变外，同时还可见右心室负荷升高的相应表现，如明显的电轴右偏或$S_{Ⅰ}Q_{Ⅲ}T$征及“肺型P波”等。而PTE的ECG改变缺乏心肌梗死的典型动态演变。当肺循环阻力明显下降时，其心电图异常可在短期内恢复。心脏彩超检查可见肺动脉增宽、右心室扩张和室壁节段运动异常等。

4. 主动脉夹层 急性PTE患者可表现为剧烈胸痛，胸片可见上纵隔增宽（上腔静脉扩张引起），胸腔积液等改变。部分患者可表现为休克症状，须与主动脉夹层相鉴别。后者多有高血压病史，疼痛与呼吸运动无关，疼痛范围较广泛，呼吸困难和发绀表现不明显。心脏彩超和胸部CT检查有助于鉴别诊断。

5. 其他原因导致的胸腔积液 约1/3的PTE患者可发生胸腔积液，临床上易被误诊为结核性胸膜炎，并给予长期抗结核治疗。伴有胸腔积液的PTE患者多缺乏结核病的全身中毒症状，胸腔积液多为血性，量少、吸收快（多在1～2周内自然吸收），X线胸片同时可见吸收较快的肺内浸润性阴影。

6. 其他原因所致休克 大面积PTE发生休克时，病情危重，病死率高，病情发展较快，须及时做出判断。PTE所致心外梗阻性休克的特点是静脉充盈压升高，因此较易与感染中毒性休克和低血容量性休克相鉴别。急性右心功能不全、心包填塞和严重左心功能不全引起的休克也可表现为严重呼吸困难和静脉压升高，床旁心脏彩超有助于鉴别诊断。

7. 其他原因所致的晕厥 大面积PTE导致急性右心功能衰竭，使左心室充盈受限、心排血量减少、脑动脉供血不足或PTE导致血流动力学不稳定引起严重心律失常所致，有13%的患者以晕厥作为首发表现。PTE致晕厥应与迷走反射性晕厥及心源性晕厥（如严重心律失常、肥厚型心肌病）相鉴别。单纯性晕厥多见于体质瘦弱的女性，多有诱因及前期症状，容易在炎热、拥挤的环境，疲劳状态下发生；排尿性晕厥多见于青年男性，发生于排尿时或排尿后。

咳嗽性晕厥多见于存在慢性肺病的中老年男性；心源性晕厥多有心脏病史，晕厥发生突然，发作时心电图呈心动过缓、室扑或室颤甚至停搏。部分大面积PTE表现为癫痫样发作和短暂的晕厥，而且病程长者可因下肢深静脉血栓的长期慢性脱落，造成反复的癫痫样小发作，往往被误诊为癫痫而长期服用抗癫痫药。对不明原因晕厥者应注意有无DVT危险因素及低氧血症（或严重发绀），并警惕PTE的发生。

8. 其他类型栓子引起的肺栓塞 除血栓栓子外，其他栓子也可以引起肺栓塞，包括脂肪栓塞、空气栓塞、肿瘤栓塞和羊水栓塞等。多数情况下根据致病因素的不同和临床表现的差异较容易进行鉴别诊断。例如，脂肪栓塞多在长骨骨折后迅速出现，肺损伤明显，而骨折后并发PTE一般在4天后才出现；空气栓塞的发生多与静脉穿刺有关；羊水栓塞常为病理产科的并发症，以DIC为主要临床特征；肿瘤栓塞时可发现肿瘤的相应证据，由于肿瘤患者易并发PTE，所以急性期诊断较困难，应进行动态观察，远期可见肿瘤浸润性生长。

9. 肺血管占位性病变 在某些情况下，肺动脉平滑肌肉瘤在影像学上也可以表现为充盈缺损或通气灌注显像出现灌注不良，在影像学上往往难以区分。当影像学检查提示存在主肺动脉和单侧肺血管或单侧优势血管阻塞时，应该注意排除其他异常病变的可能性，如肺动脉肉瘤、血管炎、肿瘤病变、纵隔纤维化等。手术或血管镜检查是最后的确诊方法。

10. 其他 此外急性左心衰、食管破裂、气胸、纵隔气肿、支气管哮喘、骨折、肋软骨炎和高通气综合征也可表现为呼吸困难、胸痛，也应与肺栓塞仔细鉴别。

六、治疗

（一）一般处理

患者绝对卧床，保持大便通畅，避免用力；对于胸痛、发热、咳嗽等症状可采用相应的对症治疗。对有低氧血症的患者，吸氧或机械通气。右心功能不全者可予多巴酚丁胺和多巴胺；若出现血压下降，可增大剂量或使用肾上腺素等。

（二）溶栓治疗

1. 适应证　适用于大面积肺栓塞，即因栓塞所致休克和，或低血压的病例。对于次大面积肺栓塞，即血压正常但超声心动图显示右心室运动功能减退的病例，若无禁忌证可以进行溶栓，对于血压和右心室运动均正常的病例不推荐进行溶栓，溶栓的时间窗一般为 14 天。

2. 禁忌证　绝对禁忌证有活动性内出血。相对禁忌证有二周内的大手术、分娩、器官活检或不能压迫止血的血管穿刺；2 个月内的缺血性脑卒中；10 天内的胃肠道出血；15 天内的严重创伤；1 个月内的神经外科或眼科手术；难于控制的重度高血压（收缩压 > 180 mmHg，舒张压 > 110 mmHg），近期曾行心肺复苏；妊娠；细菌性心内膜炎；严重肝肾功能不全；糖尿病出血性视网膜病变等。对于大面积 PTE，属上述绝对禁忌证。

3. 主要并发症　为出血。溶栓前配血宜置外周静脉套管针，避免反复穿刺血管。

4. 治疗方案　以下方案与剂量供参考使用。

（1）尿激酶：负荷量 4 400 IU/kg，静脉推注 10 min，随后以 2 200 IU/（kg·h），持续静脉滴注 12 h，另可考虑 2 h 溶栓方案；以 20 000 IU/kg 量持续滴注 2 h。

（2）链激酶：负荷量 250 000 IU，静脉注射 30 min，随后以 100 000 IU/h，持续静脉滴注 24 h。链激酶具有抗原性，故用药前须肌内注射苯海拉明或地塞米松，以防止过敏反应。

（3）rt–PA：　50 ～ 100 mg 持续静脉滴注 2 h。

使用尿激酶、链激酶溶栓期间勿用肝素。对以 rt–PA 溶栓时是否需停用肝素无特殊要求。溶栓治疗结束后，应每 2 ～ 4 h 测定一次凝血酶原时间或活化部分凝血酶时间（APTT）。

（三）抗凝治疗

当 APTT 水平低于正常值的 2 倍，即应重新开始规范的肝素治疗，为 PTE 的基本治疗方法。抗凝药物主要有肝素、低分子肝素和华法林（Warfarin）。抗血小板药物的抗凝作用尚不能满足 PTE 或 DVT 的抗凝要求。

1. 肝素　临床疑诊 PTE 时，即可使用肝素或低分子肝素进行有效的抗凝治疗。应用肝素 / 低分子肝素前应测定基础 APTT、凝血酶原时间（PT）及血常规（含血小板计数，血红蛋白）；注意是否存在抗凝的禁忌证，如活动性出血、凝血功能障碍、未控制的严重高血压等。对于确诊的 PTE 病例，大部分为相对禁忌证。普通肝素的推荐用法：予 3 000 ～ 5 000 IU 或按 80 IU/kg 静脉推注，继之以 18 IU/（kg·h）持续静脉滴注。在开始治疗后的最初 24 h 内每 4 ～ 6 h（常为 6 h）测定 APTT，根据 APTT 调整剂量，尽快使 APTT 达到并维持于正常值的 1.5 ～ 2.5 倍。达稳定治疗水平后，改每天测定 APTT 一次。使用肝素抗凝务求达到有效水平。若抗凝不充分将严重影响疗效并可导致血栓复发率的显著增高，可参考表 4–1 调整肝素用量。

表 4–1　根据 APTT 监测结果调整静脉肝素用量的方法

APTT	初始剂量及调整剂量	下次测定的间隔时间 /h
治疗前测基础 APTT	初始剂量：80 IU/kg 静脉推注，然后按 18 IU/（kg·h）静脉滴注	4 ~ 6
APTT > 35 s（> 1.2 倍正常值）	予 80 IU/kg 静脉推注，然后增加静脉滴注剂量 4 IU/（kg·h）	6
APTT35 ~ 45 s（1.2 ~ 1.5 倍正常值）	予 40IU/kg 静脉推注，然后增加静脉滴注剂量 2 IU/（kg·h）	6
APTT46 ~ 70 s（1.5 ~ 2.3 倍正常值）	无须调整剂量	6
APTT71 ~ 90 s（2.3 ~ 3.0 倍正常值）	减少静脉滴注剂量 2 IU/（kg·h）	6
APTT > 90 s（> 3 倍正常值）	停药 1 h，然后减少剂量 3 IU/（kg·h）后恢复静脉滴注	6

肝素亦可用皮下注射方式给药，一般先予静脉注射负荷量 3 000 ~ 5 000 IU，然后按 250 IU/kg 剂量每 12 h 皮下注射一次。调节注射剂量使在下一次注射前 1 h 内的 APTT 达到治疗水平。APTT 并不是总能可靠地反映血浆肝素水平或抗栓效果。若有条件测定血浆肝素水平，使之维持在 0.2 ~ 0.4 IU/mL（鱼精蛋白硫酸盐测定法）或 0.3 ~ 0.6 IU/mL（Amidolytic Assay），可作为调整肝素剂量的依据。

肝素可能会引起血小板减少症（Heparin-induced Thrombocytopenia，HIT），若血小板持续降低达 30% 以上，或血小板计数 < 100 000/mm^3，应停用肝素。

2. 低分子肝素（LMWH） 不需监测 APTT 和调整剂量，但对过度肥胖者或孕妇监测血浆抗 Xa 因子活性，并据调整用量。

法安明：200 IU/（kg · d），皮下注射。单次剂量不超过 18 000 IU。

克赛：1 mg/kg 皮下注射，12 h1 次；或 1.5 mg/（kg · d）皮下注射，单次总量不超过 180 mg。

速避凝：86 IU/（kg · d），皮下注射。

3. 华法林 可以在肝素开始应用后的第 1 ~ 3 d 加用，初始剂量为 3.0 ~ 5.0 mg。由于肝素需至少重叠 4 ~ 5 d，当连续 2 d 测定的国际标准化比率（INR）达到 2.5（2.0 ~ 3.0）时，或 PT 延长至 1.5 ~ 2.5 倍时，即可停止使用肝素，单独口服华法林治疗。疗程至少 3 ~ 6 个月。定期检测 INR 维持在 2 ~ 3 水平。对于栓子来源不明的首发病例，需至少给予 6 个月的抗凝；对癌症、抗心脂抗体综合征、抗凝血酶Ⅲ缺乏、复发性 VTE、易栓症等，抗凝治疗 12 个月或以上，甚至终生抗凝。妊娠期间禁用华法林，可用肝素或低分子量肝素治疗。

第三节 急性肺损伤与急性呼吸窘迫综合征

一、概述

急性肺损伤（Acute Lung Injury，ALI）与急性呼吸窘迫综合征（Acute Respiratory Distress Syndrome，ARDS）是指由心源性以外的各种肺内、外致病因素导致的急性、进行性呼吸衰竭。主要病理特征为由于肺微血管通透性增高而导致富含蛋白质的液体渗出，从而导致肺水肿及透明膜形成，可伴有肺间质纤维化。以肺容积减少、肺顺应性降低、严重的通气，血流比例失调为病理生理特征，临床上表现为顽固性低氧血症和呼吸窘迫，肺部影像学上表现为非均一的渗出性病变。ALI 和 ARDS 为同一疾病过程的两个阶段，ALI 是肺损伤综合征病情相对较轻的阶段，而 ARDS 为病情较严重阶段。

二、病因

多种危险因素可诱发 ALI/ARDS，可分为以下几类。

1. 直接肺损伤因素

（1）吸入胃内容物：淡水、海水等。

（2）弥散性肺部感染：细菌、病毒、肺囊虫、真菌、钩端螺旋体等。

（3）吸入损伤性气体：高浓度氧、光气、烟雾、SO_2。

（4）肺挫损。

2. 间接肺损伤因素

（1）全身炎症反应综合征：是由严重感染、多发性创伤、出血性休克、胰腺炎、组织损伤等引起的全身炎症过程。

（2）代谢紊乱：肝衰竭、尿毒症、糖尿病酮症酸中毒等。

（3）药物过量：麻醉药、美沙酮、秋水仙碱等。

（4）妇产科疾病：羊水栓塞、子痫及子痫前期。

（5）其他：心肺转流术、器官移植、心律转复术等。病因不同，ARDS 患病率也明显不同。严重感染时 ALI/ARDS 患病率可高达 25% ~ 50%，大量输血可达 40%，多发性创伤达到 11% ~ 25%，而严重误吸时，ARDS 患病率也可达 9% ~ 26%。同时存在 2 个或 3 个危险因素时，ALI/ARDS 患病率进一步升高。另外，危险因素持续作用时间越长，ALI/ARDS 的患病率越高，危险因素持续 24 h、48 h、72 h 时，ARDS 患病率分别为 76%、85% 和 93%。

三、发病机制

ALI/ARDS 的发病机制仍不十分清楚。除有些致病因素对肺泡膜的直接损伤外，更重要的是多种炎症细胞及其释放的炎症介质和细胞因子介导的肺炎症反应，最终引起肺泡膜的损伤、通透性增加和微血栓形成；并可造成肺泡上皮表面活性物质减少或消失，加重肺水肿和肺不张，从而引起肺的氧合功能障碍，导致顽固性低氧血症。ARDS 的发病机制有如下特点：①感染、创伤等引起的全身炎症反应，在 ARDS 的发生过程中起到重要作用；②中性粒细胞在肺内的聚齐、激活，并通过"呼吸爆发"释放氧自由基、蛋白酶和炎性介质，以及巨噬细胞、肺毛细血管内皮细胞的参与是 ALI 和 ARDS 发病的重要细胞学机制；③肺内炎性介质和抗炎性介质的平衡失调，是 ALI 和 ARDS 发生、发展的关键环节；④ ARDS 损害肺脏的气体交换和代谢功能，后者又可加剧 ARDS 的病变进展；⑤治疗不当可加重 ALI，如长时间吸入高浓度氧、机械通气使用较大潮气量或过高的气道压等均可加重 ALI。最近对 ARDS 发病机制的主要认识为：ARDS 的病程实质上是一种肺的炎性反应过程。炎症反应涉及细胞和体液两大因素。参与反应的细胞主要为中性粒细胞、单核—巨噬细胞、血管内皮细胞等；体液因素包括各种细胞因子、脂类介质、氧自由基、蛋白酶、补体系统、凝血与纤溶系统等。

1. 中性粒细胞（PMN）的作用　PMN 是参与机体炎症反应的主要细胞，ARDS 时 PMN 在肺内微血管大量聚集；继之与血管内皮细胞黏附，释放氧自由基、脂类介质、蛋白酶等炎性介质，损伤肺泡毛细血管膜，导致通透性肺水肿，为 ALI 的重要发病机制。

2. 单核－巨噬细胞的破坏作用　单核－巨噬细胞不仅具有吞噬作用，还有介导炎性反应、参与组织的损伤与修复等多种效应。实验证实，PMN 及补体系统参与 ARDS 的急性反应，PMN 数分钟可活化，持续数分钟至数小时，PMN 迅速释放贮于颗粒中的酶。巨噬细胞则 2 ~ 3 h 后开始缓慢合成释放细胞因子 IL–1、TNF–a 等，作用于 PMN、内皮细胞、成纤维细胞及血小板，延迟释放介质，在较长时间内合成并释放蛋白酶，使初期迅速发生的全身反应变为巨噬细胞参与的慢性局部炎症反应。

3. 血管内皮细胞　肺血管内皮细胞（EC）损伤是 ARDS 发生的早期环节。EC 不仅作为被动的靶细胞，而且通过其屏障和分泌功能影响 ALI 的发生、发展。血小板活化因子、氧自由基、白介素、白三烯等介质既可直接损伤 EC，又可通过升高 EC 内的钙离子引起 EC 收缩和细胞间裂隙形成，增加血管的通透性，后者是 ALI 发生的重要机制。增加细胞内 cAMP 浓度的药物，如丁二酰 cAMP、己酮可可碱等能够稳定细胞骨架，降低血管通透性。EC 除合成和释放血小板活化因子、IL–I 等介质外，还分泌前列环素、一氧化氮（NO）、内皮素等血管活性物质参与 ARDS 的发病过程。ARDS 患者常有凝血和纤溶系统激活，尸检发现肺微血栓形成是其特点。实验证实，纤维蛋白及其降解产物既直接损伤 EC，又激活 PMN、AM 释放炎性介质参与 ALI。生理情况下，EC 表面凝血和抗凝血机制并存，处于动态平衡，IL–I、TNF–a 等介质均可作用于 EC，导致 EC 凝血机制亢进，促进血栓形成。

4. 肺泡Ⅱ型上皮细胞　ALI 过程中，Ⅱ型上皮细胞有不同程度的损伤，出现肺表面活性物质（PS）合成减少、消耗增多、活性降低、灭活过快等变化，结果促使肺泡陷闭，加重间质和肺泡水肿。

另外，多种细胞因子和生物活性物质参与 ALI 的过程，主要包括氧自由基、花生四烯酸、血小板活化因子、白介素、肿瘤坏死因子、生长因子、纤溶凝血系统、补体系统、蛋白溶解酶和肺表面活性物质。虽然还没完全阐明这些细胞因子和生物活性物质与 ARDS 发病的确切关系，但其在 ARDS 的发病过程中起了重要的作用，有助于解释很多现象。

四、临床表现

ARDS 多发生在严重感染、创伤、误吸有毒气体或胃内容物等原发病发展过程中，易误诊为原发病情加重而被忽视。一般认为，ALI/ARDS 具有以下临床特征。

1. 急性起病　在直接或间接肺损伤后 12 ~ 48 h 内发病，且 ARDS 一旦发病，很难在短时间内控制，因为修复肺损伤的病理改变通常需要 1 周以上的时间。

2. 呼吸窘迫　是 ARDS 最常见的症状，主要表现为气急和呼吸频率加快，呼吸频率大多为 25 ~ 50 次 /min，其严重程度与基础呼吸频率和肺损伤的严重程度有关。

3. 发绀　因缺氧的加重，口唇和指甲发绀越来越明显，常规吸氧后发绀难以纠正。

4. 咳痰　咳血痰或血水样痰。

5. 体征　肺部体征无特异性，急性期双肺可闻及湿啰音或呼吸音减低；其余体征为原发病的体征。

五、辅助检查

1. 动脉血气分析　典型的改变为 PaO_2 降低，$PaCO_2$ 降低，pH 升高。PaO_2 常低于 8kPa，即使吸入氧浓度（FiO_2）> 50%，PaO_2 仍低于 50 mmHg，可作为诊断 ARDS 的一项重要依据。$PaCO_2$ 在发病早期因过度通气常降低，常低于 50 mmHg 或更低，出现呼吸性碱中毒。晚期肺泡通气量减少，$PaCO_2$ 多升高，出现呼吸性酸中毒，提示病情危重。氧合指数 PaO_2/FiO_2 降低是诊断 ARDS 的必要条件，正常值为 400 ~ 500 mmHg，在 ALI 时≤ 300 mmHg，ARDS 时≤ 200 mmHg。

2. 胸部 X 线征象　早期胸部 X 线可无特异性，或呈轻度间质改变，表现为边缘模糊的肺纹理增多。继之出现双肺小斑片状影，并趋于融合，外带病变常比内带病变严重。晚期出现双肺广泛分布大片融合影，双肺野普遍变白，伴有气管充气相，心脏边缘不清或消失，称为“白肺”。1 ~ 2 周后，肺泡的渗出开始吸收并可伴有肺纤维细胞增生，随访胸片时可见阴影逐渐吸收和肺纤维化的表现。

3. 血流动力学监测　ARDS 时，平均肺动脉压常增高，> 2.67 kPa（20 mmHg）；肺楔压（PWP）常 < 1.60 kPa（12 mmHg）。若 PWP > 2.40 kPa（18 mmHg），则提示左心功能不全。故 PWP 有助于鉴别肺水肿的产生是由于左心功能不全或 ARDS 所致，抑或两者同时存在。对于了解机械通气如 PEEP 对循环功能的影响，也是有用的监测指标。

4. 床旁肺功能的监测　ARDS 时肺顺应性降低，无效腔通气量比例增加，但无呼吸气流受限。肺顺应性的改变对病情严重性的评价和疗效判断有一定的意义。

六、诊断

1. ALI 的诊断标准

（1）急性起病。

（2）氧合指数（$PaO2/FiO_2$）≤ 200 mmHg［不管呼气末正压（PEEP）水平］。

（3）正位 X 线胸片显示双肺均有斑片状阴影。

（4）肺动脉楔压≤ 18 mmHg，或无左心房压力增高的临床证据。如 PaO_2/FiO_2 ≤ 300 mmHg 且满足上述其他标准，则诊断为 ALI。

2. ALI/ARDS 的诊断标准

（1）有发病的高危因素。

（2）急性起病，呼吸频数和 / 或呼吸窘迫。

（3）低氧血症：ALI 时动脉血氧分压（PaO_2）/ 吸氧浓度（FiO_2）≤ 300 mmHg；ARDS 时 PaO_2/FiO_2 ≤ 200 mmHg。

（4）胸部 X 线检查两肺浸润影。

（5）肺毛细血管楔压（PCWP）≤ 18 mmHg 或临床上能排除心源性肺水肿。凡符合以上 5 项可以诊断为 ALI 或 ARDS。与欧美诊断标准相比，进一步强调了发病的高危因素和临床症状。

七、鉴别诊断

临床尚需与急性心源性肺水肿、间质性疾病和急性肺栓塞等常见病进行鉴别。

1. 心源性肺水肿鉴别要点见表 4–2。

表 4–2　急性心源性肺水肿与 ALI/ARDS 的鉴别要点

	急性心源性肺水肿	ALI/ARDS
年龄	老年多见	老年相对少见
基础疾病	心血管疾病、糖尿病	感染、创伤等
病程	突发多见	进行性进展
呼吸困难	相对较轻，不能平卧	较重，多有呼吸窘迫，能平卧
体征	双下肺湿啰音多，实变体征不明显	湿啰音少，不固定，后期实变体征较明显
胸片	呈弥散性改变，病变相对均匀，双肺门蝶形影为典型改变	早期无改变或肺纹理增多；中晚期有渗出影，“白肺”和支气管气相等实变征象，病变不均一
低氧血症	较轻，吸氧后改善明显	较重，常规吸氧反应不佳
治疗反应	对抗心力衰竭治疗反应明显	对抗心力衰竭治疗反应差
PAWP	升高	大部分正常，少部分可轻度增高

2. 肺栓塞　肺栓塞患者往往存在一种或多种静脉血栓形成的危险因素，如下肢静脉血栓、手术后卧床、肿瘤等，临床表现为呼吸困难及气促、胸痛、咯血、咳嗽、烦躁不安、惊恐等，心电图和心脏彩超均显示右心负荷加重表现，CT 肺动脉造影可明确诊断。

3. 弥散性肺部感染　很多病原微生物和寄生虫可引起弥散性肺部感染，均可引起发热和白细胞增高，以及两肺斑片状阴影，严重者还可引起难以纠正的低氧血症，与 ARDS 引起的改变相似。但肺部感染中某些病原生物可伴有特征性改变，如寄生虫感染可伴有嗜酸性粒细胞增多。此外，单纯弥散性肺部感染 X 线胸片大多不是双肺对称的浸润性阴影，很少伴肺水肿。即使两者均可有低氧血症，但肺感染的发病和病程进展也较 ARDS 缓慢，对抗生素治疗的反应和预后均较好。

八、治疗

（一）呼吸支持治疗

机械通气是治疗 ARDS 的主要方法，目的是维持基本的气体交换，而能降低吸氧浓度，并尽量减少机械通气的并发症，其应用以维持生理功能为目标。

1. 模式　开始时可用容量切换通气（VCV），用辅助 / 控制通气（A/C）模式，亦可用 IMV（间歇强制通气）。

2. 参数　治疗初可先用下列参数：FiO_2 100%；潮气量（VT）6 ~ 10 mL /kg；PEEP ≤ 5 cmH_2O；吸气流量 60 L/min。目标使氧饱和度（SaO_2）≥ 90%，预防气道压增高的并发症。

3. 允许性高碳酸血症通气（PHV）

（1）PHV 原则：PHV 可通过减少 V_T、通气频率，进行机械通气治疗，因而可能出现高碳酸血症。PHV 减少了每分通气量、PAP、呼吸道平台压（P_{plat}），但 MAP、静态肺顺应性和氧合无变化。PHV 可有轻度代偿性酸中毒，但对肺血管阻力、体循环血管阻力、心脏指数、氧运输量和 VO_2 无影响。ARDS 治疗中允许高碳酸血症存在的理由如下。

①高碳酸血症的存在使 ALI/ARDS 的低氧血症可通过最大限度地补充氧来纠正。

②一定水平的机械低通气并不代表通气衰竭的加重。

③机械通气期间，呼吸性酸中毒没有明显的不良反应，$PaCO_2$ 的逐渐增加（< 100 mmHg），患者多能耐受。

④病肺的气体交换障碍，如用高通气的方法企图达到正常 $PaCO_2$ 水平，可引起肺损伤的加重。

（2）PHV 方法如下。

① PEEP：把 PEEP 调至肺泡扩张的最佳点，用肺顺应性监测时，肺膨胀到该点后，肺顺应性曲线

开始下降，此时如增加通气压力，只能扩张已经打开的肺泡。此点亦可用静态容积－压力曲线、吸气气道压－时间曲线等方法确定。

② V_T：6 ~ 7 mL /kg，维持 P_{plat}30 cmH_2O。

③通气频率 14 ~ 20 次 /min，一般不超过 30 次 /min。如用体外二氧化碳移出法（$ECCO_2R$），通气频率 3 ~ 5 次 /min，让肺脏充分“休息”。

④呼吸性酸中毒处理：①镇静患者，等待患者自身体内对酸血症代偿调节。一般认为 pH > 7.25 不用处理，有报道 pH > 7.05 时都没有明显的不利影响；②降温、限制糖摄入以减少 CO_2 产生；③静脉注射碳酸氢钠纠正酸血症；④气管内新鲜气体吹入法，洗出解剖无效腔的 CO_2，可降低 5 ~ 10 mmHg。

4. PEEP　治疗 ARDS 的重要方法之一，可增加肺容量，保持肺泡的张开，减少肺内分流和改善氧合。使用 PEEP 从低压开始，增加幅度每次 3 ~ 5 cmH_2O，至 15 cmH_2O 为止。使 SaO_2 > 90%，FiO_2 < 60%，气道峰压（PAP）< 40 ~ 45 cmH_2O。

最佳 PEEP 的选择：最佳 PEEP 是指治疗作用最佳，而不良反应最小时的 PEEP。机械通气时的最佳 PEEP 应满足以下条件：①动脉血氧合最好；②组织氧输送量最多；③导致呼吸机所致肺损伤（VILI）的危险性最小；④肺胸顺应性最好；⑤呼吸功最省。临床上要发现满足上述 5 项条件的最佳 PEEP 相当不容易，以下方法可用于 PEEP 的选择。

（1）描绘患者的压力－容量（P-V）曲线：早期 ARDS 静态吸气相 P-V 曲线上存在着曲折点，代表绝大多数肺泡在吸气相重新复张后，导致肺的顺应性突然增加。应用曲折点压力作为 PEEP 值已经成为一种精确滴定 PEEP 的方法。

（2）应用潮气顺应性来指导 PEEP 的选择：潮气顺应性 = V_T/（平台压 -PEEP），在 V_T 不变的情况下，每次增加 < PEEP 观察平台压的变化。如平台压的增加 < PEEP 的增加，说明顺应性的改善；如平台压的增加 > PEEP 的增加，说明顺应性降低。理想的 PEEP 应该使肺潮气顺应性达最佳时的 PEEP。

5. ARDS 通气模式的选择

（1）压力控制通气：尚无研究表明何种通气模式对 ARDS 治疗最好。目前推荐应用压力控制通气（PCV），具体方法为：选择 PCV 模式，固定最大吸气压（气道峰压）在 30 ~ 35 cmH_2O，开始时加 8 cmH_2O 的 PEEP，然后逐步增加 PEEP 水平，维持最大吸气压不变，允许 VT 减少，直到某一点，此时潮气顺应性从增加到减低，则确定为理想 PEEP 值。

（2）容量控制通气（VCV）：选用 VCV 模式来通气，则必须预设小潮气量（5 mL /kg），采用减速流量波形，预设较低的压力报警限（< 35 ~ 40 cmH_2O）和密切监测气道平台压。

（3）补充自主呼吸用力的通气新模式：现代机械通气的趋势是结合而不是废弃自主呼吸。这些新模式包括成比率辅助通气（PAV）、气道压力释放通气（APRV）和双相气道正压（BiPAP）。其优点是：①通气较自然，可降低气道峰压；②血流动力学较稳定，对重要脏器功能影响少；③增加呼吸频率，有利于改善和促使不张和萎陷的肺泡复原；④人－机同步较好，可减少镇静剂、肌松剂的应用。

6. 俯卧位机械通气　俯卧位机械通气能够取得较好的肺气体交换的改变。

7. 无创通气支持　采用无创通气机进行加压面罩通气，包括 CPAP、BPAP、PSV、SIMV 等一系列的通气方式均在临床被广泛采用，并取得了较好的临床效果。

8. 肺复张手法（Recruitment Maneuver，RM）　在机械通气过程中间断地给予高于常规平均气道压的压力并维持一定的时间，其作用一方面可使更多的萎陷肺泡复张，另一方面还能防止小潮气量通气所带来的继发性肺不张。目前的动物实验和初步的临床应用经验表明，RM 能达到改善氧合、提高肺顺应性并减少肺损伤的目的。

实施 RM 最简单的方法是采用“叹气（Sigh）”功能，但其作用不持久。应用较多的方法是采用持续肺充气（Sustained Insufflation，SI），即间断地将平均气道压在 3 ~ 5 s 内升高到 30 ~ 40 cmH_2O，持续 15 ~ 30 s 后，再恢复到实施 SI 之前的压力水平。在使用常规机械通气时，可转换到 CPAP 模式，通过调节 CPAP 压力使之达到 RM 所需的压力水平。

实施 RM 需要注意：① ARDS 早期应用 RM 效果较好，而中、晚期 ARDS，或者 ARDS 的肺损伤原因直接来自于肺部病变（如严重肺炎、肺挫伤等），即肺内 ARDS，由于肺实质严重损伤、实变或明显纤维化形成，RM 的效果有限；②胸壁顺应性较差（如肥胖、胸廓畸形、腹胀等）对肺泡复张有限制作用，使 RM 的效果下降；③如果吸氧浓度过高，复张的肺泡可能会因为氧气吸收过快而在短时间内再次萎陷，因此，复张后吸氧浓度应尽可能降低至可以维持基本氧合的最低水平：④ RM 采用的时限和压力水平尚无统一意见。若 RM 持续时间 < 10 s，压力幅度低于 10 cmH_2O，则氧合改善不明显；但若 RM 持续时间过长、压力过高，则会出现过性高碳酸血症、血压降低，并可能引起气压伤。常用的 RM 持续时间为 15 ~ 30 s，压力水平为 25 ~ 40 cmH_2O。

（二）肺外支持治疗

1. 胃肠道　及早给予胃肠道进食、建立完整的胃肠道屏障、恢复胃肠道菌群失调是 ARDS 整体治疗的一个关键因素。尽早给予胃肠道进食，是为了恢复胃肠道的功能，同时给予一些正常菌群（如乳酸杆菌、双歧杆菌、大肠杆菌等），以补充在大量应用抗生素和禁食时急剧减少的正常菌群。给予谷胺酰胺（一种胃肠道 DNA 合成的前体，只可由胃肠道摄取，目前尚无静脉制剂）以补充快速更新的胃肠道黏膜，尤其是小肠黏膜屏障的完整。

2. 液体管理　早期限水和利尿是必要的，液体管理应行血流动力学检测，有可能应把肺动脉楔压降至最低点而保证足够的心排血量；并应防止循环血量减少，低血容量是限水或利尿的反指征。总之，在维持内环境稳定，全身血流动力学满足机体代谢需要的前提下，尽量保持肺处于“干一些”的状态，有利于 ARDS 肺功能的恢复。

3. 抗生素的合理应用　ARDS 并发肺部感染后，在治疗开始可根据经验试用抗生素，培养结果出来后，再选用有效的抗生素。

4. 注意维持内环境稳定　内环境包括水（容量、细胞内、细胞外、间质、各腔隙）的正常，酸碱、各种电解质的正常，是维持整体环境得以改善的基础条件。

5. 营养支持疗法　注意营养补充，以避免发生多脏器功能衰竭、呼吸肌疲劳和免疫功能减退而增加死亡率。应尽早采取经胃肠道补充营养，也可采用静脉内输入的方法进行营养支持疗法。通常成人每日应供应热量 20 ~ 40 kcal/kg（1cal = 4.186 8 J），其中蛋白 1.5 ~ 2.5 g/kg，脂肪热量应占总热量的 20% ~ 30%。补充支链氨基酸可刺激呼吸中枢和改善呼吸功能。

（三）ARDS 的药物治疗

1. 糖皮质激素　ARDS 早期用大剂量皮质激素并无益处，而在 ARDS 纤维化期（起病后 5 ~ 10 d）或患者血液或肺泡灌洗液嗜酸性细胞增高是激素治疗的适应证。

2. 胶体溶液的应用　ARDS 晚期肺损伤阶段，如肺泡和上皮细胞渗透障碍已修复，此时应用胶体溶液可增加血管内胶体渗透压，有利于肺间质内液体的回吸收。

3. 血管活性药物的应用　ARDS 时肺血管阻力增高，心功能减退，可应用血管扩张剂，如硝普钠与硝酸甘油等。虽然血管活性药物可以舒张肺血管，但也使肺内分流增加，因而可加重低氧血症。另外，因体循环血管同时扩张，右心室的灌注可减少，使右心室的功能进一步减退。只有当肺血管严重痉挛时，才应用血管活性药物。

4. 外源性表面活性物质　外源性表面活性物质对婴儿 ARDS 效果很好。但成人量多正常，主要是质的异常。推测外源性表面活性物质可改善气腔的稳定性且有抗菌及免疫特性。因此，其作用包括减少气道压力，改善通气和减少院内肺炎的发生率。

第五章

内分泌系统重症

第一节　甲状腺功能亢进症

甲状腺功能亢进症是血循环中甲状腺激素水平增高的一组疾病。甲状腺毒症是指组织暴露于过量甲状腺激素条件下发生的一组临床综合征。甲状腺功能亢进症是指甲状腺腺体本身产生甲状腺激素过多而引起的甲状腺毒症。甲状腺危象是指甲状腺毒症急性加重的一个综合征。发作原因可能为循环内 FT_3 水平增高，病因多种，其中以格雷夫斯病（Graves–disease）为多见，约占 90%，其余约占 10%，异位性及促激素性甲状腺功能亢进症则少于 1%。临床表现主要以甲状腺激素过多所引起的代谢增高和神经兴奋两大症状群为特征。甲状腺功能亢进危象（hyperthyroid storm）是甲状腺功能亢进病情的严重发展，多见于格雷夫斯病，偶见于多结节性甲状腺肿伴甲状腺功能亢进。较常见的诱发因素有感染、外伤、手术、^{131}I 治疗、创伤、严重药物反应、心肌梗死、精神刺激等。发病机制除甲状腺激素释放过多外，还牵涉到机体靶器官对激素反应的改变，甲状腺激素中间代谢受影响致灭活减弱，儿茶酚胺活性增强，增加甲状腺激素与儿茶酚胺的相互作用等亦为导致发病的原因。

一、诱因

（1）感染、强烈的精神刺激、过度劳累分娩、创伤和先兆子痫。

（2）甲状腺手术前准备不足、手术中挤压甲状腺、出血过多、麻醉和休克。

（3）放射性碘治疗、药物和输液反应。

（4）合并其他疾患，如急性心肌梗死、肺梗死和严重的糖尿病等。

（5）甲状腺功能亢进发病后未经治疗，或控制不良的甲状腺功能亢进患者自行停药。

二、发病机制

甲状腺危象是由于短时间内大量甲状腺激素释放入血，使症状急剧加重；在应激情况下，肾上腺髓质和交感神经还释放大量儿茶酚胺使交感神经兴奋性增强，同时由于肾上腺皮质功能相对不足，机体对甲状腺激素反应性增加，加之机体对甲状腺激素耐量衰竭，使甲状腺功能亢进症状进一步恶化，出现高热、大汗、电解质紊乱、心动过速、胃肠功能障碍、焦虑、烦躁、谵妄，最后出现休克、昏迷甚至死亡。

三、诊断

（一）临床表现特点

甲状腺功能亢进患者原有的临床症状进一步加重，表现严重的高代谢状态。皮肤温暖，大汗淋漓，发热（> 39℃），有的甚至体温可达 41℃，高热是甲状腺功能亢进危象与重症甲状腺功能亢进的主要鉴别点。窦性心动过速，心率在 120 次 /min 以上，可出现心房颤动或其他心律失常，在已有心脏病基础的患者易发生肺水肿或充血性心力衰竭。血压升高以收缩压升高明显，脉压差增大可达 100 mmHg;

早期血压尚能维持，随后血压可突然下降至休克水平。胃肠道症状主要有恶心、呕吐、腹泻和腹痛，黄疸及肝细胞损害的其他表现亦可出现。神经及神经－肌肉敏感性增加，早期出现震颤、动作增多、烦躁、失眠，随着病情发展，进入淡漠、木僵以至昏迷。一些淡漠型甲状腺功能亢进患者，其发生甲状腺功能亢进危象时仅表现为体重明显减轻、消瘦、恶病质、脉率正常、脉压差不增大、体温升高可不超过38℃、表情淡漠、嗜睡，最后可昏迷以至死亡。血清 T_3、T_4 增高，但其增高水平不一定较无危象的甲状腺功能亢进明显。患者在发生甲状腺功能亢进危象前多有甲状腺功能亢进病史。格雷夫斯病引起者可有突眼和（或）弥漫性甲状腺肿，在甲状腺部位可触及震颤和听到血管杂音；结节性甲状腺肿伴甲状腺功能亢进引起者，可有甲状腺肿大和在甲状腺部位可触及结节。

（二）诊断要点与鉴别诊断

甲状腺功能亢进危象的诊断目前尚无一致标准，有将其分为甲状腺功能亢进危象前期和甲状腺功能亢进危象。前者为体温在39℃以下，心率在120 ~ 159次/min，烦躁、恶心、厌食、嗜睡；后者为病情进一步加重，体温在39℃以上，大汗淋漓，心率在160次/min以上，恶心、呕吐、腹泻、语妄、昏迷。有甲状腺功能亢进病史，在感染、外伤、手术、^{131}I治疗、精神刺激等因素诱发下出现上述临床表现，或虽以往甲状腺功能亢进病史不明显，但在诱发因素下出现上述临床表现，体格检查发现甲状腺肿大和（或）突眼，甲状腺有血管杂音和（或）结节，均应考虑甲状腺功能亢进危象。血清 T_3 和（或）T_4 增高有助诊断，特别是以往无明显甲状腺功能亢进病史的患者。病史不明确，临床表现不典型者诊断较为困难，如遇下列情况应考虑甲状腺功能亢进危象。

（1）年轻伴不明原因的高热、心动过速和多汗。

（2）找不到任何原因的反复窦性心动过速伴消瘦、多汗和明显乏力。

（3）无任何感染情况的严重吐泻，且无腹痛，并伴焦虑、烦躁和肢体震颤。

（4）老年人近期进行性体重下降，厌食、恶心、呕吐、明显乏力、大便次数增多，伴心动过速或心动过缓，或房性早搏、房颤。

在鉴别诊断上，甲状腺功能亢进伴发感染或其他一些原发性胃肠道疾病，临床表现如发热、恶心、呕吐和腹泻等为非特异性，不易与甲状腺功能亢进危象鉴别。由于这些伴发病常为甲状腺功能亢进危象的诱因，必须尽早诊断、恰当治疗，可避免危象的发生。详细的临床和实验室检查（如血白细胞计数和分类、X线胸部检查、细菌培养等）对诊断伴发病有帮助。鉴别有困难时，除积极治疗伴发病、加强甲状腺功能亢进的治疗外，应提高警惕，严密观察危象的发生。甲状腺功能亢进患者受应激后，其血压增高等临床表现可与嗜铬细胞瘤发作时相似。嗜铬细胞瘤的收缩压和舒张压均增高，24 h尿香草扁桃酸（VMA）和儿茶酚胺含量增加，无甲状腺肿大，可资鉴别。但胸骨后甲状腺肿大不易为体格检查所发现，如患者收缩压升高明显，脉压差大，并有眼肌麻痹、突眼等眼征时，应高度考虑甲状腺功能亢进危象的可能。值得注意的是，在同一患者甲状腺功能亢进与嗜铬细胞瘤可同时存在。甲状腺功能亢进的神经精神表现易与各种神经精神疾病相混淆，但当伴有甲状腺肿大和其他格雷夫斯病临床表现的患者，出现急性精神症状和其他异常行为时，应高度警惕可能为甲状腺功能亢进危象。

四、治疗

甲状腺功能亢进危象病死率高，故防止本症的发生较治疗尤为重要。因其发生与病情严重程度有密切关系，大多数见于未经治疗和治疗不恰当的患者，其基础代谢率往往在+ 50%以上，故凡甲状腺功能亢进患者一经诊断明确，即需治疗。服用硫脲类或咪唑类药物治疗者，不应随便停药。接受甲状腺手术治疗的患者，应做好术前准备。临床观察发现，危象的发生常与术前准备不够、甲状腺功能亢进症状控制不够及手术应激有关。术前使用碘剂不宜超过2周，平日亦不宜使用含碘的中药及食物（如昆布、海藻、海龙、海马、紫菜等），以免出现碘脱逸现象致病情加重。预防感染，避免精神刺激等诱发因素。手术前应该使患者的甲状腺功能亢进症状得到基本控制：患者情绪稳定，睡眠良好，体重增加，脉率< 90次/min以下，基础代谢率< + 20%。如症状减轻不明显，可在继续服用碘剂的基础上，加用硫氧嘧啶类药物，直至甲状腺功能亢进症状基本控制，停用硫氧嘧啶类药物后，继续单独服用碘剂1 ~ 2

周，再进行手术。甲状腺功能亢进危象治疗愈早，疗效愈好，故一旦考虑有甲状腺功能亢进危象的可能时，即应尽早采取治疗措施，不需等待完整的实验室资料确诊后才进行，以免延误抢救时机。治疗需达到以下几点：①停止 T_3、T_4 的合成和分泌。②抑制甲状腺激素 – 儿茶酚胺对靶器官的协同作用。③治疗诱发疾病，去除诱因。④支持机体防御功能。

1. 硫脲类和咪唑类药物　通过抑制进入甲状腺内的无机碘氧化为有机碘和碘化酪氨酸的偶联，从而有效地抑制甲状腺激素的合成。但要使血 T_3、T_4 降至正常水平，则需待贮存于甲状腺内的甲状腺激素排出耗尽后始能达到。故需早期用药，并使用较大剂量。丙硫氧嘧啶，首剂 600 mg，以后 200 mg，每 4 ~ 6 h 一次；或甲巯咪唑（他巴唑），首剂 60 mg，以后 20 mg，每 4 ~ 6 h 一次，口服。不能口服的昏迷患者，可将药磨碎鼻饲给药。丙硫氧嘧啶疗效可能较好，能抑制周围组织的 T_4 向 T_3 转化，较咪唑类发挥作用迅速，控制症状快。

2. 碘剂　能迅速阻止甲状腺释放甲状腺激素，在使用硫脲类或咪唑类药物 1 h 后给药，效果较好。常用制剂有复方碘溶液，首次剂量 30 ~ 60 滴，然后 5 ~ 10 滴，每 6 ~ 8 h 一次，口服；碘化钠，剂量 0.5 ~ 1 g，加入 5% ~ 10% 葡萄糖液 500 mL 中缓慢静滴，每 12 h 一次。X 线造影剂碘泊酸钠（sodium ipodate）可代替碘使用，除能阻止甲状腺贮存的甲状腺激素释放外，并能阻止周围组织的 T_4 转变为 T_3，有效剂量 1g/d。急性症状控制后即行减量至停药，以免引起“碘脱逸”，使病情难以控制。碘剂对已用碘作术前准备的甲状腺功能亢进危象可能无效。

3. 碳酸锂　通过降低甲状腺滤泡细胞膜腺苷酸环化酶活性，抑制细胞内环磷酸腺苷（cAMP）介导的生化反应和甲状腺激素的释放，从而降低 T_3、T_4 水平。根据临床经验，碳酸锂与硫脲类或咪唑类药物联合使用，能迅速控制病情，有效地使血 T_3、T_4 浓度在 2 ~ 3 d 内降至正常水平。因锂盐有刺激骨髓增生作用，特别适用于血白细胞减少的患者，对已用碘作术前准备的危象患者尤为适用。剂量为 750 mg/d，分 3 次口服。在使用碳酸锂期间，需密切监测血锂浓度，使血锂浓度维持在 0.3 ~ 0.5 mmol/L 有效范围。当血锂浓度达 1 mmol/L 时，可出现毒性反应，需减量或停药。肾功能不良者，锂排泄减少，血锂浓度可迅速上升，需予密切注意，此时应减少锂的剂量，防止毒性反应的发生。

4. β 受体阻滞剂、胍乙啶和利血平　平均能阻抑甲状腺激素 – 儿茶酚胺对靶器官的协同效应，对危象治疗起重要作用。普萘洛尔选择性阻断 β 受体，使心率减慢，阻断外周组织 T_4 向 T_3 的转化，有效地改善甲状腺功能亢进症状，适用于无心功能不全的患者。口服剂量为 20 ~ 40 mg，每 6 h 一次。必要时可在心电图连续监护下静脉给药，剂量 1 mg，2 ~ 5 min 内可重复一次，以后根据需要可每 4 ~ 6 h 注射一次，或以每小时 5 ~ 10 mg 的速度静滴。普萘洛尔所用剂量以能使无发热患者的心率维持在 80 ~ 90 次 /min、发热的患者维持在 110 次 /min 左右为宜。使用时除监测心电图外，还需注意血压变化。胍乙啶和利血平能使组织内贮存的儿茶酚胺耗竭，大剂量有阻断儿茶酚胺的作用，适用于血压升高或正常的患者，低血压者禁用。胍乙啶剂量为每日 1 ~ 2 mg/kg，分 3 次口服，24 h 后显效，其不通过血脑屏障，不改变中枢故对有神智改变者较适用。利血平并有抑制中枢神经、改善精神兴奋症状的作用，但不宜用于反应迟钝或昏迷的患者。剂量为 1 ~ 2 mg，每 6 ~ 8 h 一次，肌内注射；亦可以 1 mg，加入葡萄糖液内缓慢静注，24 h 最多不能超过 4 次。使用时需监测心率、血压变化。一般在用药 12 h 后，烦躁、心动过速等症状可获改善。（利血平用药 4 ~ 8 h 后危象可有所减轻，胍乙啶在 12 h 后起效，目前利血平、胍乙啶已很少应用）。

5. 去除诱因，治疗并发症　甲状腺功能亢进危象必须对诱发因素和并发症予以恰当治疗，可免病情发展。因此对患者必须作详细的病史询问、体格检查和实验室检查加以确定。感染可为危象的诱因，亦可为甲状腺功能亢进的伴发症，两者的因果关系在临床上有时难以区分，故对危象患者，不论有无感染病灶发现，均使用广谱抗生素以防治感染。心力衰竭常为危象患者的致死原因，对并发心功能不全的患者，需使用地高辛、呋塞米或依他尼酸等以增强心功能、减轻心脏负荷。

6. 降低和清除血浆甲状腺激素　在上述常规治疗效果不满意时，可选用腹膜透析、血液透析或血浆置换等措施迅速降低血浆甲状腺激素浓度。

7. 支持疗法

（1）糖皮质激素：甲状腺功能亢进危象给予糖皮质激素治疗的理论基础是：甲状腺功能亢进患者皮质醇代谢增强，下丘脑－垂体－肾上腺轴的负反馈作用受扰，皮质醇分泌增加，但由于11–去氢酶活性增加而迅即转变为可的松，同时由于皮质醇、可的松的Δ_4-3–酮结构还原增加，产生无生物活性的最终产物，其结果可使甲状腺功能亢进危象时引致肾上腺皮质功能的耗竭和皮质醇分泌节律的改变。大剂量地塞米松能抑制甲状腺激素释放，阻碍周围组织的T_4转变为T_3，对肾上腺皮质功能起支持作用。剂量为2 mg，每6 h一次。症状缓解后停药。地塞米松与丙硫氧嘧啶、碘合用，能使血清T_3浓度在24 ~ 48 h内降至正常水平。琥珀酸氢化可的松200 ~ 300 mg静滴，亦可使用。

（2）补充液体及能量：甲状腺功能亢进危象患者的能量代谢增高，并由于发热、出汗、呕吐和腹泻等消耗大量水分，因此需予补充。每日补充水分4 000 mL左右，可定时测定尿比重和（或）渗透压确定入水量是否足够。补充液体种类包括葡萄糖生理盐水和能量合剂等，注意电解质平衡和能量供应，尽量减少体内蛋白质的分解。

（3）补充维生素：甲状腺功能亢进危象患者由于能量代谢增高致体内维生素消耗，因此需从胃肠道外补充大量维生素B族、维生素C等。

（4）降温、给氧：采用物理降温如乙醇拭浴，冷水灌肠，头、胸及腹股沟等处置冰袋或冷冻床垫等；如体温过高，必要时可采用人工冬眠，试用异丙嗪、哌替啶各25 ~ 50 mg，加入5%葡萄糖液中静滴。避免用乙酰水杨酸类降温药物，因其可与甲状腺激素竞争载体蛋白，使血中游离T_3、T_4增加，使病情加重。甲状腺功能亢进危象时能量代谢增高，各脏器需氧量增加，应予充分供氧。

（5）镇静：常用苯巴比妥100 mg，或冬眠合剂Ⅱ号半量，肌内注射6 ~ 8 h一次。甲状腺功能亢进危象的病死率极高，近年来经上述治疗后已大为降低。如治疗成功，临床症状在1 ~ 2 d后改善，大约在1周后完全恢复。近日有报道用血液透析疗法以抢救危重的患者。

第二节　黏液性水肿昏迷

黏液性水肿昏迷（myxedema coma），又称甲状腺功能减退危象，是甲状腺功能减退病情发展的严重阶段，导致全身代谢和各系统功能下降所引起的临床综合征，可出现“六低”表现，即低体温、低心率、低通气功能、低血压、低血钠和低血糖。多发生于病程长久、未经治疗或没有持续治疗、病情较重的患者。以老年人为多见，女多于男，常在冬季发病，病死率高。

一、病因

1. 原发性甲状腺功能减退

（1）桥本甲状腺炎，侵袭纤维化性假装腺炎，甲状腺大部切除术后和放射性碘治疗后。

（2）先天性甲状腺激素生成障碍，长期碘缺乏，先天性甲状腺缺如或缺乏、克汀病、舌甲状腺。

（3）甲状腺癌或转移瘤，原发于甲状腺的恶性淋巴瘤。

2. 继发性甲状腺功能减退　垂体疾病引起的TSH分泌减少，如席汉综合征，垂体肿瘤，垂体卒中，垂体放射治疗后，非肿瘤选择性TSH缺乏。下丘脑疾患引起者也有人称为“三发性”甲状腺功能减退。

二、诱因

在甲状腺功能减退的基础上，许多因素可诱发甲状腺功能减退危象。

（1）急性感染、手术、创伤、麻醉、寒冷环境。

（2）镇静安眠剂。

（3）长期服用可抑制甲状腺激素合成的药物，如氨基水杨酸、保泰松、锂和磺胺。

（4）中枢系统疾病、血容量减少、二氧化碳麻醉、严重水电解质紊乱。诱发因素主要有受寒、感染，其次为创伤、手术、使用麻醉镇静剂等。引起甲状腺功能减退的常见原因有慢性淋巴细胞性甲状腺炎、特发性甲状腺功能减退、甲状腺功能亢进手术或 ^{131}I 治疗后、颈部疾病放射治疗、先天性无甲状腺症、单一 TSH 缺乏或全脑垂体前叶功能减退或下丘脑性所致的甲状腺功能减退。

三、发病机制

昏迷的发病机制尚未完全阐明。考虑在慢性甲状腺功能减退的情况下，由于急性感染、手术和寒冷等应激因素的刺激，甲状腺激素需要量增加；或使用镇静剂抑制中枢神经系统功能，及长期服用抑制甲状腺激素合成的药物或停用替代治疗的甲状腺制剂，导致甲状腺激素严重缺乏。致使许多重要的大脑酶系统活动出现障碍，导致整个机体代谢减低，各系统功能被高度抑制。其次黏液性水肿时低氧血症、高碳酸血症、低钠血症和垂体前叶功能减退等病理状态均可能改变患者意识反应的水平。低氧血症伴发心血管功能不全和脑血流减低可使脑血氧供应不足加重，而当血钠低至 112 mmol/L 时又可出现谵妄和意识丧失。大脑和下丘脑黏液性水肿物沉积可能为导致意识障碍和体温下降的原因。

四、诊断

（一）临床表现特点

患者可表现已存在的甲状腺功能减退症状如面部及四肢虚胖，面色苍白带黄，皮肤干燥、粗厚而冷，指甲脆、厚，毛发干枯、易脱落，眉毛及头发丢失，鼻唇增厚，舌大。在昏迷前患者出现嗜睡，声音粗糙、低沉，以后进入昏睡和昏迷状态。体温下降，曾有报道最低降至 23.3℃。因此体温计在使用前应使其降至较低的水平，才能记录患者体温降低的情况。少数患者可无低体温，甚至表现为发热，多提示感染的存在。血压可以正常、轻度升高，或休克。心率缓慢，心音低弱。心电图检查显示窦性心动过缓、低电压、T 波降低、Q–T 及 P–R 间期延长。呼吸浅慢，肺活量及肺泡通气量降低。四肢肌肉松弛，反射减弱至消失。有的患者还可以出现尿潴留或麻痹性肠梗阻，精神症状或癫痫大发作。可伴有心包、胸腔和腹腔积液，液体蛋白质浓度增高亦较常见。低血糖常提示下丘脑 – 垂体疾病的存在，但有时亦可单独见于原发于甲状腺疾病的患者。大多数患者常找到诱发因素。但由于甲状腺功能减退者伴发感染时，其典型反应如发热、心动过速、出汗和血白细胞增多等常缺如，以致延误诊断。有些患者表面上观察并无黏液性水肿的表现，但由于其他原因和感染等并发症入院治疗时，在用药及治疗的过程中诱发昏迷，因此必须注意。黏液性水肿患者，对胰岛素、安定镇静剂、麻醉剂等均很敏感，可诱发昏迷，使用时务必谨慎。

（二）实验室检查特点

血清 T_3、T_4 降低，TSH 在原发性甲状腺功能减退时升高，但继发于下丘脑 – 垂体的甲状腺功能减退时则降低。患者一般表现为正色素正细胞性贫血，偶尔为大细胞性。血浆葡萄糖降低，稀释性低钠血症，血清钾亦可降低。血清乳酸和天冬氨酸氨基转移酶、乳酸脱氢酶（LDH）、肌酸磷酸激酶（CPK）均升高。动脉血气分析有氧分压（PO_2）降低、二氧化碳分压（PCO_2）增高、酸碱度（pH）降低、CO_2 结合力升高、实际碳酸氢盐（AB）大于标准碳酸氢盐（SB）等呼吸性酸中毒的诊断依据。超声心动图可见部分患者有心包积液和（或）心脏扩大。心电图示低电压，QT 间期延长，T 波低平或倒置，可有传导阻滞。

（三）诊断要点和鉴别诊断

根据低体温、神志改变、心动过缓等临床表现，结合诱发因素和以往有甲状腺功能减退的病史，可考虑有黏液性水肿的可能。血清 T_3、T_4 降低，TSH 水平增高或降低，是确诊和鉴别原发病变部位在甲状腺或下丘脑 – 垂体的依据。但血清 T_3、T_4 和 TSH 浓度水平测定费时，对黏液水肿昏迷紧急治疗帮助不大。因此，对疑为黏液水肿昏迷的患者，如兼有呼吸性酸中毒、低血糖、低钠血症等非特异性检查结果，经详细鉴别排除其他可能时，可作出临床诊断，迅速给予治疗。

1. 低体温　除黏液性水肿外，低体温常为各种原因所致休克的表现。并有低体温的其他疾病可见于脑血管疾病、急性酒精中毒、糖尿病酮症酸中毒、低血糖、垂体前叶功能低下和尿毒症，以及吩塞嗪类、巴比妥类和其他药物中毒等。黏液性水肿体温可低于35℃以下，此时需用实验室温度计始能准确测量。由于患者在较低体温时无颤抖反应，以致不觉察低体温的存在。故对低体温的患者，当排除其他可能性时，即使判断黏液性水肿的临床依据虽少，亦应慎重考虑黏液性水肿的可能，作急症治疗。

2. 低血糖　可见于一些代谢疾病如胰岛素瘤、糖原贮积症、肝硬化和反应性低血糖症等，但很少引起严重的体温降低，且这些疾病所引起的低血糖由于肾上腺素分泌，常伴随窦性心动过速。因此，低血糖症伴窦性心动过缓，常提示甲状腺功能减退。

3. 呼吸性酸中毒　为黏液性水肿昏迷的临床表现之一，亦可见于肺炎、充血性心力衰竭、脑部疾病或药物对呼吸中枢抑制等，需注意鉴别。黏液性水肿昏迷引起的呼吸性酸中毒，其发病机制可能由于呼吸中枢对 CO_2 和低氧反应的敏感性减弱、呼吸肌无力、呼吸量减少，使肺泡换气降低，导致 CO_2 贮留。

4. 低钠血症　黏液性水肿昏迷时的低钠血症为稀释性，其表现与抗利尿激素不正常分泌综合征相似，体内总水量增多，尿钠排出 < 10 mmol/L。低钠血症伴有尿钠排出 > 10 mmol/L 者，可见于呕吐和代谢性碱中毒，亦可见于使用利尿剂的患者，体内总钠量和总水量减少为其特点。

五、治疗

黏液性水肿昏迷为内科急症，一经临床诊断，应迅速治疗。治疗愈早，预后愈好。治疗要求达到以下目标：①改善肺泡换气功能。②恢复正常能量代谢。③纠正肾上腺皮质功能不足。④维持心血管功能。⑤支持机体防御功能。

1. 供氧和辅助呼吸　使用面罩，间歇正压供氧。进行呼吸监护，如动脉血气分析显示 CO_2 贮留、低氧血症，应速行气管插管或气管切开，使用呼吸机进行间歇正压呼吸。时间延迟，可影响患者预后。经上述治疗，CO_2 贮留可迅速改善。但甲状腺功能减退患者由于通过肺非换气部分的动静脉短路和肺细胞产生表面活化剂减少，氧不足可持续较长时间，而贫血又可使缺氧加重，故如血细胞比容 < 30%，或有心肌、神经系统缺血的表现时，应输注红细胞。

2. 恢复正常能量代谢　主要为给予 T_4 和（或）T_3。使用大剂量 T_4 可提高患者的存活率。黏液性水肿昏迷患者因循环不良，早期从胃肠道或肌内注射给药影响吸收，疗效均不恒定，故宜静脉给药。可先予 T_4 500μg（或按体表面积每平方米 300μg 计算），一次静注，次日 100 ~ 300μg，第 3 d 50 ~ 100μg，以后每 6 h 10 ~ 20μg，清醒后以后每日给予 50μg 静注或 100μg 口服维持。上述治疗一般在给药 6 h 后即起作用，血 T_4 浓度升高，T_3 浓度于第 2 ~ 3 d 后接近正常，且作用平稳，很少引起心律不齐。T_3 作用迅速，但目前静脉制剂尚少临床使用，主要通过胃管给药，剂量为 12.5 ~ 25μg，每 6 h 一次，疗效持续时间较短为其缺点。使用 T_4 和（或）T_3 过程中宜进行心脏监护，及时发现心律失常或其他心脏问题，予以恰当治疗。有心脏（冠心病、心律失常和心力衰竭等）或慢性肺部疾病者，需将剂量减少 1/4，也可适当加用扩张冠脉，改善心肌缺血的药物等。

3. 纠正肾上腺皮质功能不足　大多数患者的垂体肾上腺功能正常，但在急症治疗期间较难排除由垂体疾病所致。近日研究表明，黏液性水肿患者的肾上腺对 ACTH 的反应虽然正常，但垂体受刺激反应释放 ACTH 的作用可能存在缺陷以致肾上腺皮质功能减退，而昏迷时机体对肾上腺皮质激素的要求增加，肾上腺皮质功能更显不足，故需予以纠正。开始时，每日给予琥珀酸氢化可的松 200 ~ 300 mg 静注，待病情好转后逐渐减至维持量，直至血清皮质醇水平提示肾上腺皮质功能恢复正常才停药。

4. 维持心血管功能　患者机体为适应体温不足而减少正常血容量，故凡功能性或绝对血容量稍有不足亦可导致休克。常见于消化道出血、感染，以及由于中枢介导血管收缩物质消失，或医源性增高体温使周围血管扩张。治疗主要是输血以恢复血容量。此外，休克亦可因心功能不全而致。如患者有充血性心力衰竭、中心静脉压升高，需予洋地黄化。因患者对洋地黄代谢延迟，需用较少的剂量维持，不能使用常规的维持量。休克时血管活性升压药无使用指征，除非用其他方法治疗无效时才予使用。升压药与 T_4 合用容易引起心律失常，需予注意，尤其 α 肾上腺能药物禁忌使用。

5. 支持机体防御功能

（1）复温：用暖炉或空调设备等将室温逐渐调至 21 ~ 24℃。患者用毛毯等保温，避免体温进一步散失。除患者长时间在寒冷环境暴露、体温低于 30℃时可用电热毯或热水袋放于患者周围复温外，其余不能使用，外部加温可致血管扩张加重心源性休克及增加耗氧。因患者体温的恢复主要依赖于使用甲状腺素等正确治疗。如必要时使用电热毯或热水袋等人工加热复温者，需严密监视血压变化并同时输注全血，以防外部加温后周围血管扩张导致休克。

（2）治疗水、电解质平衡紊乱和低血糖：在治疗过程中，应密切注意水、电解质平衡，紊乱者予以恰当治疗。低钠血症患者，如血清钠 < 125 mmol/L，可给予小量高张氯化钠溶液，并监测中心静脉压，防止心血管负荷加重。低血糖患者可先给予 50% 葡萄糖液 50 mL，或 25% 葡萄糖液 100 mL，以后根据血糖情况再给予补充。合并低血钠的低血糖患者，在补糖过程中应避免使用能使低钠血症加重的液体。

（3）防治感染、去除诱因：对患者应详细询问病史及作细致的体格检查和实验室检查，包括 X 线胸部检查，血、尿常规及生化检查和血、尿培养等，去除诱发因素。黏液性水肿昏迷常伴发感染而缺乏感染的表现，有时仅有血白细胞左移。因此，对黏液性水肿昏迷患者，即使只有很少的感染指征，亦需按感染积极治疗，选择合适的抗生素。如患者对治疗有效，一般于治疗 24 h 后症状明显改善，但需在 1 周后始逐渐康复。

第三节　甲状腺相关眼病

甲状腺相关眼病（thyroid-associated ophthalmopathy，TAO）是一种由多因素造成的复杂的眼眶疾病，居成年人眼眶疾病的首位，从发现至今已经有 200 余年的历史。本病影响患者的容貌外观，损害视功能，给患者的生活与工作都带来极大的不便和痛苦。近些年来，许多国内外的专家学者对甲状腺相关眼病进行了研究，在发病机制和诊断方法上，取得了一定的进展，但是，甲状腺相关眼病的发病机制到目前为止尚不很明确，普遍认为是遗传因素、免疫学因素及外界环境共同作用产生。甲状腺相关眼病命名较为混乱，有 Graves 眼病（GO）、甲状腺眼病（thyroid eye disease）、内分泌浸润性眼病（endocrineinfiltrative ophthalmopathy）、内分泌眼病（endocrine ophthalmopathy）、浸润性突眼（infiltrative exophthalmos）等。甲状腺相关眼病（thyroid-associated ophthalmopathy，TAO）的命名由 A. P. Weetman 提出，TAO 绝大部分由 Graves 病引起，但其他甲状腺疾病如桥本甲状腺炎亦可导致 TAO，故 TAO 命名较为合理，渐为广大学者所接受。

甲状腺相关眼病的主要临床表现为眼睑退缩、结膜充血水肿、眼眶疼痛、眼球突出及运动障碍、复视、暴露性角膜炎和视神经受累。TAO 多为双侧性，但亦可为不对称或单侧发病。合并甲状腺功能亢进的 TAO 约占 90%，其可与甲亢同时发生，亦可在甲亢前或后发生。根据甲状腺相关眼病的严重程度不同，有内科药物治疗、放射治疗、眼部手术治疗、整容治疗等供选择，目的是改善症状、保护视力及改善容貌，均不是针对病因的特异治疗方法。因此，只有阐明了 TAO 的发病机制，才能获得满意的疗效。

一、流行病学

甲状腺相关眼病的发病率研究受诸多因素的影响，包括检测方法的敏感性等。未出现眼征的 Graves 病患者，25% 会出现 TAO，若加上已出现眼征的 GD 患者，比例将上升到 40%。对于大部分的 GD 患者，经过 CT、MRI 或眼内压检测，都会发现亚临床的眼部异常。发展到严重程度 TAO 患者不超过患者总数的 3% ~ 5%。对于总体人群而言，甲状腺相关眼病的发病率为：每年每 10 万人中有 19 人发病，男女比例为 3 ∶ 16。近年来，由于一些国家吸烟率下降及医师对甲状腺相关眼病的重视及早期诊断，TAO 发病率略有下降。

TAO 患者的平均年龄较 GD 患者大，为 46.4 岁，而普通 GD 患者的平均年龄为 40 岁。与 Craves 甲亢相同，TAO 好发于女性，男女比例为：轻度 TAO 患者为 1 ∶ 9.3，中度 TAO 患者为 1 ∶ 3.2，重度

TAO 患者为 1 ∶ 1.4。甲状腺相关眼病在老年人及男性中更容易发展到严重状态，其原因尚不清楚，可能与吸烟这一危险因素相关。

在种族差异性方面，欧洲人比亚洲人更易患 TAO，其发病率为 42% ∶ 7.7%，原因不明。一项对中国 GD 患者的研究显示，CTLA-4 基因上启动子区域 -318C/T 多态性可能与中国 GD 患者患 TAO 的风险较低有关。

在其他方面，若 TAO 患者同时患有 1 型糖尿病，其发展为威胁视为 TAO（DON）的发病率增高，经治疗后视力恢复程度差，且在手术治疗中有更高的出血风险。TAO 患者合并出现重症肌无力的概率是普通人群的 50 倍，若 TAO 患者眼睑上抬无力严重和（或）出现不典型的眼球运动，需考虑重症肌无力的诊断。

吸烟是 TAO 最重要的一个可改善的危险因素，在一些吸烟率降低的国家，如西欧的一些国家，其 TAO 的发病率有所下降，而吸烟率上升的国家，如波兰及匈牙利，TAO 的发病率上升。此外，甲亢的治疗方案、TSHR 抗体水平、药物、年龄的增长及压力也是可能的危险因素。

二、病因与发病机制

甲状腺相关眼病的病因至今不明，诸多研究表明甲状腺相关眼病是一种器官特异性自身免疫性疾病，并与多种致病因素有关。目前研究认为它是一种与丘脑下部 - 垂体 - 甲状腺轴相关的眼部病变。本病与遗传有关，也是一种极其复杂的自身免疫性疾病，即 T 淋巴细胞亚群比例失调，致使 B 淋巴细胞增多，免疫球蛋白水平升高，淋巴因子增多，成纤维细胞激活，产生过多细胞外物质和胶原纤维。

1. 遗传因素　甲状腺相关眼病的遗传因素与 Graves 病有密切关系，各方研究亦多从 Craves 病着手。在研究 Graves 病的遗传倾向时，常用的有家族聚集性研究和双胞胎研究。

（1）在家系研究方面，国内彭惠民等对 GD 家族史 GD 先证者及对照人群进行了三代家族史及血统成员的研究，显示 GD 符合常染色体显性遗传，以多基因遗传为主，存在主基因效应，主基因位于 HLA-DR3 或与其紧密连锁。证明家族性 GD 中遗传因素在其发病中起重要作用。

（2）在特异基因研究方面，HLA 复合体在抗原提呈及 T 细胞识别抗原的过程中起重要作用，和很多自身免疫性疾病的发病有关。Craves 病是一种器官特异性自身免疫病，其遗传易感性与 HLA 复合体某些等位基因密切相关。HLA- Ⅱ类的基因产物 HLA-DP、DQ、DR 呈递抗原，与甲状腺组织内 $CD4^+$ 或 $CD8^+$ T 细胞受体结合，活化 T 细胞，产生淋巴因子，并激活 B 细胞产生自身抗体，引起 GD。GD 与 HLA 的关联性研究中，显示中国人 HLA-Bw46 为 GD 易感基因，男性患者 B46、DR9、DQBI *0303 增高，女性中 DQAI*0301 增高。

（3）CTLA4 基因（2q33）：CTLA4 与 CD28 都是免疫球蛋白超家族成员，结构相似而功能相反，CD28 起正刺激作用，CTLA4 为负向刺激作用，两者对维持淋巴细胞平衡起重要作用，防止自身反应 T 细胞过度激活。CTLA4 表达或功能降低可引起自身免疫性疾病的产生。CTLA4 与 TAO 的敏感性有关。对其他很多自身免疫疾病，CTLA4 外显子多态性都与较严重的疾病状态有关。

2. 免疫因素　Trokel 认为，Graves 病患者发生双眼眶内炎症可能是一种原因不明的器官特异性自身免疫紊乱（图 5-1）。淋巴细胞或免疫球蛋白攻击自身抗原可能是成纤维细胞或横纹肌的表面膜抗原，也有可能是抗原抗体复合物沉积于眶内软组织，并引起淋巴细胞浸润。按照 Konishi 等的观点，甲状球蛋白、抗甲状球蛋白免疫复合物对眼外肌肌膜的亲和力比对骨骼肌、心肌、肝、肾和脾脏的亲和力强。国内有人对 Graves 眼病眼眶组织病理与 IgA 和 IgE 表达的研究发现：IgA 和 IgE 在 Graves 眼病自身免疫反应中起重要作用，免疫反应引起组织间黏多糖的堆积和眼外肌的破坏。临床上应用皮质类固醇治疗获得良好效果，也可间接说明 Graves 病眼部病变的发病机制。

（1）共同抗原学说：很多研究表明，甲状腺相关眼病是一种器官特异性的自身免疫疾病。关于其致病原因，甲状腺和眼的共同抗原学说普遍为大家所接受。关于其共同抗原，研究较多的是促甲状腺激素（TSH）。TAO 患者体内常有多种针对自身抗原的自身抗体，如针对 TSHR、甲状腺过氧化物酶（TPO）、Tg 的自身抗体，其中以针对 TSHR 的自身抗体最为重要。TSHR 也存在于甲状腺相关眼病患者眼眶结缔组织和眼外肌中。若 TSH 就是我们要寻找的共同抗原，较难以解释眼型甲状腺相关眼病患者其甲状腺并未受累。其他可疑的共同抗原有乙酰胆碱酯酶、甲状腺过氧化物酶、促生长因子 C 等。

（2）眼外肌抗原：眼外肌抗原是一组在眼外肌中，尤其是 TAO 患者眼外肌中发现的自身抗原。除上述可能的共同抗原外，眼外肌抗原也可能是 TAO 中的自身抗原。其中 64ku 抗原群、55ku 抗原、G_2S 的研究相对较多。GD 患者不论是否存在 TAO，均可表达甲状腺与眼眶交叉抗原的抗体。约 70% 的 TAO 患者可以表达人眼外肌膜抗原的抗体。抗体滴度与眼病的临床活动性和病程密切相关。

64ku 抗原群是包括在 63 ~ 67ku 范围内的三种抗原。其中 67ku 蛋白证实为 Fp 亚基，超过 60%TAO 患者血清中可检测到 67ku 抗原抗体，受累的眼肌数量与 Fp 的阳性率密切相关。63ku 抗原被认为是肌集钙蛋白。40% 活动性 TAO、4% 稳定性 TAO 及 5% 正常人血清可检测到抗 63ku 抗体。许多学者认为抗 Fp 亚基抗体是监测 TAO 中眼外肌免疫介导损伤的良好指标，但其免疫反应可能为继发性反应。分子量为 64kD 的蛋白，在甲状腺及眼外肌均有表达，推测其与 TAO 早期病变相关。G2S 在甲状腺、眼外肌、骨骼肌中均有表达，其在眼外肌中的表达强度高于其他部位骨骼肌。Gunji 等在药物治疗甲亢前检测了 19 个 CD 患者的血清，其中 15 个患者 G2S 抗体阳性的患者在经过甲亢药物治疗后均发展出眼部病变，4 个 G2S 抗体阴性的患者均未出现眼部病变，认为 G2S 抗体是个很好的预测甲亢患者发生眼部病变的指标。

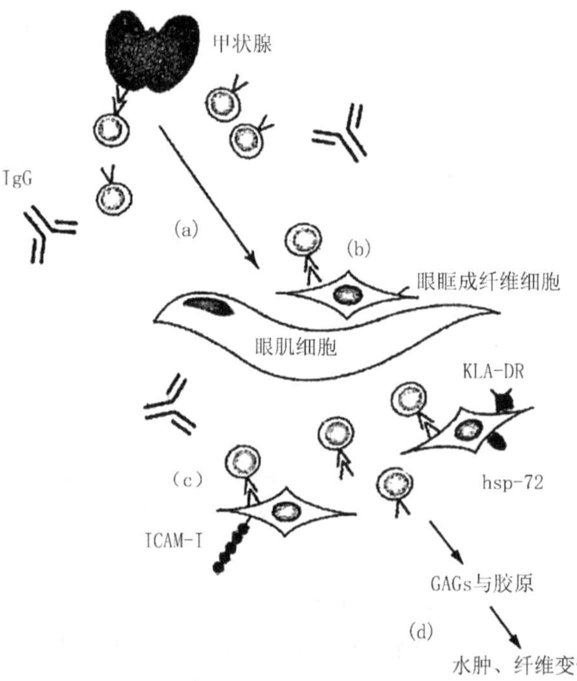

图 5-1　甲状腺相关眼病的免疫机制

自身抗体主要通过以下机制造成病理损伤。

①抗体介导的细胞毒作用：自身抗体与抗原相结合，通过不同途径杀伤靶细胞，固定并激活补体。Clq 是可溶性的 Fc 受体，能与 IgG 或 IgM 的 Fc 段结合，导致补体系统级联反应的作用，最后使细胞发生不可逆性破坏，细胞内容物漏出，细胞溶解；通过免疫调理，靶细胞黏附于吞噬细胞表面，被吞噬裂解。

②抗体刺激靶细胞：抗体与细胞膜表面的靶抗原结合后，不结合补体，不损伤细胞，反而受刺激而致功能亢进。某些甲状腺功能亢进症患者血清中含有长效甲状腺刺激素（LATS），LATS 与甲状腺细胞表面抗原结合，细胞内蛋白合成增加，高尔基复合体增大。LATS 促进甲状腺分泌增加，造成甲状腺功能亢进症。

③抗体中和作用：抗体与体内有重要生理活性的抗原物质或受体结合，使其灭活，丧失功能，从而出现相应病症。

④抗体与抗原形成免疫复合物后的损伤作用：尚未发现免疫复合物参与甲状腺相关眼病的发生。

（3）细胞免疫：在甲状腺相关眼病的发病过程中，至少有三种细胞参与了这一过程，即B细胞、T细胞及眼眶成纤维细胞。在TAO发病的早期，B细胞起主要作用，产生抗自身抗原的抗体。但是，在TAO的发展过程中，激活的T细胞浸润于眼眶组织，放大了B细胞的反应，与眼眶成纤维细胞相互作用，释放细胞因子，刺激成纤维细胞增生并产生GAG，引起眼眶局部炎症反应及水肿。TAO患者血清中存在着多种细胞因子异常，如IL-1Ra、sIL-2R、IL-6、IFN-αRⅠ、IFN-αRⅡ、sCD30等。IL-6在TAO患者的眼外肌中阳性率较高，在眼眶脂肪组织中阳性率相对较低，发现TAO患者眼外肌肿大程度与TNF-amRNA表达正相关，眼眶容量与IL-6mRNA正相关。在TAO患者，IL-1由球后浸润的单核细胞、激活的T细胞及局部的成纤维细胞产生，分泌的IL-1又作用于眼眶成纤维细胞，可刺激其合成大量的葡萄糖胺聚糖（GAG）。大量的GAG聚集是眼眶结缔组织及眼外肌的特征性改变。Ca-wood通过体外培养TAO患者的眶组织成纤维细胞，应用IL-1、TNF-a刺激细胞生长，结果显示TAO患者眶后组织ICAM-1含量比正常组织增加8～10倍。而应用这两种细胞因子的抑制药后，ICAM-1表达下降90%～99%。血清中sIL-2R升高是一种强烈抗原刺激反应的标志，TAO患者眼眶组织中可检测到IL-2，且浸润性突眼患者的sIL-2R水平明显高于不伴眼病的GD患者。许多实验发现TAO患者球后浸润的T细胞有IFN-γ表达，IFN-γ刺激球后组织表达MHC-Ⅱ类抗原，使其将自身抗原呈递给自身反应T细胞，导致组织的损害。且IFN-γ使眼外肌及眶成纤维细胞对抗体依赖性细胞介导的细胞毒作用（ADCC）更敏感。

3. 环境因素　吸烟是TAO最重要的一个可改善的危险因素。虽然进行相关研究常有诸多限制和困难，但是仍有强有力的证据证实吸烟与TAO疾病发展的因果关系，包括许多大型的病例对照研究。据EUGOCO的研究，40%以上的TAO患者都吸烟。吸烟可促进TAO的发生，在TAO患者中，吸烟者更易发展到严重状态，且TAO的严重程度与每天吸烟的数量多少相关，吸烟能与IL-1协同作用刺激眼眶组织的脂肪生成，使眼眶结缔组织容量增加，此外，吸烟使^{131}I治疗后TAO进展，还会削弱药物治疗的效果。研究表明，即使总的吸烟量相当，曾吸烟但戒烟者也要比仍在吸烟的患者风险低。吸烟的GD患者，其发展为TAO的风险是不吸烟患者的5倍。吸烟的效应呈剂量相关：每天吸烟1～10支，其复视或突眼的相对风险为1.8；每天吸烟11～20支，其风险为3.8；每天吸烟大于20支，其相对风险将达到7.0；对于已戒烟者，即使曾经吸烟大于20支/d，其风险也不会很显著。因此，戒烟是预防和治疗甲状腺相关眼病的重要措施。其可能的机制有：吸烟能导致氧化应激状态，从而引起眼部成纤维细胞增殖反应；低氧也可以刺激眼眶成纤维细胞增殖并产生GAC；尼古丁和焦油可以使成纤维细胞在IFN-γ的作用下增强HLA-Ⅱ型分子的表达；香烟提取物可增加GAG产生及脂肪生成。

4. 危险因素　除了吸烟这一危险因素外，还有下列可能的危险因素。①性别：TAO好发于女性，但男性更可能进展到严重状态。②甲亢的治疗方案：有研究称放射碘治疗可能加重TAO的程度。③TSHR抗体水平：TAO的严重性及活动性与TSHR抗体水平相关。④遗传、药物、逐渐增长的年龄及压力。

三、病理

大体观察，患者眼外肌肌腹明显增粗，体积可为正常的8倍左右，质硬，无弹性，活动度显著下降，可为苍白、粉红、褐色或暗红色，夹杂白色纤维条纹，被动牵拉试验明显受限。内直肌对视神经影响较大，通过对内直肌的厚度、面积、占眼眶断面面积比率的观察，可评估TAO患者眶内病变的严重程度，了解眼部病变对治疗方案的敏感度。随着肌肉纤维化，眼球活动受限，眶组织增多导致突眼，突眼加重角膜暴露导致溃疡，眼眶后压力增大，逐渐导致视神经病变以至失明。光镜下，肌纤维横断面肥大的较多，大小不均，呈圆形、梭形或不规则形。部分肌纤维界限不清，细胞可见空泡、变性、坏死。眼眶所有组织有淋巴细胞及浆细胞浸润。可见脂肪细胞浸润及组织增生，成纤维细胞活化后，葡萄糖胺聚糖（GAG）和透明质酸酶增加，GAC造成组织水肿。眼外肌纤维增粗，可见间质炎性水肿，有淋巴细胞、单核细胞及巨噬细胞浸润。早期眼外肌纤维尚正常，后出现透明变性、GAC沉积、透明质酸酶增加，肌肉纹理模糊、消失，组织松散。早期T淋巴细胞浸润为主，后期以成纤维细胞增生为主，导致组织增生及纤维化。脂肪组织积存于肌纤维间，呈链状。通常情况下，活动期TAO病理表现主要以葡萄糖胺聚糖的聚集和炎症细胞浸润为主，而静止期病理表现主要以组织蜕变和纤维化为主。但是对于每一个TAO患者活动期和静止期通常没有明确界限，所以在TAO患者病理表现中也会出现肌纤维的充血肿胀和萎缩纤维化共存的现象。

四、临床表现

在临床上，TAO的发病呈双峰显示。40岁左右为发病高峰，60岁左右为次高峰。女性较男性多见，男女比例接近1 ∶ 6，严重病例常发于50岁以上和男性人群。TAO最常见的首发症状为眼睑退缩，伴或不伴突眼，发生于70%以上的患者。在TAO早期，40%左右的患者可出现眼部激惹状态，眼部疼痛、畏光、流泪等。复视较少作为首发症状出现，但会逐渐进展，通常在行走、疲劳、长期凝视至极限时出现，可伴有疼痛。与凝视无关的眼眶疼痛较少见，可出现于有严重眼部充血时。约5%患者会出现视力问题，如视物模糊，可能是甲状腺视神经病变的先兆。眼球不全脱位发生于0.1%的患者，是一个极度危险的信号。

在体征方面，虽然TAO患者会出现一系列临床体征，但是很少会在一个患者身上全部表现出来。最常见的体征是上眼睑退缩，下落迟缓，发生于90% ~ 98%的TAO患者，具有诊断价值。其次是软组织受累的体征，如眼睑充血肿胀，球结膜充血、水肿，泪腺充血、水肿。眼球突出亦很常见，常伴随下眼睑的退缩。这些患者可能出现眼睑关闭不全，很多患者可出现角膜上皮点状脱落，尤其是本身睑缘缝隙较宽的患者。由于眼外肌的受累，大多数患者都会出现眼球多个方向上的运动限制。除此之外，还有一些不常见的体征如上角膜缘角膜结膜炎、角膜溃疡、视神经病变等（表5-1）。

表5-1 Graves眼病的体征与症状

体征	患者（%）
眼睑挛缩	91
突眼	62
眼外肌功能障碍	43
视神经损伤	6
症状	**患者（%）**
眼痛	30
流泪	23
复视	19
畏光	18
视物模糊	8
实力下降	2

1. 眼睑退缩、下落迟缓　上睑退缩、下落迟缓是具有诊断价值的眼征。睑裂宽度与种族遗传等因素有关。在甲状腺相关眼病中，通常为眼睑退缩，即上睑缘升高，若上睑缘或下睑缘达到或超过角膜缘，或当下睑缘在角膜缘下方1 ~ 2 mm，就可诊断为眼睑退缩。在眼睑退缩中，上睑退缩多见。当眼球向下看时，正常人上睑随之下移；但TAO患者向下看时，退缩的上睑不能随眼球下转而下移或下落缓慢称其为上睑迟落。TAO患者出现眼睑退缩的原因可能是：Muller肌作用过度；提上睑肌或下睑缩肌与周围组织粘连。

2. 眼球突出　眼球突出也是TAO患者常见体征之一，眼球突出度通常用Hertel眼球突度计测量。眼球突出度的正常上限在正常人群中也有较大差异，即使用同样的观测者和仪器，不同的性别、年龄、种族，其眼球的正常上限都不同。有观察发现女性的突眼度测量值常比男性低，儿童的突眼度比成年人低，亚洲人较白种人低。中国人正常眼球突出度双眼在12 ~ 14 mm，大于上限或双眼突出度差值超过2 mm时应诊断眼球突出。TAO患者的眼球突出常伴有其他特殊的眼部改变。若为单纯的眼球突出，应考虑其他眼部病变，注意鉴别诊断。对于TAO患者，多为双侧眼球突出，可先后发病。早期多为轴性眼球突出，后期由于眼外肌的纤维化、挛缩，出现眼球突出并固定于某一眼位，影响外观。有的患者甲亢控制后，眼球突出更加明显，称为恶性突眼。此类病变发展较快，眼睑和结膜水肿明显，眼球突出加重，角膜暴露，出现溃疡甚至穿孔，若不及时治疗可导致严重后果。

3. 软组织受累　TAO患者眼眶炎性细胞大量浸润，血管通透性增加，组织间液增多，加上成纤维细胞分泌的GACs增加，吸收大量水分，出现软组织受累，以急性期及浸润性TAO为重。软组织受累包括：眼睑充血肿胀，是引起暴露性角膜炎的主要原因；球结膜充血水肿；泪器受累，如泪阜、泪腺的充血水肿；眼眶软组织肿胀等。由于眼部软组织受累，常可引起患者的一系列临床症状，如眼部不适、眼干、胀痛、异物感、畏光、流泪、复视、视力下降等。

4. 眼外肌受累　TAO通常都会出现眼外肌病变，多条眼外肌受累，但受累程度可不同。受累较多的依次是下直肌、上直肌和内直肌，外直肌受累较少见。当眼外肌纤维化时，患者可出现明显复视。眼球向受累肌肉运动相反的方向转动障碍，如下直肌病变，眼球向上转动受限，这是由于下直肌挛缩所致，而非上直肌麻痹，称为限制性眼外肌病变。眼外肌增厚，患者多主诉复视，以及向增厚肌肉方向运动时眼球有拉力不适感。除了因眼球突出影响患者容貌外，更严重的是复视造成头痛、眼胀、生活学习和工作极端困难，其次是看近物或阅读不能持久，久后患者感到眼痛、头晕，类似青光眼的表现。

5. 角膜受累　TAO患者眼眶软组织水肿，眼睑闭合不全常可导致角膜炎、角膜溃疡等。若患者继发感染，角膜灰白，炎性浸润、坏死形成溃疡，可伴有前房积脓、化脓性眼内炎。严重时患者失明、剧痛，需摘除眼球。

6. 视神经病变　视神经病变是TAO的继发性改变，主要原因是由于眶尖眼外肌肿大对视神经压迫、眶内水肿或眶压增高所致。本病变进展较缓慢，视功能逐渐下降，很少有急性发作者。此时患者视力减退、视野缩小或有病理性暗点；眼底可见视盘水肿或苍白，视网膜水肿或渗出，视网膜静脉迂曲扩张。CT和MRI常显示患侧眼外肌明显肥厚，尤其是眶尖部，同时可见视神经增粗、眼上静脉增粗等表现。

五、自然病程

甲状腺相关眼病与Graves病关系密切，TAO可发生于Graves病之前或之后，但是对于大多数的病例，TAO与GD是同时发生的。TAO极少发生于GD之前超过一年，但是可能在GD发病后的任何时间发生。除了甲亢之外，在一项120例TAO患者的发病率研究中，0.8%TAO发病与甲减有关，3.3%与桥本甲状腺炎有关。

对于未接受任何治疗TAO患者的自然病程，文献研究报道较少。最早地对TAO自然病程进行描述的是Rundle曲线。甲状腺相关眼病发病隐匿，突然起病，病变的早期为进展期，进展期至少持续数月，反映了自身免疫的进展过程——眼眶组织炎症、淋巴细胞浸润、GAG产生及水肿。病情进展到一定程度后进入平台期，平台期持续一到数年，病情自发缓慢改善，反映了炎症反应逐渐消退。随着炎症的消退，眶内组织纤维化发展，受累组织无法恢复到先前的完全健康状态，患者仍有残余症状如突眼及慢性眼外肌功能障碍。Perros等对59例TAO患者随访一年，发现22%的患者病情明显好转，42.4%患者轻度改善，22%病情稳定，13.5%病情恶化。甲状腺功能正常的TAO倾向于自然缓解，通常比甲亢患者的眼病更轻。

六、辅助检查

1. 实验室检查　由于TAO患者的病情与甲状腺功能密切相关，通常应检测患者的全套甲状腺功能：血清TSH测定；血清总T_3，总T_4（TT_3，TT_4）和游离T_3，游离T_4（FT_3，FT_4）的测定。

除了甲状腺功能的测定外，通常还需进行自身抗体的检查：促甲状腺素受体抗体（TRAb）在未治疗的甲亢伴TAO患者中阳性为91%，患者经过治疗症状缓解后，TRAb明显下降。TRAb呈阳性，代表甲亢未治愈，仍有复发可能，阴性者预示着患者可能有较长时间的缓解期。大约50%甲状腺功能正常的TAO患者可查出甲状腺刺激抗体。抗甲状腺球蛋白抗体（TgAb）滴度在TAO患者为25%，正常人达10%，正常老年女性为10%～20%。甲状腺过氧化物酶抗体（TPOAb）可反映甲状腺自身免疫病变的性质与程度，与 TgAb 相比假阳性率更低，桥本甲状腺炎和 GD 患者中 TPOAb 的阳性率 95% ~ 100% 和 60% ~ 85%。除此之外，还有眼外肌自身抗体，如线粒体琥珀酸脱氢酶黄素蛋白亚基（抗 Fp 亚基）、G_2S 和肌钙蛋白等抗原抗体，后者尚未成为临床诊断依据，但有实验观察 C_2S 抗体及抗眼肌抗体在 TAO 患者激素治疗无效时水平不降低，在治疗有效者复发时水平再次升高，提示抗眼肌抗体（EMAb）及 G_2SAb 可作为激素治疗无效及复发的预测指标。炎性因子的检测：研究显示，氨基葡聚糖（GAG）在活动性眼病患者血浆和尿中水平升高，免疫抑制治疗则可降低其水平。但是否可用血浆或尿 GAC 水平评价眼病活动度，尚需进一步证实。其次，白介素 -6（IL-6）在活动性 TO 患者血液中水平显著升高，经有效治疗，IL-6 可明显下降，有助于对突眼活动度及治疗反应进行判断。

2. 影像学检查

（1）超声检查：经济有效的筛选方法。

① A 超：A 超可精确地测量眼肌的厚度，为甲状腺相关性眼病提供定量诊断依据。甲状腺相关性眼病在疾病的活动期各眼外肌肿胀，A 超提示眼肌厚度增加，此时进行药物治疗，可取得较好的疗效。当疾病进入静止期，眼外肌纤维化，A 超提示眼外肌厚度不变或减小，可根据情况选择手术治疗。A 超可反映眼外肌内部反射率，标准的 A 超可定量地测量眼外肌和视神经的宽度。也可表现为眶周及视神经鞘膜的实体性增厚，偶见泪腺水肿。与对照相比，TAO 患者的反射率较低，提示水肿。反射率低的患者对免疫抑制治疗的反应更佳，反射率≤ 40% 者的治疗有效预测值为 73%。但是 A 超很难直观的分析肌肉间的关系和软组织的情况，故应结合其他手段综合判断。

② B 超：B 超可形象和准确地显示病变的位置、形态、边界等，同时，根据回声的特性可以较准确地判断病变的组织结构。对甲状腺相关眼病患者来说，眼外肌增粗临床上只能确诊 12%，但 B 超检出率是 95%。B 型超声检测眼外肌厚度，可重复性好，操作简单，患者容易接受。到目前为止，B 型超声图像直观，易于理解，对非超声波医生来说，图像简单易懂，增粗的眼外肌清晰可见。对人体无损害可反复多次检查，有利于随诊监测疾病进程，指导临床治疗。B 超的缺点是根据图像进行人工定位测量，缺乏客观的检查标准，存在更多的人为因素，结果准确性和可重复性稍差。

（2）CT：CT 分辨率较高，能清晰地显示眶内软组织和眼眶骨性结构，是 TAO 的一种简单有效的常规检查。常用检查方法有水平扫描、冠状扫描、矢状扫描。TAO 最突出的 CT 特点是单眼或双眼、一条或多条眼外肌呈梭形肿胀，下直肌最易受累，其次为内直肌、上直肌、外直肌，其肌腱正常。Wiersinga 等用 CT 扫描检查 80 例未经任何治疗的 TAO 患者，发现下直肌肥大为 60%，内直肌占 50%，上直肌占 40%，外直肌为 22%。肥大的眼外肌一般边界清楚，主要病变集中于肌肉内。但急性浸润性 TAO 中，肥大眼外肌边缘可不清，部分可结节样改变。需要注意的是，在水平扫描中，单独的下直肌肥大呈一肿块影，可能将此误认为眶尖肿瘤，此时最好加做 CT 冠状扫描，能较好地显示肥大的下直肌。此外，典型特征还有脂肪水肿、眶隔前突等，及肌肉肥大的继发改变如视神经受压、眶骨改变等。应用眼外肌 CT 三维重建技术可直观显示 4 条眼直肌形态，为评价眼外肌受累程度提供客观依据，并可与眶内软组织、眶壁、眶尖及眶周病变进行鉴别诊断。虽然 CT 扫描可清晰显示眼外肌肥大，但不能鉴别早期肌肉水肿或后期纤维化。淋巴瘤或转移癌等可引起眼外肌肥大，类似 TAO，鉴别诊断困难时，可在 CT 检查指导下进行针刺活体组织检查。

（3）MRI：MRI 也是观察眼外肌很有价值的方法。冠状位、斜矢状位及轴位扫描可以观察眼直肌的直径、走行及肌腱情况，且软组织分辨率明显高于 CT。眼眶组织能更清晰的显示，可以选择任意方位扫描。在活动性 TAO 中 T_2 弛豫时间延长，而免疫抑制治疗可缩短该时间。MRI 影像对 TAO 的诊断已不仅仅局限于眼外肌（EOMs）的形态学改变，而更多的是研究眼外肌信号的改变。有研究认为 T_2 持续时间与水的含量密切相关，T2 时间延长表示其含水量高，为急性期；T_2 时间缩短则表明其含水量少，即纤维化期。与 CT 相比，MRI 可评价疾病活动性（T_2 脂肪抑制序列强弱可反映眼肌水肿程度），不能直接反映眶内炎症反应。但 MRI 能检查出临床不易检出的隐蔽病变部位，如 NO SPECS 2 级患者，眼睑、泪腺的内部结构改变基本无法观察，而 MRI 可表现出眼睑、泪腺、提上睑肌等软组织体积增厚. T_2WI 信号增高；MRI 可显示 3 级患者眼眶组织增厚情况，如眼眶骨壁轻度弯曲，“可口可乐瓶”征。视神经受损是 TAO 严重的临床表现，MRI 表现为眼外肌于眶尖部呈环行肥厚、视神经轴受压迫、形状扁平、局部有水肿及蛛网膜下隙形态中断等。此外，MRI 可以作为 TAO 球后放射治疗疗效预测的重要手段，信号强度比值愈高，疗效愈好。

（4）生长抑素受体显像（奥曲肽扫描）：这是一种评价疾病活动性的新方法，可使炎症活动期眼眶组织细胞显像，有助于评判 TAO 的临床分期。有研究显示，通过 ^{99m}Tc 标记奥曲肽眼眶显像判定 TAO 的活动度，结果显示活动组的 TAO 患者眼眶的奥曲肽摄取比值明显高于非活动组。摄取比值与 CAS 评分值有良好的一致性，活动组的 TAO 患者治疗前后奥曲肽摄取比值有显著差异，也与 CAS 评分变化一致。铟（^{111}In）标记奥曲肽在活动性眼病患者眶内聚积水平高于非活动期，该方法对治疗效率的阳性预测率为 90% ~ 92%。生长抑素受体显像结果受眶内组织受体亚型及其表达量、循环中生长抑素水平的影响，当病变组织部表达可与生长抑素类似物特异结合的相应受体亚型或表达量很低时，易出现假阴性结果，因此，该昂贵且非特异性的技术对眼病活动性及治疗效果的评判能力有限。

七、诊断

TAO 在内分泌科及眼科都较常见，90% 以上 TAO 患者伴有 GD，根据甲状腺功能亢进病史及眼部的临床表现，一般较易诊断。甲亢的典型症状有怕热、心悸、手颤、情绪激动、体重下降、胫前水肿等。眼部典型特征有上睑退缩、下落迟缓、眼睑肿胀、疼痛、单眼或双眼突出、眼球活动，受限及复视等。不典型的病例需通过相应的实验室检查、影像学检查及其他检查，可进行判断。

（1）参照 Bartley 的 TAO 诊断标准，若患者出现眼睑退缩，只要合并以下体征或检查证据之一，即可作出 TAO 诊断。①甲状腺功能异常，患者血清中 TT_3、TT_4、FT_3、FT_4 水平升高，TSH 水平下降；②眼球突出，眼球突出度≥ 20 mm，双眼球凸度相差＞ 2 mm；③眼外肌受累，眼球活动受限，CT 发现眼外肌增大；④视神经功能障碍，包括视力下降，瞳孔反射、色觉、视野异常，无法用其他病变解释。若缺乏眼睑退缩，要诊断 TAO，患者除需具备甲状腺功能异常外，还应有眼球突出、眼外肌受累或视神经功能障碍等体征之一，并排除其他眼病引起的类似的体征。

（2）根据 2006 年 EUCOGO 的建议，急性 TAO 的诊断标准为：

①症状：无法解释的视力减退；单眼或双眼视物颜色强度或亮度改变；突发眼球“脱出”（眼球半脱位）病史。

②体征：明显角膜浑浊；视盘水肿。非急性 Graves 眼病的诊断标准：①近 1 ~ 2 个月出现畏光；严重的眼部异物感或沙砾感，经人工泪液治疗无好转；近 1 ~ 2 个月感到眼部或眼部后方疼痛；近 1 ~ 2 个月眼部或眼睑的外形出现变化；近 1 ~ 2 个月出现复视。②体征：眼睑挛缩；眼睑结膜异常水肿或充血；因复视而引起异常头位。

（3）由于甲状腺相关眼病严重程度不同，与其治疗密切相关，常用 TAO 的严重度及活动度来评价甲状腺相关眼病的病情。

美国甲状腺学会（ATA）的 TAO 眼病分级标准，即 NOSPECS 标准，如下表所示（表 5-2）。

表 5-2 是用来描述和提供眼部病变的临床细节，达到 3 级以上可以诊断为 TAO，但并非所有的 TAO 病程都是由 0 级向 6 级顺序典型发展（表 5-3）。

此外，还有对眼部病变的临床活动性评分表（CAS 评分）（表 5-4）。

表 5-2 TAO 分级标准（ATA）

分级	定义	英文缩写
0	无症状或体征	N no signs or symptoms
1	只有体征而无症状	O only signs
2	软组织受累（有症状及体征）	S soft-tissue involvement
	0 无；a 轻度；b 中度；c 中度	
3	眼球突出 > 正常上限 3 mm，又或无症状	P proptosis
	0 无；a > 正常上限 3 ~ 4 mm；b > 正常上限 5 ~ 7；c > 正常上限 8 mm	
6	视力变化（视神经受损）	S sight loss
	0 无；a 视力为 0.63 ~ 0.5；b 视力为 0.4 ~ 0.1：c 视力 > 0.1 ~无光感	
4	眼外肌受累（常伴有复视及其他症状体征）	E extraocular muscle involvement
	0 无；a 各方向极度注视时运动受限；b 运动明显受展；c 单或双眼固定	
5	角膜受累	C comeal involvement
	0 无；a 角膜点染；b 角膜溃疡；c 角膜云翳、坏死、穿孔	

表 5-3 复视的主观评分标准

分级	定义
0	无复视
Ⅰ	患者劳累后出现的非持续性复视
Ⅱ	向上或向两侧凝视后出现的非持续性复视
Ⅲ	可被棱镜纠正的持续复视
Ⅳ	棱镜无法纠正的持续复视

表 5-4 CAS 评分

1. 自发性球后疼痛
2. 眼球运动时疼痛
3. 眼睑红斑
4. 结膜充血
5. 结膜水肿
6. 泪阜肿胀
7. 眼睑水肿

除了 CAS 评分表外，评价 TAO 活动性的指标还有：病程 18 个月，预测 TAO 活动性为 76%；超声检查：提示炎症或纤维化；MRI：炎症致黏多糖眶后沉积，水肿，T_2 信号增强；奥曲肽扫描；^{67}Galliun 镓扫描；血清 / 尿标志物：GACs，可作为 TAO 活动性的指标。

根据 TAO 的严重程度的不同，通常有不同的治疗方案，2008 年 EUGOGO 对 TAO 严重性分级的最新建议为表 5-5。

表 5-5 TAO 病情严重度评估标准

级别	表现	
威胁视力	DON 和（或）角膜受损	立即干预治疗
中重度	眼睑挛缩≥ 2 mm 中或重度软组织受累 眼球突出≥ 3 mm（同种族同性别正常人群） 间断或持续性复视 轻度角膜外露	TAO 尚未影响视力，但是对生活质量有很大影响，以评估外科手术或免疫抑制治疗的风险 活动期：免疫抑制治疗 非活动期：手术治疗
轻度	轻度眼睑挛缩 > 2 mm 轻度软组织受累 眼球突出 > 3 mm 暂时性或无复视 角膜暴露症状对润眼药有效	TAO 对生活质量影响很小，无法充分证实外科手术治疗或免疫抑制治疗风险的必要性

八、鉴别诊断

见表 5-6。

表 5-6 眼外肌肥大和（或）突眼的鉴别诊断

1.Cushing 综合征	9. 横纹肌肉瘤
2. 肥胖痛	10. 转移灶（乳腺癌，黑色素瘤，肺癌，胰腺癌，精原细胞瘤，炎癌）
3. 眶假瘤	11. 血管疾病（动静脉血管畸形，颈动脉海绵窦萎，血管瘤）
4. 特发性肌炎	12. 系统疾病（淀粉样变，肉瘤样病，血管炎）
5. 眶蜂窝织类	13. Wegener 肉芽肿
6. 眶淋巴瘤	14. 嗜酸性肉芽肿
7. 脑膜瘤	15. 囊肿
8. 白血病	

1. 眼眶炎性假瘤（orbital inflammatory pseudotumor） 也称为非特异性眼眶炎症综合征，发病原因尚不明，无眼部原因，亦未发现相关全身疾病，可为急性、亚急性、慢性非感染性炎症。非特异性炎症可弥漫浸润眶内组织，或侵犯某些特异组织，如眼外肌、泪腺等。临床上一般起病突然，男女发病率无差异，可表现为眼睑红肿、有时伴疼痛、球结膜充血、眼球突出或运动受限，CT 可见眶内软组织影，可累及眼外肌，肌腹及肌腱不规则扩大，泪腺可受累肿大。病理学改变分为淋巴细胞为主型、混合细胞型、硬化型（大量结缔组织增生，少数炎性细胞浸润）。

2. 眼眶肌炎（orbital myositis） 眼眶肌炎是眼外肌的特发性炎症，广义是也属于肌炎性假瘤。与甲状腺相关眼病不同的是，眼眶肌炎的疼痛较严重，通常是就医的主要原因。其发病见于所有年龄的人群，通常在数天内发病，上睑抬举无力较常见，上睑退缩少见，影像学检查方面，有时可见双眼受累，较少出现多块眼肌受累，但肌腱通常受累。

3. 眶脑膜瘤（meningioma of orbit） 脑膜瘤常起源于视神经蛛网膜细胞、骨膜的异位脑膜瘤或蝶骨嵴脑膜瘤，本病常见于中年妇女，临床表现为眼睑肿胀、眼球突出、视力下降，患者常有一定程度的上睑抬举无力，而不是上睑退缩。诊断方面 CT 较 MRI 更具优势。CT 可见视神经肿胀呈弥漫性，或在眶内呈球状肿块，可见钙化影，若视神经周围肿瘤发生钙化，可出现“双轨”征。

4. 颈动脉 - 海绵窦瘘（carotid cavernous fistula，CCF） 本病多突然起病，且较严重，常因患者有头部外伤史，因颈动脉血高流量及高压力流入海绵窦以致发病。患者常出现严重眼痛及头痛，视力下降，眼睑肿胀、球结膜充血水肿，眼球突出，运动受限。眼眶可扪及搏动，听到杂音。CT 可见多个眼外肌肿大，内直肌多受累，其次为外直肌及上直肌。肿大的眼外肌多呈纺锤形或圆柱形，边界多清晰，肌附着处多不受累。

5. 眼眶转移性肿瘤（ metaslatic tumor in orbital） 常指远处恶性肿瘤转移到眼眶，其中乳腺癌、肺癌、前列腺癌较常见。肿瘤转移，眼内转移较眼眶转移多见，比例大致为 1.4 ∶ 1，常见部位依次为眶外侧、上方、内侧、下方。肿瘤转移至眼眶多侵犯骨质。其临床特点：病程较短，延期突出和运动受限最常见，运动受限程度超过眼球突出程度。出现复视或眼部疼痛，最早的症状常为疼痛和麻木。CT 扫描多见单个眼外肌肌腹扩大，纺锤状或结节状，肌腱通常不受累，内直肌或外直肌受累多见，偶有相邻两肌肉或软组织受累，可见骨质破坏。

九、治疗

图 5-2 是 2008 年 EUGOGO 关于甲状腺相关眼病治疗流程的共识。甲状腺相关眼病是一种多因素疾病，其治疗强调综合管理。欧洲 GO 专家组（European Group on GO）组织多学科专家讨论所达成的专家管理共识，常作为甲状腺相关眼病的指南。甲状腺相关眼病的治疗目的，一是阻止疾病的继续进展，二是改善症状及体征，避免出现或加重角膜及视神经病变，尽可能保护和恢复视力，改善容貌。根据对甲状腺相关眼病的自然病程进展的研究，约 60% TAO 患者的症状都较轻微，部分病情较重的患者，在病

情进展到一定程度，也可处于稳定或缓解的阶段。临床观察发现，TAO 病程多为 1.5 ~ 3 年，发病至患病 6 个月左右为进展期，以后逐步稳定。因此，并不是所有患者都需要针对眼病进行特殊治疗。

甲状腺相关眼病严重性与活动性两项指标的评估指导 TAO 的临床治疗（图 5-3）。对于严重度的评估，现在常用的评价标准为美国甲状腺学会（ATA）的 TAO 分级标准，即 NO SPECS 标准和 2008 年 EUGOGO 甲状腺相关眼病病情严重度评估标准。EUGOGO 建议活动性评估使用临床活动性评分（clinical activity score，CAS）。此外，生长抑素受体显像（奥曲肽扫描）眼部 A 超，MRI，奥曲肽扫描；[67]Galliun 镓扫描；血、尿中 GAGs 测定等，也可作为活动性评价参考，其具体内容如前所述。

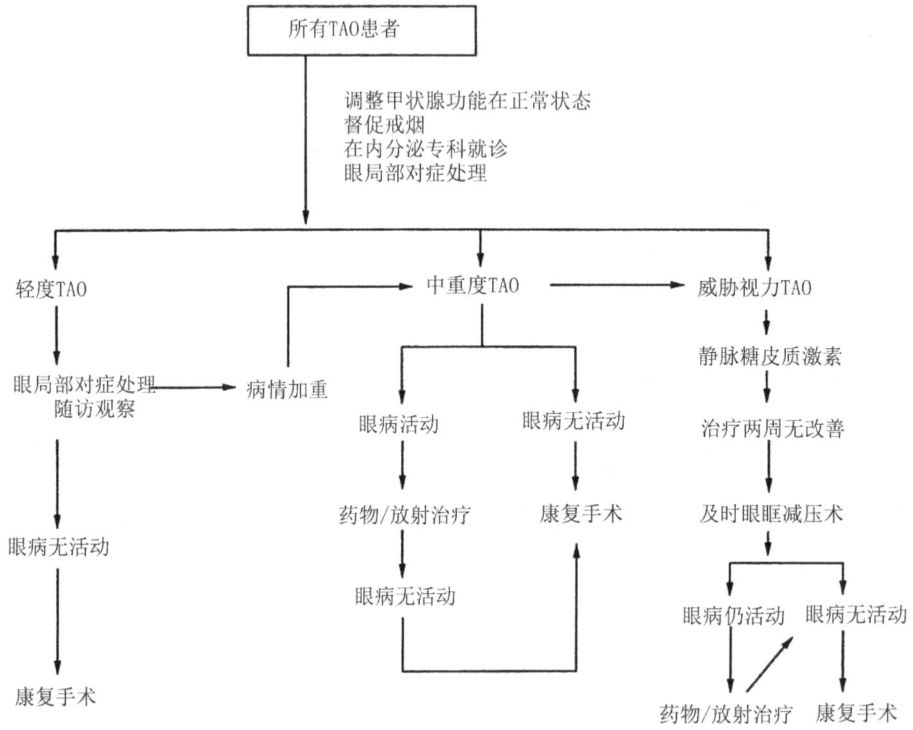

图 5-2　TAO 治疗流程

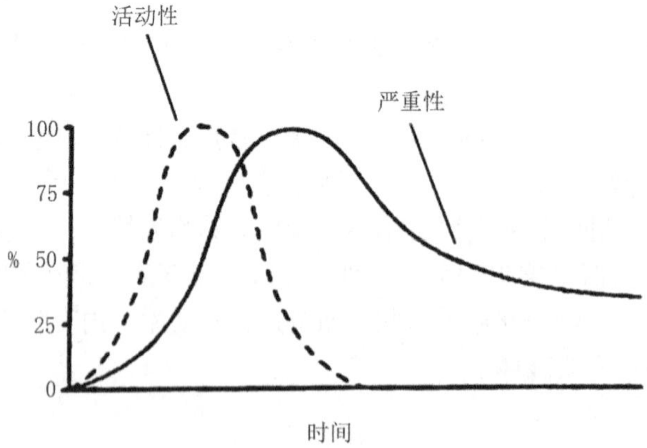

图 5-3　TAO 活动性与严重性

对于 TAO 的治疗原则，目前仍未形成一致的看法，按照甲状腺相关眼病病情的评估（表 5-5），常将 TAO 分为轻度、中重度及威胁视力（DON）TAO。威胁视力 TAO 是指患者甲状腺功能异常伴视神经病变（DON）和（或）伴角膜脱落。对于不同的级别有不同的治疗方法。轻度 TAO 通常只需密切观察随访。TAO 是一个自限性疾病，轻度 TAO 使用糖皮质激素，风险常大于疗效，且轻度 TAO 是稳定的，一般不发展为中度和重度 TAO。对于轻度 TAO 患者，眼部的局部治疗通常有效，甲亢缓解后轻度 TAO 也会随之缓解。多数轻度 TAO 患者对自己的生活质量尚属满意，若其由于眼睑退缩，组织水肿、突眼等症状对其社会心理功能及生活质量不满，在权衡利弊后，也可进行相关的治疗。对于中重度甲状腺相关眼病的患者，除了患者无症状或不愿接受治疗的，通常都需要积极治疗。中重度患者且 CAS 评分 > 3/7 分的，常采用免疫抑制治疗，也可采用放射治疗；非活动性的中重度 TAO 患者可考虑康复手术治疗。对于威胁视力 TAO（DON）患者，常用系统性的激素治疗和（或）手术治疗，眼眶减压术可快速缓解威胁视力 TAO（DON）患者的症状，挽救患者眼球及视力。

1. 基本治疗

（1）戒烟：吸烟是甲状腺相关眼病的重要危险因素之一。吸烟可促进 TAO 的发生，烟草中成分复杂，其中尼古丁可刺激交感神经兴奋，从而促进甲状腺素的释放；硫氰酸盐有抗甲状腺素的作用，苯丙蓖可加速甲状腺素的分解。烟雾中的一氧化碳对细胞的氧化损伤，会加重组织缺氧。在 TAO 患者中，吸烟者病情更易发展，其严重程度与吸烟的数量多少相关，此外，吸烟还会削弱激素治疗及放射治疗的敏感性。因此，每个 TAO 患者都应被告知吸烟的危险性。对于所有的 TAO 患者或 GD 患者，都应严禁吸烟（包括二手烟）。

（2）甲亢的控制：因为甲亢或甲减都可以促进 TAO 进展，所以对于 TAO 患者，甲状腺功能应当维持在正常范围之内，其甲亢应得到良好的控制。甲亢未控制时，一方面 TSHR 抗体增加，刺激成纤维细胞增生肥大，导致眶内炎性细胞浸润，组织水肿，眶内容物增加，眼球外突。另一方面，甲亢使得交感神经过度兴奋，可引起眼外肌运动不协调，引起相应眼征。甲亢应逐步控制，使 TRAb 逐渐减少，眼部的免疫反应逐渐稳定或减轻，交感神经兴奋性恢复正常，从而使 TAO 稳定或减轻。但是，同时要注意的是，甲亢的控制不可过快。甲亢控制过快，会使 TSH 水平迅速增加，不利于眼病的改善。

（3）一般支持治疗：支持治疗包括注意用眼卫生，眼睛多休息，具体眼部的对症治疗参见后述。

2. 免疫调节治疗

（1）皮质类固醇治疗：目前，治疗 TAO 最常用的免疫抑制药物是皮质类固醇。用药方法有口服、球后注射及静脉用药三种。其机制主要是：①免疫抑制作用；②非特异抗感染作用，干扰 T/B 淋巴细胞，减少炎症局部中性粒细胞、单核细胞、巨噬细胞的聚集，抑制免疫活性细胞、细胞介质释放；③抑制成纤维细胞分泌 GAG，抑制 CAG 合成。如无禁忌证，处于临床活动期的中重度患者及威胁视力 TAO 患者均可使用。虽然激素可使患者急性眼部症状及生活质量获得显著改善，但对突眼度的改善作用有限。

Char 提出全身激素治疗可用于以下 5 类甲状腺相关眼病患者：①激素治疗对存在急性炎性疾病的患者有很好的疗效；②发展至甲状腺视神经病变并伴轻微视觉损失的患者（视力 ≥ 20/80）；③近期（< 6 个月）伴有明显软组织炎症严重甲状腺相关眼病患者；④极少数患者尽管经过眶内放射治疗和眼眶减压手术后，还需继续激素治疗或加其他免疫调节药治疗，以保持疗效或防止疾病复发或恶化；⑤所有准备做眼眶减压术前或术中要使用全身激素治疗。总之，全身激素治疗适用于病程短，伴显著眼部软组织炎症者效果较好，慢性病程 1 年以上，无或轻度炎症，斜视或眼球突出稳定及其后遗症通常不用全身激素治疗。

口服治疗：2008 年 EUGOGO 共识推荐的起始剂量通常为泼尼松 80 ~ 100 mg/d 或 1 mg/（kg · d），一些开放性试验或随机实验研究，比较了口服皮质类固醇与其他治疗方法，显示 33% ~ 63% TAO 患者有较好的疗效，主要是对软组织改变、近期受累的眼肌及 DON 疗效较好。减量过快可能导致眼病复发。长期的治疗应注意其不良反应。Bartalena 等报道，12 例 TAO 患者接受口服泼尼松治疗，起始剂量 78 ~ 80 mg/d，总疗程 20 ~ 24 周，累计剂量 4 ~ 6 g。结果显示，10 例（83%）患者缓解，3 例（25%）出现不良反应，其中抑郁、糖尿病、眼压增高各 1 例。Kahaly 等报道，35 例 TAO 患者接受口服泼尼松治疗，起始剂量 100 mg/d，总疗程 12 周，累计剂量约 4 g。结果显示，缓解率为 51%（18 例），不良反应率为 51%（18 例），发生频率由高到低分别为体重增加、失眠、胃肠道反应、高血压、多毛、抑郁和心悸。目前，口服泼尼松的推荐起始剂量为 1 mg/（kg · d），随后可根据眼病的临床评估结果逐渐减量，平均每周减少 5 ~ 10 mg，最小维持量维持数月。在减量期间或停药后出现复发者需延长维持治疗时间。如需对活动期患者行放射性碘治疗，则应预防性使用糖皮质激素。在碘治疗后 1 ~ 3 d 口服泼尼松 0.3 ~ 0.5 mg/（kg·d），随后逐渐减量，2 个月后停药。

静脉治疗：静脉注射皮质类固醇，其疗效优于口服激素用药，有效率分别为 80% 和 50%。目前尚无证据证明某种静脉用药方案优于其他静脉用药方案。静脉用药方案，以下几种较为常用。

①对于中重度 TAO 患者，甲泼尼龙静滴 500 mg，每周 1 次，共 6 周；以后改为 250 mg，每周 1 次，共 6 周。总剂量 4.5 g。

②对于中重度 TAO 患者，甲泼尼龙静滴 500 mg，连用 3 d，每隔 4 周 1 次，共 4 次（12 周）。

③甲泼尼龙 500 ~ 1 000 mg 加入生理盐水静滴冲击治疗，隔日 1 次，连用 3 次。总剂量不超过 4.5 ~ 6.0 g。

④对于重度 TAO 患者，甲泼尼龙静滴 15 mg/kg，连用 2 d，每隔 2 周 1 次，共 4 次；以后改为 7.5 mg/kg，连用 2 d，每隔 2 周 1 次，共 4 次。总疗程 14 周。合并眼眶局部放射治疗，总放射量 20 Gy，分 10 次进行，疗程 2 周。

⑤对于重度 TAO 患者，甲泼尼龙静滴 1 000 mg，连用 3 d，每周 1 次，共 2 次；以后改为泼尼松口服 40 mg，连用 2 周；然后每 4 周逐渐递减 10 mg 至 20 mg；再每周逐渐递减 2.5 mg。

以上方案中，由于第一种方案总的用药剂量较少，不良反应小，治疗方式方便，且其疗效并不逊于其他剂量较大的静脉用药方案，故近期受到较多关注。但其长期疗效及复发率等数据还需进一步收集。

总体而言，静脉用药较口服耐受性好。一项关于静脉与口服皮质类固醇治疗 TAO 的单盲对照研究显示，甲泼尼龙静脉滴注组（35 例）患者与泼尼松口服组（35 例）的缓解率分别为 77%（27 例）和 51%（18 例）；其中，甲泼尼龙组患者突眼度改善 > 2 mm、眼裂增宽改善 > 2 mm 及 CAS 减少 3 分者所占比例分别为 60%（21 例）、63%（22 例）和 77%（27 例）；在 6 个月随访中，4 例泼尼松组患者出现视神经损害症状且需行眼眶减压或其他眼眶手术。报告显示，静脉甲泼尼龙累计剂量 10 ~ 24 g 可致严重急性肝损伤，其可能原因为：激素引起的剂量依赖性肝损害、免疫抑制后出现的病毒性肝炎、治疗前存在脂肪肝以及激素撤药后免疫激活引起的免疫性肝损害。因此，建议静脉甲泼尼龙累计剂量应控制在 6 ~ 8 g，不要快速停用激素，且在治疗前须评估患者的肝脏功能、病毒指标、自身抗体等，并进行随访。对于威胁视力 TAO 患者，常使用大剂量静脉冲击的系统激素治疗，较口服用药疗效好，在静脉冲击治疗的 1 ~ 2 周内，视神经病变有可能会继续进展，减量过快，也可能使 DON 复发。

球后注射或结膜下注射：有学者认为，为减少皮质类固醇所致全身不良反应，可采用球后注射法治疗活动期眼病。局部注射治疗疗效弱于口服治疗。目前尚无确切证据证明其是否会损伤眼球。

治疗有效通常定义为，在 12 周内出现下列 3 项或 3 项以上改变：①突眼度下降 > 2 mm；②眼睑宽度下降 > 2 mm；③眼压下降 > 3 mm；④眼直肌总宽度下降 > 3 mm；⑤凝视初始时无复视或复视等级降低；⑥视力增加。对于部分甲状腺相关眼病患者，疾病有可能复发。不同的治疗方案，患者的复发率也不同。到目前为止，对于激素治疗停用的时机仍无定论。

长期使用皮质类固醇，其可能的不良反应有：出现 Cushing 面容、糖尿病、抑郁、慢性病的复发、感染、高血压、低钾血症、骨质疏松、体重增加、胃溃疡、多毛、白内障等，严重者发生股骨头坏死、严重肝细胞坏死。因此使用前应取得患者的知情同意。

（2）其他免疫抑制药治疗

①环孢素：为避免复发及减少皮质类固醇的使用剂量，非激素免疫抑制药开始被应用于眼病治疗。其中，环孢素是目前被认为较有效的药物之一。它可通过抑制 T 淋巴细胞活性、抑制单核细胞与巨噬细胞的抗原表达、诱导 T 辅助细胞活性、抑制细胞因子的产生而影响体液免疫与细胞免疫。对缩小肿大的眼外肌、减轻突眼、改善视力、使眼球总积分下降有一定疗效，目前对其治疗 TAO 的总效果仍有争议。有研究认为，环孢素与糖皮质激素联用效果优于单用任何一种药物，特别是对单用激素抵抗以及病变持续活动需要长期干预的患者，单用任何一种药效果均差，宜联合用药。Kahaly 报道，40 例中重度 TAO 患者被随机平均分为单用口服泼尼松和口服泼尼松 + 环孢素 5 mg/（kg·d）联合治疗两组。结果显示，

两组患者眼病较前均有改善，而环孢素组更显著；环孢素的主要不良反应为肝肾功能损害，不良反应较大，因此建议治疗剂量不超过 5 mg/（kg·d），并定期监测血药浓度。

②静注丙种球蛋白：Kahaly 报告，40 例重度活动性 TAO 患者被随机分为泼尼松（19 例，100 mg/d）和静注丙种球蛋白（21 例，每 3 周连续 2 d 予以 1g/kg）两组，维持治疗 18 周。结果显示，两组缓解率均为 63%，静注丙种球蛋白组患者的甲状腺相关自身抗体下降水平较显著，但有患者出现发热（1 例）和头痛（1 例）两种不良反应。

③生长抑素类似物：生长抑素可抑制许多细胞因子的生长，包括肿瘤细胞。它对甲状腺疾病患者可抑制 TRH、TSH、T_3、T_4 的分泌，也可抑制甲状腺的生长。奥曲肽为长效生长抑素类似物，有结果表明，其作用较糖皮质激素降低 TAO 积分更明显，并且减轻组织炎症和改善眼肌运动障碍，减少葡萄糖胺（GAG）的生成。但近期的随机对照研究不支持生长抑素类似物用于治疗 TAO。大剂量奥曲肽也可导致头痛、乏力、水肿、高血糖等反应。有学者提出，使用可结合所有生长抑素类似物受体亚型的生长抑素类似物（例如 SOM230）可能会有一定疗效。其他：虽有报告显示，霉酚酸酯、雷公藤、甲氨蝶呤等免疫抑制药对 TAO 也有一定疗效，但尚待大规模临床试验证实。目前上述药物仅推荐作为皮质类固醇的辅助治疗，而不推荐单独使用。

（3）血浆置换法：血浆置换疗法适用于严重急性进展期的患者，通过血浆置换可清除或减少与本病相关的抗原、抗原抗体复合物以及某些细胞因子，还能影响血浆黏滞性及血浆内的组成成分。但目前对其确切疗效仍难以肯定，临床上常需配合使用糖皮质激素或免疫抑制药（硫唑嘌呤或环磷酰胺）。一般 5 ~ 8 d 行血浆置换 4 次，置换出血浆共 10L，代之以稳定的血浆蛋白溶液。在末次置换后，加用泼尼松 40 mg/d 和硫唑嘌呤 100 mg/d，三四周后逐渐减至维持量，总疗程 3 个月。近年来应用血浆置换治疗 TAO 也有报道，但相关报道不多。

3. 放射治疗　对 TAO 患者的放射治疗，通常有单纯眶部放射治疗及眶部放射治疗联合皮质类固醇治疗两种。对于中重度 TAO 患者适用。威胁视力 TAO（DON，dysthyroid optic neuropathy）患者并不推荐使用放射治疗。眶部放射治疗的机制是射线照射眶内组织，杀伤眶部浸润的淋巴细胞及炎性细胞，从而抑制细胞因子的释放，使眼眶成纤维细胞增殖及 GAGs 形成减少。对于 TAO 患者的眶部放射治疗，累计剂量通常为 20Gy，分成 10 次剂量在 2 周内完成，是最常使用的方法；也可以每天 2Gy 在 20 周内完成，有效且易于耐受。

（1）单纯眶部放射治疗：临床数据及经验均支持小剂量、长程眶部放疗，但仅适用于≥ 35 岁患者。一项研究中，TAO 患者随机分为口服泼尼松（3 个月）+ 0 Gy 放疗和口服安慰剂 + 眶部放疗（总剂量 20 Gy）两组，缓解率分别为 50% 和 46%（$P > 0.05$）；但口服泼尼松治疗起效快，且缓解软组织症状效果较好，而放疗则可较好的改善眼肌活动度。关于放射剂量，一项研究将 TAO 患者分为每周 1 Gy、维持 20 周，每天 1 Gy、治疗 > 2 周和每天 2 Gy、维持 2 周三组，结果显示三组的缓解率分别为 67%、59% 和 59%。长期随访研究显示，眶部放疗较安全，未见相关肿瘤发生，但存在引起糖尿病患者视网膜病变的风险，在糖尿病并发严重高血压者中尤其如此。

（2）皮质类固醇联合眶部放射治疗：大量研究显示，口服皮质类固醇联合眶部放疗较任何一种单一治疗更有效且更持久。联合治疗可以有效地利用激素的快速起效特征和放疗的持久作用。此外，激素可预防放疗引起的一过性炎症加重效应，而放疗则可降低激素停用后的复发率。因此，对严重病例如选用保守疗法而不是眼减压手术，建议采用联合治疗策略。目前尚缺乏眶部放疗联合静脉皮质类固醇与单用静脉皮质类固醇疗效比较的研究。

4. 眼科治疗　无论甲状腺相关眼病患者病情严重程度如何，眼科用药治疗都是必不可少的。

（1）对于患者的眼部症状，如异物感、流泪等，可用人工泪液，如 0.5% ~ 1% 的甲基纤维素滴眼剂。畏光者可配戴太阳镜，单侧眼罩可减轻复视。

（2）若患者有眼部充血水肿、角膜上皮脱落、荧光素染色阳性者，可用抗菌消炎滴眼液或眼膏，通常白天用眼液 3/d，夜晚睡前用眼膏，如 0.4% 阿米卡星滴眼液、红霉素眼膏等，眼睑闭合不全者需加盖眼罩，以防止发生结膜炎、角膜炎。也可与糖皮质激素滴眼液交替使用。

（3）改变患者睡眠时的体位，床头抬高仰卧，以减轻眼睑及眶周软组织肿胀。也可服利尿药，但对其效果尚有争议。

（4）眼睑退缩：对甲状腺相关眼病患者一般使用5%硫酸胍乙啶眼液（guanethidine sulfate drops），3/d，可使眼睑退缩减轻或消失，该药为去甲肾上腺素能神经阻滞药，通过耗竭交感神经末梢存储的去甲肾上腺素来治疗TAO的眼睑挛缩症状。不良反应有结膜充血、瞳孔缩小。

（5）眼压升高：一部分TAO患者可能出现眼压升高，需定期观察随访，常用降眼压药有噻吗洛尔、毛果芸香碱眼液等。

（6）肉毒杆菌毒素：可选择性的作用于周围胆碱能神经末梢，抑制乙酰胆碱的释放，使肌肉麻痹，起去除神经支配的作用，治疗上睑退缩时，退缩的程度不同，药量也不同。

5. 外科治疗　对于甲状腺相关眼病的外科手术治疗，其目的通常是改善患者眼部症状、保护视力及改善容貌。常用的治疗TAO的手术有眼睑退缩矫正术、眼肌手术及眼眶减压术。

甲状腺相关眼病的显著特征之一就是眼睑退缩，尤其是上睑退缩。眼睑退缩矫正术的最常见的指征就是上睑退缩，伴有上睑闭合不全并影响容貌。当眼睑显著退缩 > 1 mm且两侧不对称时推荐手术。眼眶间脂肪增加也可作为手术指征。行眼睑退缩矫正术需注意辨别是真性眼睑退缩还是由下直肌纤维变形导致的假性退缩。

当眼外肌受累导致眼球运动受限甚至出现复视时，可以考虑行眼肌手术。TAO患者眼外肌受累时，还可因为斜视而出现异常的头部姿势，这也是手术指征之一。为了改善患者容貌，眼肌手术也可考虑。眼眶减压术是TAO患者治疗常用的手术之一。保守的眼眶减压术只切除脂肪组织，若效果不佳，可采用切除部分骨性眼眶，有不同的进入术式如经眶式、经窦式、经颅式等。其手术指征是：眼球前突导致的角膜炎或角膜溃疡；眼外肌肥大及脂肪增加压迫视神经导致的视神经病变、视野缺损、视力下降等；患者难以接受外貌改变时；严重的浸润性突眼。

十、生活质量评估

随着生活水平的提高，医生及患者对自身的健康感受及生活质量（quality of life，QL）的关注度也在增加。也有很多人使用健康相关生活质量（health related quality of life，HRQL）这一术语。HRQL可描述患者的疾病严重性，也是治疗成功的重要特征。对于甲状腺相关眼病患者的HRQL评价，常用的是甲状腺相关眼病的生活质量问卷（thyroid-associated ophthalmopathy quality of life questionaire，TAO-QOL）。TAO-QOL是专门为TAO患者设计的，在临床研究中可以做TAO治疗结果的分析判断。问卷由两部分组成，前一部分8道问题与视功能受限有关，后一部分8道问题与社会心理能力受限有关，如外貌改变的影响。与正常人相比，TAO患者的HRQL在所有方面都有明显下降。对于TAO不同的治疗方式，如激素治疗、放射治疗或手术治疗，患者的HRQL也有不同。HRQL的测定，可较全面衡量TAO患者的功能状态、生活能力及健康感受，结合临床指标，可更准确地判断患者病情的严重程度和治疗效果的好坏，有利于提高患者的生活质量。

十一、儿童甲状腺相关眼病

儿童甲状腺相关眼病发病率较低，可能与其甲亢的发病率低有关。美国一项以人群为基础的队列研究显示，120例TAO患者中，仅有6例 < 20岁。与成年患者相比，儿童甲状腺相关眼病患者在女性优势、诊断时甲状腺功能异常及眼病发生的间隔期、甲状腺疾病家族史等多方面均相似，但儿童或青春期患者的临床表现较轻，无显著种族差异。儿童眼部病变常为软组织浸润和突眼，眼球运动受限及视力丧失极少发生。在危险因素方面，烟草接触少是儿童TAO发病较成年人轻微的另一原因，有研究显示，在高吸烟率国家中，儿童合并TAO的Graves病发病率显著增高，被动吸烟可能是造成TAO发病率高的原因。其他危险因素如年龄及糖尿病，亦可解释儿童TAO病情较成年人轻。

由于大多儿童TAO临床表现轻微、短暂，故大多医师倾向于观察随访，仅在眼部症状发展或甲功恢复但眼部表现未改善时，进行干预治疗。在糖皮质激素治疗方法上，根据病情，泼尼松使用剂量为

5 ~ 20 mg/d。中度病情者，推荐起始剂量 20 mg/d，持续 4 ~ 6 周，然后逐渐减量，不推荐大剂量或静脉输注。长期使用的患者需注意不良反应。球后放射治疗具有导致肿瘤的风险，不适用于青少年 TAO 患者。甲状腺切除可能是儿童 TAO 的合适疗法。此外，关于生长抑素类似物及眼眶减压术的治疗效果，相关资料尚少。

十二、展望

甲状腺相关眼病是一种在遗传、免疫、环境等多种因素作用下导致的疾病，关于甲状腺相关眼病的发病机制，至今没有完全清楚，对于其目前的治疗方式，也并不尽如人意。因此，近年来，很多学者致力于研究 TAO 的发病机制及治疗的新靶点和新方法。关于抗细胞因子的治疗、利妥昔单抗及干扰 TSHR 通路的研究都在进展之中。目前，有关可溶性细胞受体、细胞因子拮抗药以及抗炎细胞因子的研究中，有的学者发现，IL-1 受体拮抗药（IL-IRA）如己酮可可碱（一种细胞因子 IL-1 拮抗药）不仅可以显著抑制细胞因子的活性，而且可以抑制 IL-1、肿瘤坏死因子 TNF-a，干扰素 γ 介导的人白细胞抗原 -DR 表达及眶周成纤维细胞中氨基葡聚糖的合成。依那西普是人类 IgGI 和 TNF 受体的融合蛋白，被证实在多种自身免疫性疾病中有治疗作用。有研究表明，TAO 患者接受依那西普治疗，患者的眼部症状都有改善，局部炎症反应消退较显著。利昔单抗是一种人 - 鼠嵌合的抗 TNF-a 单克隆抗体。有报道 1 例 46 岁女性 TAO 患者，在接受每千克体重 5 mg 利昔单抗治疗 1 周后，眼病活动性评分从 10 分降到 2 分，自觉症状、视力、色觉、视野、视神经诱导电位都有明显改善。2007 年，IrinaCozma 等研究了生长抑素类似物 SOM230 对于甲状腺相关眼病的治疗作用。结果表明，生长抑素受体 1 在甲状腺相关眼病的患者中显著高于对照。SOM230 比奥曲肽更能抑制前脂肪细胞增殖，SOM230 可能对甲状腺相关眼病疗效更好。在外科治疗方面，近年来，甲状腺全切对 TAO 的疗效逐渐受到重视。甲状腺全切可以去除自身反应 T 淋巴细胞与相关抗原，对 TAO 治疗有益。2007 年 Francesca Menconi 比较了甲状腺全切合并激素治疗与甲状腺次全切合并激素治疗在轻到中度 TAO 患者中的疗效，结果表明，在 9 个月的随访中，甲状腺全切组较次全切组有更好的疗效，在突眼、CAS 评分、眼睑宽度及复视方面均好于次全切组。长期疗效尚需进一步积累资料。激素治疗与其他治疗方式联合治疗，如血浆置换、硒等，也有不错的发现。希望在不久的将来，对于甲状腺相关眼病会有更深的了解。

第六章

儿科危重症

第一节　新生儿呼吸窘迫综合征

一、概述

新生儿呼吸窘迫综合征（Neonatal Respiratory Distress Syndrome，NRDS）又称为新生儿肺透明膜病，系指新生儿由于肺泡表面活性物质（Pulmonary Surfactant，PS）缺乏，导致肺顺应性降低，生后不久出现呼吸窘迫并呈进行性加重的临床综合征。发病率占活产儿总数的 1% ～ 2%，多见于早产儿，早产儿中发生率为 10% ～ 20%。出生体重越低，发病率越高，出生体重在 1 000 ～ 1 500 g 者发生率可达 57%。严重呼吸窘迫在 1 000 g 以下的婴儿中极为常见。病理特征为广泛肺不张和肺泡及细支气管壁上附有嗜伊红性透明膜。

二、临床表现

本病主要见于早产儿，其他促使本病发生的因素包括围产期窒息史、母亲患糖尿病史、剖宫产分娩、重度 Rh 溶血病及基因变异等。症状往往于生后数小时内出现，生后 24 ～ 48 h 病情最重、病死率较高。主要临床表现为呼吸增快，频率超过 60 次 /min，呼吸困难，鼻翼扇动，明显的三凹征，持续性呼气呻吟、呼吸暂停，呼吸音普遍减弱，有时可闻及捻发音，皮肤苍白或发绀，持续吸氧也不能改善。严重低氧时，出现心动过缓（心率 < 100 次 /min）、肌肉松弛、活动减少、反应低下，并常见低体温。轻者呼吸困难持续 3 ～ 5 天后逐渐减轻，其他症状也随之改善。病情严重者常因呼吸衰竭或因其他并发症造成死亡。

三、检查

1. X 线检查　X 线表现早期可见肺透明度减低，并有细颗粒状、网状或毛玻璃样阴影，以肺门区较重；病情严重时大面积肺野密度增高，呈“白肺”，并见充气的支气管显影。按病情严重程度 X 线改变可分为 4 级：Ⅰ级，两肺野普遍透亮度降低，可见均匀散在的细颗粒状、网状或毛玻璃样阴影；Ⅱ级，除Ⅰ级改变外可见超出心影的充气支气管影；Ⅲ级，除Ⅰ、Ⅱ级改变加重外还可见心脏与膈面的边缘不清；Ⅳ级，即“白肺”，支气管充气征更加明显，似秃叶树枝。早期 X 线改变出现于生后数小时内临床症状尚不严重时，有利于较早地对本病做出诊断。

2. 实验室检查

（1）血气分析：由于通气不良，肺灌流量减少及右向左分流，出现低氧血症、高碳酸血症及酸中毒，血液 pH 明显下降，BE 降低。

（2）血生化检查：最近国内外均报道测定脐血总蛋白来预测新生儿 NRDS 的发生，结果两者之间有较密切的关系。以 51.0 g/L 为分界点，低于或等于此值者，NRDS 的发生率为 29.60%，高于此值者仅 0.58%，两者差异非常显著（$P < 0.01$），脐血总蛋白与 PS 的关系目前尚不清楚，但脐血总蛋白可代表

胎儿的成熟程度。随着胎龄或体重的增加，脐血总蛋白的水平逐渐上升，当接近足月儿或体重达 2 500 g 以上时，脐血总蛋白水平趋向稳定。检查方法在出生后即刻取脐静脉血 2 ~ 3 mL，测血清总蛋白。此可作为一种普查方法，简单而快速地预测 NRDS 的发生，对脐血总蛋白 < 51.0 g/L 者，早期应用呼吸道持续正压给氧（CPAP）可防止重症 NRDS 的发生。同时对于 > 51.0 g/L 而出现呼吸窘迫症状的婴儿，首先应排除其他疾病，避免应用 CPAP 造成不必要的损伤。

其他生化检查可见血钾因组织分解破坏而升高，但正常围产儿亦常有高血钾。NRDS 患儿血清胆红素普遍较高，与肝功能异常有关。

（3）脐血内分泌激素测定：有人认为皮质类固醇、甲状腺素、环磷酸腺苷、雌激素及催乳素可促进胎儿肺成熟，而胰岛素则有拮抗皮质类固醇的作用，抑制卵磷脂的合成，并通过实际检测发现发生 NRDS 组与未发生 NRDS 组上述激素水平有显著差异。有报道，在 57 例胎龄 26 ~ 36 周的未成熟儿中，23 例发生 NRDS 者血清催乳素平均值为（140.4 ± 30.7）mg/mL，34 例未发生 NRDS 者则为（276.4 ± 26.4）mg/mL（$P < 0.01$）。另有报道，在孕龄 27 ~ 35 周的 70 例早产儿中，14 例发生 NRDS 者脐血胰岛素平均值显著高于健康组分别是（22.3 ± 3.7）μg/mL 和（8.5 ± 3.6）μg/mL，$P < 0.01$，血中此类内分泌激素与 PS 的合成是否有因果关系，或仅系一种伴随的变化，目前尚未清楚，但可作为一种指示剂，预测 NRDS 发生的危险度。

（4）羊水或胃内容物泡沫试验：取羊水或生后 1 h 内的胃内容物 1mL 置于试管中，加入等量生理盐水和 1mL 95% 的乙醇并用力振荡 15s，静止 15min 后观察试管液面周围泡沫环的形成。如无泡沫环，则为阴性，表示 PS 缺乏，肺未成熟，易发生 NRDS；泡沫少于 1/3 试管周围为（ + ），泡沫多于 1/3 试管周围为（ + + ），表示已有一定量 PS，但肺成熟度还不够；试管周围有一圈或双层泡沫为（H + ），表示 PS 较多，肺已成熟。本试验可作为 L/S 测定的一个筛选程序。

（5）卵磷脂 / 鞘磷脂比值（L/S）测定：羊水 L/S > 1.5 表示肺未成熟，NRDS 发生率可达 58%；L/S 为 1.5 ~ 1.9 表示肺成熟处于过渡期，NRDS 发生率约 17%；L/S 为 2.0 ~ 2.5，表示肺基本成熟，NRDS 发生率仅 0.5%。

四、治疗

（一）氧疗

本病的基本病理生理变化为低氧血症、呼吸性酸中毒、代谢性酸中毒及由此而加重的肺血管痉挛和右向左分流。给氧可纠正缺氧，减少无氧酵解，改善代谢性酸中毒，从而阻断本病的恶性发展。

1. 缺氧的判断　根据临床表现判断是否缺氧是不可靠的。由于胎儿血红蛋白对氧有较大的亲和力，新生儿氧 - 血红蛋白解离曲线较年长儿左移，在较低的氧分压下仍可保持较高的氧饱和度，可不出现青紫，且通过血气分析发现有 1/10 无青紫的婴儿实际上血氧过低。相反，正常新生儿在生后 24 ~ 48 h 也可出现周围性（肢端及口周）青紫，有 28% 的口唇青紫的婴儿血氧正常。最可靠的判断方法为动脉血氧监测，正常的动脉 PaO_2 为 11.1 ~ 14.4 kPa（83 ~ 108 mmHg），动脉化毛细血管血较前者低 2.7 ~ 4.0 kPa（20 ~ 30 mmHg）。有条件也可进行经皮氧分压测定（$TCPO_2$）。

2. 给氧方法　鼻导管法、头罩给氧或经 CPAP 给氧，如无自主呼吸可通过呼吸机供氧。送入婴儿呼吸道的氧应经过加温及湿化，并保持吸入氧气浓度的稳定。氧过多可造成各种损害，不足又不能纠正缺氧状态。因此，最好进行持续性的经皮氧分压测定，无条件时应最少每 4 h 测定 1 次动脉血 PaO_2，使之保持在 6.7 ~ 10.7 kPa（50 ~ 80 mmHg）。因周围氧浓度（FiO_2）与 PaO_2 无固定关系，不一定严格限制吸入气的 FiO_2。严重的 NRDS 可吸入 FiO_2 为 1.0 的氧，但高浓度氧可直接损害肺脏，因此，氧应以尽可能小的剂量和尽可能短的时间给予。

3. 氧过多的并发症

（1）晶体后纤维组织增生：这是由于血氧过高所致。有人认为早产儿 PaO_2 > 13.3 kPa（100 mmHg）持续 6 h 或短时间极高的 PaO_2 即可造成晶体后纤维组织增生。胎龄愈短，易损性愈大。血氧过高使视网膜动脉收缩，血氧恢复正常后出现血管扩张、增生和视网膜水肿，严重者视网膜剥离，造成失明。因此，进行氧疗时应定时检查眼底，如有血管痉挛，应减少氧的吸入量。氧浓度以不超过 60% 为宜。

（2）支气管、肺发育不良：这与 PaO_2 无关，而是由于吸入高浓度氧所致，还可能与长期机械通气及 NRDS 时肺脏的易损性增高有关。病理变化为肺泡壁、基底膜和细支气管上皮增厚、坏死、纤维化。支气管、肺发育不良可发生在 NRDS 的恢复期，表现为呼吸困难加重，对氧和通气压力的需要增加，呼吸机械不能撤离。并发此症的婴儿约有 40% 死亡，恢复的婴儿常反复发生呼吸道感染及喘鸣。

（3）其他并发症：主要为呼吸抑制、吸收性肺不张及中毒性肺损害等。

（二）机械通气治疗

机械通气治疗是目前治疗 NRDS 最重要的措施。机械通气使呼气末保持一定正压，防止呼气末肺泡的萎陷，并使一部分萎陷的肺泡重新张开，增加了残气量，使通气功能改善，减少肺内分流，激发自主呼吸。有人认为还可促进 PS 的合成。这种治疗常常使病情迅速改善，呼吸可在数分钟内由反复暂停变得有规律，呼吸深度增加，PaO_2 迅速升高，$PaCO_2$ 降低，甚至 X 线改变也可在数分钟内改善。2016 年最新版《欧洲新生儿呼吸窘迫综合征防治共识指南》指出，机械通气这一呼吸支持形式可以挽救患儿的生命，但却容易引起肺损伤，治疗策略应该尽可能缩短机械通气时间。

（三）表面活性物质替代疗法

此法为治疗 NRDS 的特异方法，可从根本上解决问题，与应用正压使肺泡扩张相比更接近生理状态，并可避免后者的并发症。自从 1959 年 Avery 和 Mead 首次发现 PS 缺乏是 NRDS 的病因后，就提出了 PS 替代疗法。此后有人用人工合成的二棕榈酰卵磷脂气道喷雾对该病进行治疗，但未取得明显效果。近年来对 PS 的研究已有了很大进展，可以从多方面取得 PS，天然制剂可以取自动物肺灌洗液、成人肺灌洗液及足月儿羊水，人工合成制剂的效果也有很大提高且具有来源充足、无抗原性等优点。给药方法通常是将替代物的悬浊液从气管插管处慢慢滴入，同时改变其体位，使药物在肺内均匀分布。因目前制剂来源不同，给药剂量亦不同，一般为 100 ~ 200 mg/kg，现主张按需给药，如呼吸机参数吸入氧浓度 > 0.5 或平均气道压 > 8 cmH_2O，应重复给药。应强调尽早给药，未成熟儿出生后建立呼吸之前立即给药可预防 NRDS 的发生，至少可减少重症 NRDS 的发生。通常单剂药物在整个 NRDS 病程中有效，可能是由于其半衰期较长或由于某种未知原因激发了天然 PS 的合成。近年来国外不少报道表明，应用 PS 可使临床症状及血气迅速改善，病死率较对照组明显降低。

（四）液体通气

该技术采用高氟化碳液体灌入肺内，同时进行机械通气，但液体通气对新生儿的安全性有待进一步研究。

（五）体外膜肺

发达国家一些较大的新生儿医疗中心已开展该技术，作为严重呼吸衰竭的最后治疗手段。

（六）其他治疗

其他治疗包括纠正酸碱、水电解质、循环功能失衡，治疗肺动脉高压、颅内出血、感染等并发症。

五、预后

重症者病死率甚高，为围产儿死亡的重要原因，占活产早产儿死亡原因的首位。体重越低病死率越高，病情严重者大多在 3 天内死亡，存活时间 > 3 天者恢复的希望较大。随着近年来机械通气的普遍应用，以及 PS 替代疗法的初步实施，本病的病死率明显降低。国外报道无须机械辅助通气和仅给予恒定气道正压的 NRDS 患儿的病死率为 7%，接受各种支持疗法的全部 NRDS 患儿的病死率为 11%，国内报道 30 例 NRDS，死亡 9 例，占 30%。死亡率已从过去的 60% 下降为 20% 左右。本病的预后与治疗方法、急性并发症的识别及处理有密切关系。有人统计经换气治疗存活的婴儿中，中枢神经系统缺陷的发生率为 11% ~ 2%，主要为脑积水或脑性瘫痪伴智力障碍，可能是颅内出血的结果。支气管肺发育不良的发生率为 20% ~ 30%，其中约 30% 的患儿在 3 岁以内死亡。晶体后纤维组织增生的发生率与动脉氧分压（PaO_2）高及持续时间有关。

第二节　新生儿心力衰竭

一、概述

新生儿心力衰竭（简称心衰）是由于某些原因使心脏工作能力减弱，导致心搏出量不能满足循环及全身组织代谢需要而出现的一系列病理状态。本病是新生儿期常见的急症之一，病情发展迅速，如不及早处理，常可危及生命。

二、诊断

1. 临床特点　新生儿心力衰竭发展快，有时迅速转入濒危状态，面色苍白，脉搏细弱，心音弱，心脏杂音常不能闻及，心率减慢，呼吸快，两肺满布啰音或呼吸减慢、暂停，此时诊断有一定的困难，但肝大、心界扩大、肺瘀血同时存在，提示心力衰竭。

（1）轻度充血性心力衰竭。具备下列中任何 3 项可诊断：①心脏扩大（X 线或超声心动图）；②心动过速（＞150 次 /min）；③呼吸增快（＞60 次 /min）；④湿肺（肺部有湿啰音，轻度肺水肿）。

（2）中度充血性心力衰竭。符合以上标准加下列 3 项中任何 1 项：①奔马律；②肝增大（＞3 cm）；③肺水肿。

（3）重度充血性心力衰竭。出现血压下降，心音低钝等周围循环衰竭的表现。

新生儿左心衰竭和右心衰竭很难明确区分，肝大发生较早。左心衰竭时，左心室的舒张末压升高，左心房、肺静脉与肺毛细血管压力相继增高，肺部瘀血，肺顺应性降低，呼吸困难出现早，并对机械呼吸反应差。心力衰竭时气道阻力升高，肺泡和气道中有渗出，干扰气体交换，发绀明显。新生儿心力衰竭的夜间阵发性呼吸困难发生率不高，夜间呼吸困难往往比白天轻。

2. 急诊检查

（1）胸部 X 线平片：心脏扩大，心胸比例＞0.6 及肺水肿。

（2）心脏彩超：心脏扩大，心排血量减少，测量肺动脉压力。

（3）血气分析：出现低氧血症、高碳酸血症及酸中毒，血液 pH 明显下降，BE 降低。

三、治疗

（一）治疗关键

积极治疗原发病，减轻心脏前后负荷；改善微循环，增加心室收缩力，提高氧合作用；控制感染。

（二）原发病及诱因的治疗

原发病及诱因的治疗是解除心力衰竭的重要措施，如复杂心脏畸形应及时手术矫治。

（三）一般治疗

1. 密切观察病情，进行心电监护　保持合适的温度，肺水肿时头胸部抬高 15°～30° 烦躁不安者给予镇静剂。控制液量与滴速，补液量一般为 80～100 mL /（kg · d），凡有水肿时可减为 40～80 mL /（kg · d），钠为 1～4 mmol/（kg · d），钾为 1～3 mmol/（kg · d）。最好依据测得电解质浓度决定补给量，宜 24 h 平均给予。维持水电解质平衡，及时纠正代谢紊乱，如低血糖、低血钙及酸中毒等。

2. 供氧　心力衰竭均需供氧，但对动脉导管开放的先天性心脏病患儿供氧应慎重。因血氧增高可促使动脉导管关闭，要监测血氧，纠正酸碱紊乱，必要时应用人工辅助呼吸。

（四）药物治疗

1. 洋地黄的应用

（1）洋地黄制剂的选择，首选地高辛，因其作用可靠，吸收和排泄迅速，使用安全。

（2）用法及用量：地高辛口服饱和量，早产儿 0.02～0.03 mg/kg，足月儿为 0.04 mg/kg；静脉注射，早产儿 0.015～0.025 mg/kg，足月儿 0.03 mg/kg，首次用饱和量的 1/2，余量均分 2 次，每隔 4～8 h 给药 1 次。末次给药后 12 h 可开始给维持量，剂量为饱和量的 1/4，分 2 次，次 /12 h。

（3）注意事项：①密切观察病情变化，并依据其变化随时调整用量；②新生儿尤其早产儿容易引起洋地黄中毒，且洋地黄中毒症状多不明显，故用药过程中应监测心电图，如心率 < 100 次 /min，出现异位搏动及二度以上房室传导阻滞等应立即停药；③电解质紊乱（如低血钠、低血镁、高血钙等）、缺氧及肝肾功能不全时可增加洋地黄的毒性作用，应注意及时纠正。

（4）洋地黄中毒的治疗：①立即停药，监测心电图。②肾功能正常者，静脉滴注 0.3% 的氯化钾，全天总量不超过 2 mmol/kg。有二度以上房室传导阻滞者禁用。③心动过缓用阿托品 0.01 ~ 0.03 mg/kg 静脉注射或皮下注射。④有严重室性心律失常，用苯妥英钠每次 2 ~ 3 mg/kg，在 5 min 内缓慢静脉注射，或用利多卡因每次 1 mg/kg 静脉注射，必要时 5 ~ 10 min 重复 1 次，最多不超过 5 次。

2. 利尿药的应用　利尿药可加速水钠的排泄，减少血容量，减轻前负荷，有利于心功能恢复。

（1）呋塞米：每天 1 mg/kg，静脉滴注后 5 ~ 10 min 起作用，疗效维持 6 ~ 8 h，必要时每 8 ~ 12 h 重复应用。

（2）氢氯噻嗪：每天 2 ~ 3 mg/kg，分 2 ~ 3 次口服。

（3）螺内酯：每天 1 ~ 2 mg/kg，分 3 次口服。

以上（2）（3）两药用于需长期使用利尿药者，两药同时应用，可防止钾离子丢失。

3. β 受体激动药　本类药物能使心肌收缩力加强，增加心排血量，新生儿常用多巴胺和多巴酚丁胺。

（1）多巴胺：增加心肌收缩力和心排血量，选择性的扩张心、脑、肾等重要脏器的血管。常用剂量为 3 ~ 5 μg/（kg · min）。

（2）多巴酚丁胺：较强的增加心肌收缩力的作用，加快心率作用小，无外周血管收缩作用。常用剂量为 5 ~ 10 g/（kg · min）。

4. 血管扩张剂　血管扩张剂作用于动脉，使周围血管阻力降低，减轻后负荷，增加心排血量；作用于小静脉，使静脉容量增加，降低前负荷。

（1）酚妥拉明：扩张小动脉和毛细血管，降低周围血管阻力，剂量每次 0.3 ~ 0.5 mg/kg 静脉滴注，间隔 3 ~ 4 h1 次；或 0.5 ~ 5.0 μg/（kg · min）持续静脉滴注。

（2）硝普钠：直接扩张小动脉和小静脉，改善心排血量和组织灌注，剂量为 0.5 ~ 5.0 g/（kg · min）持续静脉滴注，应避光应用。

5. 血管紧张素转化酶抑制剂　卡托普利（开搏通）：可抑制血管紧张素 I 转换酶活性，使血管转换酶 II 生成减少，小动脉扩张，后负荷减低；还能使醛固酮生成减少，水潴留减少，前负荷降低，改善心功能。新生儿口服剂量为每次 0.1 mg/kg 开始，每天 2 次，逐渐增加至 1 mg/（kg · d），分 2 次口服。不良反应有血钾升高，粒细胞减少及蛋白尿，偶有肾肝损害。

第三节　小儿急性肾衰竭

一、概述

急性肾衰竭（ARF）是指任何原因引起的急性肾脏损害，临床上以水、电解质代谢紊乱，酸中毒和氮质血症为主要表现者，统称为 ARF，简称急性肾衰。在较大综合性医院里，急性肾衰竭的发生率为 1 ∶ 1 000。

二、诊断

1. 少尿　尿量 < 250 mL /（m^2 · d）为少尿，< 50 mL /（m^2 · d）为无尿，尿比重 < 1.012；尿常规有蛋白尿，红、白细胞及管型。少尿期一般 7 ~ 14 天，短则 2 ~ 3 天，长者可达 2 个月。肾中毒所致者少尿期较短，肾缺血所致者较长。

2. 电解质紊乱　表现为三高（高钾、高磷及高镁）和三低（低钠、低氧及低钙）。高钾为死亡的主要原因之一；高磷可致血钙降低，引起低钙惊厥，对心肌亦有影响；高镁可致深腱反射消失和中枢抑制状态；低钠多为稀释性，可致脑水肿、昏迷等。低氧易出现疲劳、嗜睡、注意力不集中、记忆力下降等症状，严重者甚至出现意识障碍或死亡，还可引起心率和血压改变；低钙可引起神经肌肉兴奋性增高、骨质钙化障碍、心机兴奋性和传导性增高、免疫功能下降等。

3. 代谢性酸中毒　中至重度者，表现为恶心、呕吐、乏力、嗜睡、呼吸深快、面色灰、口唇樱桃红、血压下降、心律不齐，甚至昏迷。

4. 氮质血症　尿素氮和肌酐升高，主要因为蛋白质分解代谢旺盛及肾小球滤过率下降，可引起多个系统的症状。消化系统：食欲差、恶心、呕吐、腹痛及腹泻，重者出现贫血及 10% ~ 40% 的患者出现消化道出血；神经系统：意识淡漠、嗜睡或躁动，重者发生谵妄、抽搐和昏迷；心血管系统：尿毒症性心包炎、心肌损害；还可伴有水肿、呼气带有尿臭味。

5. 心力衰竭、肺水肿　因容量负荷过大所致，约 30% 患者可出现心力衰竭。表现为呼吸困难、不能平卧、心率加快、肺底出现湿性啰音，亦可出现下肢水肿。

6. 高血压　可出现轻到中度高血压，是因血容量增加和循环中肾素－血管紧张素水平增高所致，严重者可发生高血压脑病。

7. 易合并感染　有人统计约 70% 的患者合并感染，呼吸道及泌尿道最常见，约 30% 的患者死于感染。

8. 功能性试验

（1）快速补液试验：患儿确实存在有效血容量不足，可行此试验。液体量 10 ~ 15 mL /kg，40 ~ 60 min 注射完毕，补液后尿量达 40 mL /h 以上，示肾前性少尿。如为器质性肾衰竭，不做此试验，对心力衰竭者应慎用。

（2）甘露醇试验：用 20% 的甘露醇 0.5 ~ 1.0 g/kg 于 15 min 静脉注入，2 h 内尿量 $<$ 40 mL 为肾衰竭。

（3）呋塞米（速尿）试验：肾前性少尿经补液、甘露醇试验仍无尿量增加者，可用呋塞米 10 mg/kg 静脉滴注，如仍无效可诊为急性肾衰竭。

9. 多尿期　少尿期过后，当 24 h 尿量超过 250 mL /m^2 时，提示已进入多尿期，5 ~ 7 天达高峰，尿量每天可多达数千毫升，多尿期一般持续 2 周。多尿早期，虽尿量增加，但代谢产物排泄不多，血钾和尿素氮仍有升高现象，尿比重仍低；多尿后期，肾功能改善，体内尿素排泄增多，一切代谢紊乱逐渐稳定，要防止脱水、低血钾及低血钙。

10. 恢复期辅助检查

（1）尿液：尿比重低，在 1.010 ~ 1.012，可见红细胞及上皮细胞。

（2）血液：红细胞和血红蛋白低，血细胞比容亦降低，血小板正常或减少，血尿素氮、肌酐进行性增高。

（3）肾功能：肾小球滤过率减低，肾原性肾衰竭肾小管功能障碍。

（4）心电图：多为高钾血症引起的改变，如 T 波高尖、P–R 间歇延长，QRS 增宽，传导阻滞。

一般在发病 1 个月左右进入恢复期，临床症状消失，肾小球功能逐渐恢复正常，肾小管功能多数在 6 个月恢复，少数患儿肾功能为永久性损害，发展成慢性肾功能不全。

三、治疗

除病因治疗外，主要的治疗是使患儿能度过肾衰竭期，使少尿引起的内环境紊乱减至最低程度，争取肾脏病变的恢复。

（一）少尿或无尿期的治疗

1. 去因治疗　对引起急性肾衰竭的病因应尽量避免和彻底根除，不能去除的原因应综合治疗，一切按急性肾衰竭的抢救步骤进行，才能起到事半功倍的效果。

2. 改善肾血流灌注

（1）肾区热敷、理疗、大型超短波或拔火罐治疗。

（2）肾周围脂肪囊封闭疗法：用 0.25% 的普鲁卡因 10 ～ 20 mL 做肾包囊封闭治疗。

（3）扩血管药物的应用：①酚妥拉明 5 ～ 10 mg/ 次，稀释后静脉注射，4 ～ 8 h 可重复使用；②山莨菪碱，0.2 ～ 2.0 mg/（kg・次），静脉滴注，4 ～ 6 h 可重复使用；③普鲁卡因 1 ～ 2 g/ 次，静脉滴注，每天 1 次；④利尿合剂：普鲁卡因 0.500 g、氨茶碱 0.125 g、咖啡因 0.125 g、维生素 C 1.000 g，加入 10% ～ 20% 的葡萄糖液 150 mL 内静脉滴注。以上为 5 ～ 10 岁用量，其他年龄组可做适当加减。

（4）甘露醇及利尿药的应用：实验证明甘露醇对正常灌注的肾脏可降低肾血管的阻力，增加肾血流量。对灌注不良的肾脏可恢复肾血流及肾小球滤过。呋塞米及依他尼酸也可直接作用于肾小动脉而使肾血流量增加，呋塞米 1 mg/kg 静脉注射，甘露醇 0.5 g/kg，静脉滴注 30 min，每 6 ～ 8 min1 次。

3. 严格限制液体入量，防止发生并发症　每天液体入量 =（前一天尿量 + 不显性失水量 + 异常丢失液量）- 内生水。不显性失水按 300 ～ 400 mL /（m^2・d）［婴儿 20 mL /（kg・d），幼儿 15 mL /（kg・d），儿童 10 mL /（kg・d）］计算；内生水按 100 mL /（m^2・d）；异常丢失按 1/3 ～ 1/4 张液体补给，丢多少补多少。体温增高 1℃失水增加 0.1 mL /（kg・d）。使每天日体重下降 0.5% ～ 1.0% 较理想。除异常丢失外，一般不另给钠盐。

4. 限制蛋白质摄入　每天供给优质蛋白 0.5 g/kg，以减轻组织蛋白分解，多给糖类饮食。

5. 高钾血症的治疗　应将血清钾控制在 6 mmol/L（6 mEq/L）以下。

6. 低钠血症　多为稀释性低钠，严格限制液体入量，排除体内过多的水分是防治的关键。血钠以 120 mmol/L 为界，> 120 mmol/L 不必补钠，如 < 120 mmol/L 并出现低钠综合征时，可补给钠，3% 的氯化钠每 6 mL /kg 可提高血钠 5 mmol/L，计算方法如下：

3% 氯化钠的毫升数 =（130 mmol/L– 测得患儿血钠 mmol/L 数）× 1.2 × 体重（kg）

一般先给 1/3 ～ 1/2 量，注射后如血钠上升，症状改善，则提示真正缺钠，可把余量 1 次或分 2 次给予。

7. 纠正酸中毒　当酸中毒明显，pH 在 7.2 以下，或二氧化碳结合力低于 13.47 mmol/L（30Vol%）时，可用碱性药物纠正。5% 碳酸氢钠< 1 mL /（kg・次），可提高二氧化碳结合力 1 mmol/L。如血钠过高，可选用氢离子吸附剂——氨丁三醇（THAM），每 0.6 g 分子 THAM6.7 mL /（kg・次），提高二氧化碳结合力 1 mmol/L。而遇有肝脏疾病或有肝功能异常时可选用 28.75% 的谷氨酸钠，每 110 mg/（kg・次）可提高二氧化碳结合力 1 mmol/L（1 mEq/L）。目前在儿科临床已较少使用乳酸钠纠正酸中毒。

8. 纠正低血钙、高血磷　低血钙时常伴有高血磷，降低血磷可使血钙升高。口服 10% 的氢氧化铝可与磷在肠道结合以减少磷的吸收，降低血磷浓度，用量 60 mg/（kg・d）分次口服。当血磷下降至正常或接近正常值时，可给钙剂口服或静脉注射，如经以上治疗血磷仍 > 4.4 ～ 5.6 mmol/L（13.6 ～ 17.3 mg/dL）可考虑透析。

9. 防治感染　急性肾衰竭时，抵抗力下降易发生感染，常见的感染为尿路感染，其他有败血症、呼吸系统感染、胃肠道感染等。又因抗生素的应用受到很大限制。因此，感染致死仍是死亡的主要原因，应首选对细菌敏感而对肾脏无毒或毒性很低的抗生素。

10. 其他治疗

（1）心力衰竭：及时给药洋地黄制剂，化量较正常用量减少 1/3 ～ 1/4，维持量相当于化量的 1/5 ～ 1/6。因洋地黄 2/3 经肾脏排泄，少尿或无尿期可能致洋地黄潴留中毒，故用量要偏小。

（2）高血压：常发生于液体过多或肾实质损伤期，与肾缺血及肾素产生增加有关。前者通过限制盐及水的摄入，多数不用药物，血压即下降至正常；后者多随肾脏病的恢复逐渐下降，凡是血压 > 18.7/12.0 kPa（140/90 mmHg）时，多需用药物控制。二氮嗪 5 ～ 7 mg/kg 静脉注射，作用迅速，数秒钟内使血压下降，维持降压达 4 ～ 12 h，有的患儿可达 24 h 之久，对高血压危象、高血压脑病应首选；亦可用利舍平 0.06 ～ 0.08 mg/（kg・次），肌内注射或静脉注射，可同时加用肼屈嗪 0.10 ～ 0.15 mg/（kg・次），肌内注射；甲基多巴、卡托普利等亦可选用。

11. 营养支持　供给足够的热量，以减少组织分解，减轻高钾血症、酸中毒、氮质血症。热量至少 140 ~ 160 kJ/（kg · d），正常儿童对葡萄糖的利用速度为 6 ~ 8 mg/（kg · min），或 0.4 ~ 0.5 g/（kg · h）；供给白蛋白、支链氨基酸等，给予 0.5 g/（kg · d），最高可达 1.5 ~ 2.0 g（kg · d）；另供给 10% ~ 20% 的脂肪乳静脉滴注，每克脂肪可供给 38.9 kJ 热量，从小剂量供给 0.5 ~ 1.0 g/（kg · d），以后每 2 天增加 0.5 g/kg，总量不超过 4.5 g/（kg · d），或不大于总热量的 40%。此外，维生素及各无机盐类应及时补充以促进肾功能的恢复。

12. 透析疗法　已广泛应用于急性肾衰竭患者，根据患者情况可采用不同的透析方法。

（二）多尿期的治疗

在多尿早期仍按少尿期处理，尿量增多后注意水分补充，并及时补给多种电解质，防止低钾、低钠、低钙血症的发生。此时补入量应负于出量，同时避免脱水发生。开始数日应依患儿尿量及血清电解质含量而调整补给量，以后补入量为前 1 天尿量的 3/4 为宜。随着氮质血症的好转，蛋白质的摄入可不受限制，最好给优质蛋白，如乳类和蛋类等。

（三）恢复期的治疗

此期加强营养及护理，给“三高”饮食（高蛋白、高维生素、高热能），以尽快促进机体的恢复，定期复查随访。

四、预后

预后与原发病的性质和程度有关。由严重创伤、手术引起，伴有全身性疾病如狼疮性肾小球肾炎、败血症、内毒素休克、大面积烧伤等，预后均差；严重脑病变如颅内出血，肝硬化伴腹腔积液所致的急性肾衰竭预后亦较差。

肾脏病变的程度和范围：肾脏损害越重，少尿期越长，如少尿期超过 2 周以上或病程中少尿与无尿间歇出现，预后不良，约 75% 的患儿死于此期；其他原因所致肾梗死者预后亦差；无并发症的急性肾小管病变预后良好；过敏性肾脏损害而投用皮质激素有效者预后较好；非少尿型肾功衰竭预后往往也较少尿型肾衰竭轻，预后相对良好，但如果处理不当仍有 26% 的病死率；年龄越小预后越差，尤其合并泌尿系畸形或先天性心脏病者；在学龄儿童中急进性肾炎预后最差，肾小球肾炎预后最好；合并感染者占 ARF 的 70%，其中病死率却高达 30% 左右，积极预防和治疗感染是非常重要的。

由于治疗方法的不断改进，尤其近年来采用了透析疗效，使病死率由原来的 70% ~ 90% 降到目前的 25% ~ 30%，患者主要死于严重并发症及原发病。早期血液透析可大大提高治愈率，处理及时、正确也可改善预后。

第七章

重症感染

第一节　医院获得性肺炎/呼吸机相关性肺炎

医院获得性肺炎（hospital-acquired pneumonia，HAP）是指入院 48 h 后发生的肺炎，且入院时痰培养阴性，居于常见医院获得性感染的第 1 位。呼吸机相关性肺炎（ventilator-associated pneumonia，VAP）是指气管插管 48 ~ 72 h 出现的肺炎，是使用机械通气患者中最常见的 HAP。根据发生时间的不同，VAP 分为早发型和晚发型，早发型 VAP 是指机械通气后 48 h ~ 5 d 发生的 VAP，晚发型 VAP 是指机械通气 5 d 以后出现的 VAP，前者多由敏感菌，如肺炎链球菌、流感嗜血杆菌、甲氧西林敏感金黄色葡萄球菌等导致的感染，多重耐药菌（MDR）感染常见于后者，如耐甲氧西林葡萄球菌（methicallinresistant staphylococcus aureus，MRSA），产碳青霉烯酶或产超广谱 β 内酰胺酶的肺炎克雷白杆菌和鲍曼不动杆菌、铜绿假单胞菌等。同时，晚发型 VAP 是 VAP 预后不良的判断指标之一。

一、流行病学

HAP 是目前医院获得性感染中最常见的类型，其中 ICU 患者较普通病房患者 HAP 发生率增加 10 ~ 20 倍，来自美国的数据显示，HAP 占所有 ICU 内医院获得性感染的 25%，占使用抗生素治疗患者总数的 50% 以上。1992 年欧洲进行的 ICU 内 HAP 调查（EPIC）发现，其患病率为 9.6%。欧洲医院获得性肺炎协作组调查得到的医院内获得性肺炎的患病率为 8.9%，其中接受机械通气的 ICU 患者发生肺炎的危险增加 6 ~ 20 倍，重症监护病房（ICU）内几乎 90% 的 HAP 发生于机械通气时。气管插管本身就是 HAP 感染的高危因素，在机械通气过程中，第 1 天机械通气患者肺炎发生率为 5%，其发生危险性平均每天增加 1%，若机械通气超过 30d 的患者肺炎发生率为 68.8%。

需要指出的是，在比较不同单位 VAP 的发病率时，应当注意其发病率的表达方式。因为 VAP 的发病率可以通过下列不同方式表示：发生 VAP 患者的百分比，每 1 000 个住院日 VAP 的发病例数，每 1 000 个高危住院日的发病例数，每 1 000 个机械通气日的发病例数，以及每 1 000 个高危机械通气日的发病例数。此外，仅统计第 1 次 VAP 与所有 VAP 合计时发病率也有显著差异。HAP 病死率高达 30% ~ 70%，但是大多数 HAP 患者死于基础病而非 HAP 本身。VAP 的归因病死率为 33% ~ 50%，病死率升高与菌血症、耐药菌（如铜绿假单胞菌、不动杆菌属）感染、内科疾病、不恰当的抗生素治疗等因素相关。Graybill 和 Stevens 等人发现，与敏感致病菌感染（31%）相比，耐药细菌（铜绿假单胞菌、不动杆菌属和嗜麦芽窄食单胞菌）肺炎患者病死率高达 65%。其他研究也证实，甲氯西林敏感金黄色葡萄球菌（MSSA）肺炎病死率仅 11.9%，而甲氧西林耐药金黄色葡萄球菌（MRSA）肺炎病死率则高达 85.7%，相对危险度为 20.72。而且由于多重耐药（MDR）菌感染的比例很高，使抗生素治疗变得更为困难，延长了住院时间，增加了医疗费用。

二、微生物学

HAP 致病微生物种类可多种多样，与宿主因素、住院时间、机械通气时间、既往抗生素暴露等因素有关。病原学以一般细菌最常见，其中需氧菌占73%，真菌占4%，厌氧菌、军团菌及病毒较少见。既往的调查研究显示，革兰阴性杆菌是主要的致病菌，占55% ~ 85%，其中以铜绿假单胞菌最为常见，其次是不动杆菌和肠埃希菌属。金黄色葡萄球菌尤其是MRSA占20% ~ 30%，也是重要的致病菌，亦可能为多种细菌混合感染所致，调查发现40% ~ 60%的病例中存在多种致病菌。耐药菌是目前重症监护病房VAP的常见病原菌，尤其是多重耐药菌的感染是导致患者病情加重、住院时间延长及病死率增高的重要因素，与既往抗生素的使用情况有关。

三、危险因素与发病机制

1. 危险因素　大量临床研究表明，VAP的危险因素包括：年龄 > 70岁，慢性肺部疾病病史，意识障碍，误吸，胃pH增高，既往抗生素使用。流行病学研究将上述危险因素分为四大类，宿主相关因素、药物因素、治疗相关因素及交叉感染。

宿主因素：包括高龄，基础疾病（如肺部疾病、低血压、酸中毒、氮质血症、糖尿病、中性粒细胞缺乏等），免疫功能抑制（免疫抑制药的使用），胸腹部手术及营养不良。

药物因素：包括既往抗生素的使用，镇静药物，神经肌肉阻滞药及应激性出血的预防用药（PPI的使用）。

治疗相关因素：包括经鼻或经口留置胃管，胃肠内营养，气管内插管、鼻窦炎，仰卧位体位。交叉感染及各种诊疗措施，可增加呼吸道细菌定居和感染的危险。其预后不良的判断指标包括不恰当的抗生素治疗、严重的基础疾病、菌血症表现及晚发性VAP。

2. 发病机制　与所有下呼吸道感染一样，VAP发生必须具备下列条件之一：患者的防御功能障碍；有足够数量的致病菌达到患者的下呼吸道并破坏患者的自身防御屏障，或者出现很强的致病菌。医院获得性肺炎的主要发病机制如下（图7–1）：口咽部微生物的误吸；直接吸入含有细菌的微粒；远处感染灶的血行播散；致病菌穿透肺组织，或从邻近部位经膈肌或胸壁传播（罕见）；胃肠道细菌移位（尚有疑问）。

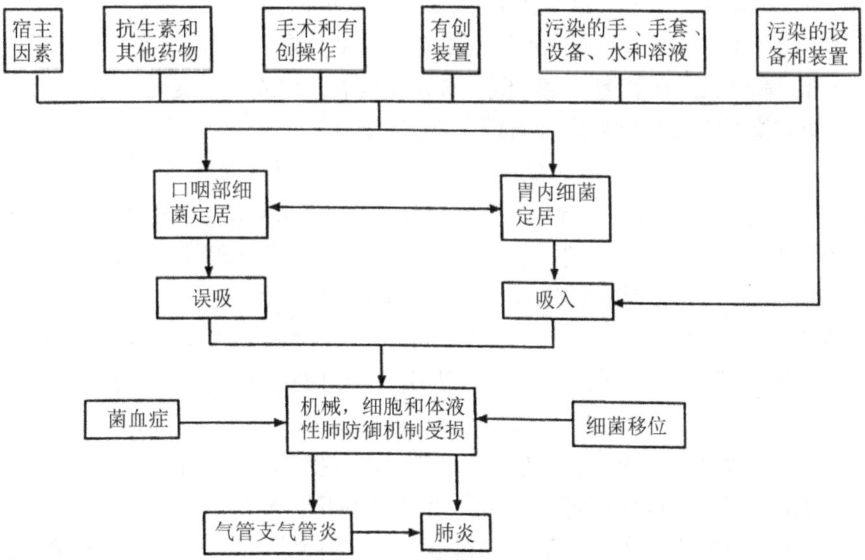

图7–1　各种危险因素导致下呼吸道细菌定居与感染

研究表明，30% ~ 40%的普通患者入院后48 h内即有细菌定居，而危重患者则高达70% ~ 75%。形成定植的因素有以下2种：正常情况下口咽部存在正常菌群维持口腔菌群的动态平衡，住院及应激状态可显著增加具有致病风险的细菌定植，当出现抗生素不合理使用、气管插管或鼻饲时这种平衡被打破，致病菌可通过进食、医务人员的手在口咽部定植。一般情况下健康人胃内pH < 2，基本处于无菌状态。当胃液的pH > 4时，微生物即在胃内大量繁殖。如存在长期鼻饲、使用抑酸药、十二指肠液胃反流及胃蠕动功能下降等因素时，致病菌可由小肠逆行到胃食管，再上行到口咽部定植。

口腔内定植的具有呼吸道致病风险的病原微生物的误吸是明确的 VAP 致病因素。Huxley 等人用核素示踪法发现，45% 的正常人在熟睡时存在误吸。而对于 ICU 中危重患者而言，多数存在意识障碍、吞咽困难，气管插管和（或）机械通气，误吸更是常见（70%），只是误吸量或程度不同。在气管插管机械通气的患者中，由于气道正常防御机制破坏，几乎所有患者均会出现口腔内微生物流入气管导管周围，而气管导管外表面生物膜为病原菌进入下呼吸道提供了有效的途径，加之这类患者大多存在免疫功能异常，极易出现肺部感染。

此外，使用被污染的雾化吸入装置使细菌通过雾化进入下呼吸道而致病，其他医疗器械（如氧气流量表、呼吸机的管路系统和湿化器等）、周围环境（水、病房）和医务人员的手均可被病原菌污染，造成病原微生物在医护人员与患者之间传播。但这些并非 HAP 感染的主要途径。

鼻窦定植菌及远处感染灶的血源性播散致病较少见。

四、临床表现

HAP 临床表现与其他肺炎类似，变化较大，早期症状及体征可不明显。常见症状为咳嗽、咳痰、脓性痰、发热伴或不伴胸痛等表现，而 VAP 患者除发热外，常表现为原有呼吸道症状加重，气道分泌物的量及性质变化，出现脓性或血性痰，部分患者病情重、进展快，会迅速转化为重症肺炎。该病临床症状不典型，重症者可仅表现为呼吸频率增快，氧饱和度下降等。肺部听诊可以闻及散在的中、小水泡音，多见于肺底，也可闻及干啰音和痰鸣音。一般很难见到肺实变的体征。并发肺不张时可出现患侧呼吸音消失，气管向患侧移位。并发胸腔积液者，患者胸部叩诊浊音，语颤减弱，呼吸音减弱。

五、辅助检查

1. 实验室检查

（1）血常规：大部分患者会出现白细胞、中性粒细胞比例的增高，部分伴有核左移，细胞内可见中毒颗粒；对于一些老年患者、免疫功能低下者白细胞计数可不增高，但中性粒细胞的百分比仍高。

（2）降钙素原（PCT）：PCT 增高提示感染的存在，对诊断有一定意义。

（3）血气分析：氧分压及血氧饱和度降低，常存在低氧血症或呼吸衰竭，部分患者出现氧合指数低。

（4）肝、肾功能检查：部分重症患者出现异常。

2. 影像学检查　X 线胸片是该病诊断的一个重要条件，但特异性较差。VAP 患者会出现双肺浸润阴影，但对于可疑肺炎患者，若胸片显示明显浸润影，则应与心源性肺水肿、非心源性肺水肿、肺挫伤、肺不张和肺泡出血等疾病进行鉴别。各种影像学表现的敏感性和特异性差异很大，诊断准确性均不超过 70%，其中支气管气像诊断肺炎的准确性最高（64%）。

3. 微生物学检查　对下呼吸道分泌物进行定量培养，判断何种微生物为致病菌，从而指导抗菌药物治疗。下呼吸道取样操作包括：经气管内吸引，经纤维支气管镜方法采样，如支气管肺泡灌洗（bronchoalveolar lavage，BAL）、保护性毛刷（protected specimen brush，PSB）。

（1）对于气管插管患者，利用气管内吸引留取标本，操作简单，且为无创方法，但容易被上呼吸道或口腔分泌物污染，若每个低倍视野下的多形核白细胞不少于 25 个，上皮细胞不多于 10 个，提示标本质量好，没有受到上呼吸道的严重污染，尤其当镜下发现大量形态一致的致病菌时，提示下呼吸道存在细菌感染。下呼吸道分泌物涂片结果可以为临床更早提供病原学参考，但准确性差。气管内吸取物（ETA）的非定量培养敏感性较高但特异性很低，在组织学检查证实的肺炎患者中，ETA 定性培养的敏感性为 82%，特异性 27%。

（2）经纤维支气管镜采样为有创操作，可以获得支气管肺泡灌洗液（BALF）以及通过 PSB 留取无污染的标本进行培养。

（3）定量培养与半定量培养：上述方法获取的标本均能进行定量培养与半定量培养。半定量培养不能对感染、定植、污染很好的鉴别，所以在临床中，出现大量假阳性结果从而导致误诊。研究表明，

ETA 定量培养较 BALF 及 PSB 标本定量培养特异性低，BALF 和 PSB 的定量培养是区分定植与感染的金标准，当 BALF 培养液结果 > 10^4 cfu/mL、PSB 标本培养结果 > 10^3 cfu/mL 时诊断为 VAP。但目前定量培养并非临床常规检查，研究表明，采用定量培养诊断 VAP 与采用半定量培养诊断 VAP 相比，并不能改善患者预后。

（4）血培养和胸腔积液培养，对诊断和预后评价有一定价值，但阳性率低。

（5）近年来，一些生物标记物如 CRP，PCT，BALF 中的髓样细胞表达的可溶性触发受体Ⅰ（soluble triggering receptor expressed on myeloid cells-1，sTREM-1）被考虑作为诊断 AVP 的辅助策略，但更多的研究显示，这些标记物对 VAP 诊断作用甚小。

六、诊断

VAP 的诊断包括：机械通气 48 ~ 72 h 或以上；存在危险因素；体格检查和影像学检查提示肺炎；明确感染的病原微生物。

临床诊断标准为 X 线胸片出现新的浸润阴影或原有浸润阴影增大，并且同时具有下列 3 项中的 2 项或 2 项以上：①体温 > 38℃；②白细胞计数增高或降低；③脓性痰的出现。临床诊断标准可考虑 VAP 的可能，但特异性差，在培养结果出来之前，都不能确诊或除外 VAP。上述临床标准可作为该病的初筛指标，需除外其他具有类似临床表现的疾病，如吸入性肺炎、肺栓塞及梗死、急性呼吸窘迫综合征（ARDS）、肺泡出血、肺挫伤、肺浸润性肿瘤、放射性肺炎。尤其是在机械通气的患者中，ARDS 和上述弥漫性肺损伤在 X 线胸片上表现相似，鉴别诊断较为困难，并且临床研究也表明，肺炎在 ARDS 急性期非常普遍，常常不被认识，因此需要采用下呼吸道分泌物涂片、培养等确定致病菌，从而明确诊断。

另外，临床肺部感染评分（Clinical Pulmonary Infection Score，CPIS）有助于 VAP 的诊断，它包括了临床诊断标准中的体温、血白细胞计数、痰液性状、X 线胸片以及气道分泌物的半定量培养，并加入氧合指数作为诊断标准，每项 2 分，总分 12 分，若 CPIS > 6 分即诊断 VAP，在研究中发现，该评分对于 VAP 的诊断的敏感性和特异性分别为 60% 和 59%，之后有学者将此评分系统进一步简化，去掉气道内分泌物培养结果这一项，总分为 10 分，> 5 分考虑存在 VAP，简化的 CPIS 评分更便于临床评估。

七、治疗

1. 初始经验经抗生素治疗　早期恰当的抗生素治疗可以提高 HAP、VAP 患者的存活率，这在很多研究中得到证实，并且有研究发现，对于接受了不正确的初始治疗的患者，就算根据病原学证据调整了药物的使用，仍不能改善其较高的病死率。因此，在临床诊断 VAP 时，早期正确的经验性抗生素治疗显得非常重要。在开始抗生素选择时，需要考虑到该患者是否存在发生多重耐药菌（multi-drug-resistant，MDR）感染的危险因素，包括近期抗生素使用情况、ICU 内的定植菌群，基础疾病及可信的近期培养结果。并且留取下呼吸道标本及血标本进行培养。若患者存在 MDR 感染的危险因素，应选择广谱抗生素及多药联合治疗，一使用抗生素前留取的培养结果回报后，应根据药敏实验选择敏感抗生素治疗。另外 VAP 的发生时间对于经验性抗生素治疗亦有重要参考意义。对于已知危险因素且无多药耐药的早发型 VAP 患者，可选择头孢曲松或喹诺酮类药物治疗；对于存在多药耐药危险因素的晚发性 VAP 患者应选择具有抗假单胞菌活性的头孢菌素、碳青霉烯或 β-内酰胺类/β-内酰胺酶抑制药加上抗假单胞菌活性的氟喹诺酮类或氨基糖苷类治疗，对于耐甲氧西林金黄色葡萄球菌（MRSA）患者，可选择氨基糖苷类加上利奈唑胺或万古霉素治疗。

目前有临床研究证实，并非所有耐药菌感染患者均需要联合用药，联合用药并不能降低病死率或提高临床治愈率，反而可能会导致过度治疗及伴随的二重感染及药物的不良反应。因此，在 VAP 治疗时，需根据当地的细菌耐药情况，选择合适的抗生素进行单药治疗，若细菌耐药率很高，则可能需要使用 2 种及其以上的抗生素以保证最大限度覆盖可能的致病菌，如治疗铜绿假单胞菌感染时仍建议联合 β-内酰胺和氨基糖苷类抗生素。

2. 降阶梯治疗　在微生物学检查结果回示后，使用敏感抗生素进行降阶梯治疗，从而减少不必要的广谱抗生素使用，降低耐药率。对于微生物结果阴性，临床高度考虑 VAP 患者，经验性抗感染治疗疗程的选择目前并无指南推荐，部分研究发现，经验性抗感染治疗 VAP 的患者使用抗生素疗程 8 d 与 15 d 比较，病死率、住院时间以及机械通气时间并无显著差异，且对于 VAP 复发患者，8 d 组发生多重耐药菌感染的病例少于 15 d 疗程组，因此，对于接受适当的初始经验性抗生素治疗的呼吸机相关性肺炎患者，使用抗生素疗程为 8 d。

3. 停药时间　感染症状及体征缓解或排除感染因素后，即可停用经验性抗生素治疗。

4. 抗生素的其他应用方式　有研究提及可气管内注入或雾化抗生素治疗 VAP，但研究证明，与静脉给药相比，气管内注入或雾化使用抗生素的方式并不能改善患者预后，并且，局部给药还可能导致细菌耐药率的升高，故不推荐气管内注射及雾化使用抗生素。

八、预防

由于 VAP 诊断困难及合并耐药菌感染风险高，并且病死率高，因此，预防工作显得极为重要。研究证实实施呼吸机相关性肺炎预防策略能降低 VAP 的发病率。许多研究推荐了一系列预防措施，总结如下。

1. 非药物性预防措施

（1）半卧位：研究显示，半卧位可以减少呼吸机相关性肺炎的危险。有研究提出，床头应抬高到 45°，但这一体位在一些患者中很难达到。并且目前有研究发现床头抬高 10° 和 45° 对 VAP 的发生率影响无明显差异，因此目前床头抬高具体高度并无定论。

（2）持续声门下吸引：临床试验证实，声门下分泌物引流能够减少呼吸机相关性肺炎的危险。但目前研究显示其并不改善患者病死率，同时考虑到持续声门下吸引可能增加口咽部及气道周围黏膜组织损伤的概率，以及其并无经济效益优势，故目前并未广泛应用于临床。

（3）气管插管途径：Holzapfel 的研究表明，与经鼻气管内插管相比，经口气管内插管能够减少呼吸机相关性肺炎。此外其他 4 项研究也显示，经口气管内插管能够减少鼻窦炎的危险，没有发生鼻窦炎的患者呼吸机相关性肺炎的发病率较低。

（4）银被膜导管：研究表明使用表面含有抗菌材料的气管导管，能有效预防 VAP 的发生，以及延迟 VAP 发生时间。但目前并无研究显示这一方法与降低机械通气时间、住院时间及病死率有明显关系。

（5）其他措施：包括尽早拔出气管导管和鼻胃管，制定并实施感染控制措施，充分营养支持，避免未潴留和腹胀，定时清除呼吸机管路中的冷凝水，保持足够的气管内囊压等可能对预防 VAP 的发生有效。

（6）无效的预防措施：目前研究显示无效的预防措施，包括常规更换呼吸机管路、应用一次性吸痰管、常规更换更换密闭式吸痰管、每日更换人工鼻及胸部物理治疗。

2. 药物预防措施

（1）有效的预防措施：口腔去污染，口腔内使用氯己定能减少发生 VAP 的危险，且该操作简单易行，易广泛开展。避免滥用抗生素；限制制酸药物的应用；粒细胞缺乏的发热患者使用抗生素。

（2）无效的预防措施：雾化吸入抗生素，选择性肠道去污染。

（3）效果尚不明的预防措施：酸化胃肠营养液，昏迷患者常规使用抗生素，肠道益生菌的使用，糖皮质激素的冲击治疗。

第二节　导管相关性感染

在 ICU 中，血管内置管是普遍且不可或缺的治疗手段，多种形式的导管成为血流动力学监测、静脉输液及静脉营养支持的主要途径，但是，随之产生的导管相关并发症亦日益突出。导管相关性感染（catheter-related infection，CRJ）及导管相关性血流感染（catheter-related bloodstream infection，CRBSI）是 ICU 患者院内感染中常见的感染之一，是导致住院患者出现重症感染及死亡的常见原因之一。

一、流行病学

在美国，每年有 250 000 患者发生院内获得性直流感染，约 90% 以上是由于血管内导管感染所致。使用血管内装置相关的感染占所有院内感染的 10% ~ 20%。欧洲重症监护感染流行病学调查报告报道，在 1 417 个 ICU 单位的 10 038 位患者中，血液感染占 12%。美国 ICU 中每年约 8 万患者出现导管相关性血流感染，使住院患者病死率增加 30%。导管相关性感染不仅威胁着患者的安全，并且增加了住院时间及治疗费用。

1. 导管病原菌定植　导管尖端、导管皮下节段或体外端定量培养微生物生长超过 15 个菌落形成单位（colony-forming units，CFU）。

2. 导管出口部位感染　指导管出口 2 cm 内出现红斑或硬结，不伴随血流感染，也无局部化脓。

3. 静脉炎　沿着插入导管的静脉出现的硬结、红斑、热、痛、触痛。

4. 隧道感染　导管出口部位沿导管隧道的触痛、红斑和（或）> 2 cm 的硬结，伴或不伴有血行感染。

5. 皮下囊感染　完全置入血管内装置皮下囊内出现感染性积液；常有表面皮肤组织触痛、红斑和（或）硬结；自发的破裂或引流，或表面皮肤的坏死，可伴或不伴有血行感染。

6. 输液相关性血流感染　从输注液和经皮肤采集的血标本培养出一致的微生物，无其他确定的传染源。

7. 导管相关血流感染（CRBSI）　留置血管内装置的患者出现菌血症，经外周静脉抽取血液培养至少 1 次阳性结果，并与导管血培养结果一致，同时伴有感染的临床表现，且除导管外无其他明确的血行感染源，需除外继发于手术切口感染、腹腔内感染、院内获得性肺炎、泌尿系感染等所致的菌血症，可行导管尖端培养，结果为与血培养一致的病菌。

二、微生物学

革兰阳性菌是 CRI 最主要的病原菌。常见的致病菌有表皮葡萄球菌、凝固酶阴性葡萄球菌、金黄色葡萄球菌、肠球菌等；表皮葡萄球菌感染主要是由于皮肤污染所致，约占 CRBSI 的 30%。金黄色葡萄球菌曾是 CRBSI 最常见的病原菌，目前约占院内血行性感染的 13.4%，耐药万古霉素肠球菌感染的发生率也在增加。革兰阴性杆菌在 CRBSI 中亦有报道，主要有铜绿假单胞菌、鲍曼不动杆菌、嗜麦芽窄食单胞菌等，铜绿假单胞菌和阴沟杆菌在大面积烧伤患者中比较多见。随着广谱抗生素的应用逐渐增多，真菌在院内获得性血行感染重的比例逐渐增高。念珠菌引起的血行感染率为 5.8%，长期接受全肠外营养的患者，念珠菌感染的机会增加，在骨髓移植患者中可达到 11%。免疫低下患者，尤其是器官移植后接受免疫抑制药治疗者，还可发生曲霉菌感染。

三、危险因素

1. 导管的类型　研究显示不同类型的导管发生 CRBSI 的风险不一，外周静脉导管发生 CRBSI 的风险比中心静脉导管发生风险低，在中心静脉导管中，PICC 导致 CRBSI 的风险最低。另外，研究发现，无针血管内留置导管的使用使 CRBSI 发生的风险增高，可能跟全胃肠外营养、存在中心静脉导管隧道、多腔导管、频繁打开导管后盖有关。

2. 导管穿刺的部位　对于外周静脉导管，上肢较下肢发生局部感染及 CRBSI 的风险低，对于中心静脉导管，发生导管相关性感染的风险从高到低依次为股静脉 > 颈内静脉 > 锁骨下静脉，所以，为降低导管相关性感染的风险，推荐锁骨下静脉穿刺作为危重症患者中心静脉置管或肺动脉导管留置的首选部位。

3. 操作者的技术相关　若操作者技术不佳，穿刺成功率低，多次穿刺，污染的机会增加，局部组织损伤、出血、血肿亦会增加 CRBSI 的风险。

4. 导管留置时间　导管留置时间长短是 CRBSI 的危险因素之一。研究表明，对于周围静脉置管时间超过 3 ~ 4 d，中心静脉导管留置时间，时间超过 6d，肺动脉漂浮导管留置时间超过 4 d，动脉置管时间超过 3 ~ 4 d 明显地增加 CRBSI 的风险。

5. 导管材料　导管材料对于促进血栓形成和微生物附着有重要作用，如聚氯乙烯导管的使用可增加血栓的形成，增加感染的发生，而硅胶和聚氨酯导管可减少 CRBSI 的发生率。

四、发病机制

（1）穿刺时感染：置管时，皮肤表面定植的细菌或操作者手上的细菌污染导管，随后引起局部或全身感染，病原菌直接入血或在皮内或皮下沿导管外壁移动入血。

（2）留置导管的患者，局部皮肤表面的致病菌经皮下隧道沿导管外表扩散至管尖入血。

（3）医务人员打开导管管口操作时，污染导管接头，细菌沿导管内壁扩散，引起管腔内表面定植、入血，长期留置导管的患者，这一致病机制较为常见。

（4）远处感染病灶病原菌血源性播散，在导管上黏附定植而致病。

（5）输入原已污染的液体，经导管播散。

五、临床表现

1. 局部表现　即插管部位的炎症表现：红肿、硬结或有脓性液体渗出、触痛。此为部分患者导管感染的首发表现，但是亦有患者无明显局部炎症反应，直接表现为菌血症反应。局部表现可以作为每日观察导管情况的指标之一。

2. 全身表现　发热（体温 > 38℃），寒战及低血压（收缩压≤ 90 mmHg）、少尿（尿量 < 20 mL / h）等感染性休克的表现。

3. 导管相关并发症　感染性心内膜炎、感染性血栓性静脉炎、骨髓炎和其他迁徙性病灶。

六、诊断

1. 导管培养原则

（1）如果怀疑患者存在 CRBSI，应该先留取血培养标本后拔出导管，并送检导管进行病原学监测，若患者不存在 CRBSI 的症状和体征，无须对所有拔出的导管进行常规性病原学检查（A- Ⅱ）。

（2）对于中心静脉导管，应该对导管尖端进行病原学培养，而不是导管皮下潜行段（B- Ⅲ）。不推荐对导管尖端进行定性的肉汤培养（A- Ⅱ）。

（3）如果怀疑存在导管相关感染，并且穿刺点处有渗液或分泌物，应使用拭子取样送检病原学培养和革兰染色（B- Ⅲ）。

（4）对于短期留置的血管内导管，建议常规临床病原学检查（A- Ⅱ），对于长期留置的血管内导管，如果穿刺点和导管头半定量培养菌落计数均 < 15 cfu/plate，考虑血管内导管不是血流感染的感染源（A- Ⅱ）。

2. 血培养

（1）在启动抗生素治疗前留取用于培养的血液标本（A- Ⅰ），若条件允许，应由专业的静脉穿刺小组来抽取血标本（A- Ⅱ）。

（2）经皮静脉穿刺取血时，应仔细消毒穿刺点皮肤，可以使用乙醇、碘酒或者氯己定溶液（ >

0.5%），应保证消毒剂的风干时间；可减少血培养污染的发生（A- Ⅰ）。

（3）如果通过血管导管取血，应仔细清洁消毒导管端口，可以使用乙醇、碘酒或者氯己定溶液（ > 0.5%），保证消毒剂风干时间，可减少血培养污染的发生（A- Ⅰ）。

（4）如果怀疑患者存在 CRBSI，应在给予抗感染药物之前抽取双份血培养，1 份由血管内导管取，1 份由外周静脉取（A- Ⅱ）。

3. 导管病原菌定植的条件　将 5 cm 长导管尖端进行半定量培养，如果菌落计数超过 15cfu，可以判断导管尖端存在病原菌定植。对导管尖端进行定量肉汤培养时，如果菌落计数超过 10^2cfu，可以判断导管尖端存在病原菌定植（A- Ⅰ）。

4. 拟诊

（1）具有导管相关的严重感染表现，在拔出导管和适当抗生素治疗后症状消退。

（2）菌血症或真菌血症患者，有发热、寒战和（或）低血压等临床表现，且至少有 1 个血培养阴性（导管血或外周血均可），其结果为皮肤共生菌，但导管节段培养阴性，且无其他引起血行感染的证据。

具有以上任意 1 项者，不能除外导管为感染的来源。

5. 临床诊断

（1）具有严重感染的临床表现，并且导管头或导管节段的定量或半定量培养阳性，但血培养阴性，除了导管无其他感染来源可寻，并且在拔出导管 48 h 内未使用新的抗生素治疗，症状好转。

（2）菌血症或真菌血症患者，有发热、寒战和（或）低血压等临床表现，且至少 2 个血培养阳性（其中一个来自外周血），其结果为同一株皮肤共生菌（如类白喉、芽孢杆菌、凝固酶阴性葡萄球菌、念珠菌等），但导管节段培养阴性，且无其他血行感染证据。

具备上述任意 1 项，可为 CRBSI 的临床诊断。

6. 确诊 CRBSI 的条件

（1）有 1 次半定量导管培养阳性（每导管节段≥ 15 cfu）或定量导管培养阳性（每导管节段≥ 1 000 cfu），同时外周血与导管末端培养出同种微生物，可诊断 CRBSI。

（2）定量血培养时，导管血流培养结果是静脉血液培养结果的 3 倍或 3 倍以上可以确诊 CRBSI。

（3）中心静脉导管血培养阳性报警时间比外周静脉血液培养阳性报警时间早 2 h 或以上可以确诊 CRBSI。

（4）从导管和外周静脉同时抽血做定量血培养，两者菌落计数比（导管血：外周血）≥ 5 ：1 可诊断 CRBSI。

（5）外周血和导管出口部位脓液培养均为阳性，并为同一株微生物，可诊断 CRBSI。

七、治疗

（一）血管内导管的处理

1. 拔出导管

（1）周围静脉留置导管，若考虑 CRBSI，立即拔除，并行导管血及外周血培养。

（2）在诊断 CRBSI 后，存在以下情况时，需立即拔出导管：严重脓毒症；血流动力学不稳定；心内膜炎或迁徙性感染的证据；由于化脓性血栓性静脉炎导致的脓性分泌物或红斑；敏感抗生素治疗 72 h 后仍然持续的菌血症。

（3）短期置管（置管时间 < 14 d）的患者在出现金黄色葡萄球菌、肠球菌、革兰阴性杆菌、真菌、分枝杆菌等的感染所致的 CRBSI 时需拔出血管内导管。

（4）长期置管患者（置管时间 > 14 d）CRBSI 由金黄色葡萄球菌、铜绿假单胞菌、真菌以及分枝杆菌引起需拔出导管。

（5）无论长期或短期留置的血管内导管，如果致病微生物毒力很低但难以清除（如芽孢杆菌、微球菌属等），如果多次血培养为阳性（至少 1 次血标本经外周静脉抽取），排除血培养污染后，一般应该拔除导管。

（6）念珠菌导致的导管相关性菌血症时，建议拔除中心静脉导管。

2. 不拔导管的情况

（1）仅有发热的患者，如果直流动力学稳定，在缺少血流感染的证据以及没有血管内假体（如人工瓣膜、起搏器或人工血管）存在时可不常规拔除血管内导管。

（2）患者单个血培养阳性，并且是血浆凝固酶阴性葡萄球菌，则需要在启动抗微生物治疗和（或）拔除导管前，再分别从怀疑的导管和外周静脉抽取血液进行培养。

（二）抗生素治疗

1. 经验性治疗　初始抗生素治疗需根据患者疾病的严重程度，可能病原菌及当时、当地病原菌流行病学特征，进行经验性治疗。

（1）在既往调查研究中显示，葡萄球菌是导管相关性感染最常见的病原，且存在高耐药性，故在MRSA 高度流行的单位，糖肽类抗菌药物应作为 CRBSI 的首选药物，推荐万古霉素作为经验性治疗药物。利奈唑胺不作为经验治疗的首选药物，例如患者只是怀疑存在 CRBSI 但尚未证实。

（2）怀疑患者存在 CRBSI 感染或者病情危重，患者留置股静脉导管，经验性抗感染治疗时，不仅要覆盖革兰阳性球菌，还应该考虑覆盖革兰阴性杆菌和念珠菌属（A- Ⅱ）。

（3）对可能存在革兰阴性杆菌感染进行经验治疗时，应根据本病房或者医院的细菌耐药情况选择抗菌药物种类，如第四代头孢菌素、碳氢霉烯类或 β－内酰胺类加酶抑制药，必要时联用氨基糖苷类药物（A- Ⅱ）。

（4）若患者存在粒细胞缺乏、严重感染存在脓毒症症状等，考虑发生 CRBSI，则需考虑存在多重耐药的革兰阴性菌（MDR）感染，或者患者已经定植了这些耐药菌，经验治疗时应该考虑联合用药，直至病原学结果回报，再根据病原学结果降阶梯治疗。

（5）若 CRBSI 的患者存在以下任一危险因素时，应该考虑患者可能存在血管内导管相关的念珠菌血症，应给予经验性抗真菌治疗：完全静脉营养，长期广谱抗生素的使用，血液系统恶性肿瘤、骨髓移植或器官移植患者，或多部位存在念珠菌属定植者。

（6）对拟诊血管内导管相关念珠菌血症患者进行经验性抗真菌治疗时，建议使用棘白菌素类药物，对于存在以下情况时可以使用氟康唑进行经验治疗：患者既往 3 个月内没有接触过三唑类药物，本医疗单位克柔念珠菌、光滑念珠菌感染发病率很低。

2. 目标性治疗　CRBSI 一旦确诊，病原微生物明确后，应根据病原菌及药敏结果调整抗生素，使经验性治疗迅速转为目标性治疗。目标性抗菌药物治疗可进一步提高导管相关感染的治疗成功率。治疗疗程取决于感染的严重程度，是否发生严重并发症及病原菌的种类。

（1）对于病情轻的 CRBSI 患者，在拔出导管和恰当的抗生素治疗后血培养迅速转阴者，整个治疗疗程 10 ~ 14 d（疗程计算从阴性血培养结果得到的第 1 天开始计算）。

（2）若拔出导管后 72 h 以上仍持续存在菌血症表现的患者，疗程应持续 4 ~ 6 周。

（3）对于出现了菌血症相关并发症的 CRBSI 患者，如化脓性血栓性静脉炎、心内膜炎、骨髓炎、迁徙性感染等，治疗疗程需与感染的种类相关，一般 4 ~ 6 周，骨髓炎患者，需要治疗 6 ~ 8 周。

（4）置入隧道式深静脉导管或置入装置的患者并发导管相关感染，如表现为隧道感染或者置入口脓肿，需要移除导管和置入装置，并且进行 7 ~ 10 d 的抗菌药物治疗。

（5）凝固酶阴性葡萄球菌致病力相对偏低（如表皮葡萄球菌、腐生葡萄球菌），单纯拔管后感染有可能得到控制，但多数专家仍建议抗菌治疗 5 ~ 7 d。对于长期置管患者，发生导管相关性感染时，若病原菌为凝固酶阴性葡萄球菌，而且全身情况相对稳定时，可暂不拔管，全身抗菌药物应用的同时联合局部抗菌药物“封闭”治疗。

（6）金黄色葡萄球菌导致的 CRBSI，在拔除导管后应使用敏感抗菌药物治疗至少 2 周。甲氧西林敏感的金黄色葡萄球菌（MSSA）所致 CRBSI 应根据药敏选择耐酶的青霉素或头孢菌素类，MRSA 导致的CRBSI 可选择糖肽类或利奈唑胺。

（7）肠球菌感染导致的 CRBSI，一般在拔除导管后必须使用敏感抗生素治疗 7 ~ 14 d。

（8）一旦确诊为念珠菌所致 CRBSI，应立即进行抗真菌治疗，疗程至临床症状消失和血培养最后一次阳性后 2 周。

（9）危重患者，怀疑存在 CRBSI，且近期发现存在 MDR 阴性菌定植，经验治疗时应该使用 2 种不同作用机制的抗阴性菌药物，待病原学结果回报后，可实施降阶梯治疗，改为敏感单药治疗。

（三）抗生素药物封管治疗

抗生素封管的治疗方法不能单独应用于 CRBSI 的治疗，仅作为全身抗感染治疗的辅助治疗方法，2 种治疗方法的疗程均为 7 ～ 14 d。抗菌药物封管的药液的给药间隔通常不应超过 48 h，如果 CRBSI 的致病菌时金黄色葡萄球菌和念珠菌属时，应拔出导管，不推荐使用抗生素封管。使用万古霉素封管时，万古霉素药液浓度应达到致病菌 MIC 值的 1 000 倍以上。

八、预防

（1）培训与管理。建立专业化、固定的医护队伍，持续对医护人员进行导管相关操作的培训与质量控制。

（2）置管及护理。根据病情与治疗需要，操作熟练程度，相关导管并发症的多少来确定导管置管位置。不建议定期更换静脉导管，如果怀疑有污染，应随时更换。

（3）全身抗生素预防无预防优势，局部抗生素软膏预防可能增加念珠菌感染的风险，不常规推荐抗生素涂层导管。

（4）进行导管操作时，严格无菌操作，血管内导管置管和局部换药室的皮肤消毒，宜选择 2% 氯己定或 1% ～ 2% 碘酊，建议使用半透明敷料。

（5）紧急导管置管，若无严格无菌操作，导管留置不宜超过 48 h。

第三节　中枢神经系统感染

中枢神经系统感染是指各种病原微生物，包括病毒、细菌、真菌、螺旋体、寄生虫、立克次体和朊病毒等侵犯中枢神经系统实质、被膜和血管等，从而导致的急慢性炎症性（或非炎症性）疾病。根据起病急缓及病程特点可分为急性、亚急性和慢性感染；根据感染部位分为：脑炎、脊髓炎或脑脊髓炎，脑膜炎、脊膜炎或脑脊膜炎，脑膜脑炎。根据特异性致病因子不同，分为病毒性脑炎、细菌性脑膜炎、真菌性脑膜炎和脑寄生虫病。

一、微生物学及感染途径

1. 病毒　可分为 DNA 病毒和 RNA 病毒两大类。前者包括单纯疱疹病毒、水痘－带状疱疹病毒、巨细胞病毒等；后者包括脊髓灰质炎病毒、柯萨奇病毒等。目前，中枢神经系统病毒感染以病毒性脑炎为主，80% 患者由肠道病毒引起。非流行脑炎中以单纯疱疹病毒脑炎（HSE）最常见，大样本推测 HSE 的年发病率为 2/100 万～ 4/100 万，占所有脑炎的 2% ～ 19%。巨细胞病毒感染引起的脑炎多继发于肾移植、应用免疫抑制药或 HIV 患者。流行性腮腺炎常并发脑炎，少数可并发急性小脑共济失调。

2. 可传染性朊病毒　研究发现，朊病毒致病因子不是病毒，而是异常朊蛋白，朊蛋白是正常神经细胞膜的组成成分，其异常变构可引起朊蛋白病。

3. 细菌

（1）引起脑膜炎的细菌：脑膜炎双球菌、肺炎球菌等。

（2）引起中毒性脑病的细菌：伤寒杆菌，百日咳杆菌等。化脓性脑膜炎常见病原菌种类与患者的年龄和发病季节有关，美国疾病控制中心调查认为流感杆菌是最常见的化脓性脑膜炎的感染源，约占 45%，其他有肺炎球菌占 18%，脑膜炎双球菌 14%。新生儿（＜ 1 个月）以 B 族链球菌为主（如缺乳链球菌）。婴幼儿（1 个月至 4 岁）以流感杆菌为多。儿童及一般成每人则以肺炎球菌及脑膜炎双球菌较多。结核性脑膜炎的发病率近年有回升趋势。

4. 真菌　新型隐球菌、曲霉菌、白念珠菌、非白念珠菌等。新型隐球菌多由肺部病灶进入脑内，造成脑膜或局限性病灶，也发生于 HIV 感染、器官移植术后、长期使用皮质激素的患者。

5. 螺旋体　梅毒螺旋体、钩端螺旋体等，钩端螺旋体较常见。

6. 寄生虫

（1）原虫：弓形虫、疟原虫等。

（2）蠕虫：血吸虫、囊尾蚴等。

7. 感染途径　血行感染；直接感染；神经干逆行感染（嗜神经病毒）。

二、发病机制

正常生理状况下，血 – 脑屏障结构功能完整，病原体难以进入中枢神经系统。病理状态下，血 – 脑屏障被破坏，为病原体的入侵提供条件。中枢神经系统本身抵抗感染的免疫力较差，而外周抗炎细胞和抗体不易通过血 – 脑屏障发挥抗感染作用，因此毒力较低的病原菌亦可引起严重的脑或脑膜炎。

CNS 感染时常有髓鞘的破坏：髓鞘的破坏可继发于神经元的受损，即神经元溶解性脱髓鞘（neuronolyticdemyelination），另外一种称为轴周脱髓鞘（periaxialdemylination）。后者可见于病毒感染时，也可见于脱髓鞘疾病时。炎性过程中引起脱髓鞘的视制可能有以下几种：病毒对少突胶质细胞的直接细胞病理效应；免疫介导的病毒对少突胶质细胞向性的改变；免疫介导的对感染的少突胶质细胞的破坏；病毒诱导的自身免疫性脱髓鞘；“旁观者”脱髓鞘。伴随脱髓鞘可能出现髓鞘再生，导致症状的缓解。

在脑膜炎过程中某些细胞因子起重要的炎性反应介导作用。如肿瘤坏死因子（TNFa；cachectin）以及白细胞介素 -1。这 2 种物质均刺激血管内皮细胞黏附及促使中性粒细胞进入 CNS 而触发炎性过程。血小板活化因子，花生四烯酸代谢物及其他白细胞介素亦参与这一炎性过程。而在 CSF 中体液因子及吞噬细胞的不足，病原体迅速分裂衍殖，并释出细菌胞壁或膜的成分，导致脑膜炎的迅速演变并损伤血管内皮细胞，血 – 脑屏障通透性亦因而增加，产生血管性水肿。由于大量多核白细胞进入蛛网膜下隙，释出毒性物质，这些毒性物质虽然是用以防御对抗病原体，但出于对“外来”及“自体”的鉴别能力的不足也引起细胞毒性水肿。这些情况都会进一步影响 CSF 动力学，脑代谢及脑血管的自我调节，如炎症不能得到控制，则将会产生严重脑水肿，颅内压增高及脑血循减少，进而导致神经元的损害，发生不可逆转的局灶性或弥散性脑损害。

三、临床表现

1. 病毒感染性疾病

（1）病毒性脑炎：单纯疱疹病毒性脑炎最常见。临床常见症状包括头痛、呕吐、局灶性神经系统损害体征、意识障碍，重者出现昏迷、惊厥持续状态和神经系统局灶体征。伴有颅压高的患者可有瞳孔大小异常、呼吸异常等。

（2）病毒性脑膜炎：主要症状为发热、头痛、呕吐、脑膜刺激征。

2. 朊蛋白病　Creutzfeldt-Jakob 病为最常见的人类朊蛋白病，典型表现为迅速进行性智力丧失伴肌肉阵挛。

3. 细菌性脑膜炎　临床表现包括全身感染症状、脑膜刺激征、颅内压增高及局灶性神经系统损害体征。结核性脑膜炎是特殊类型的细菌性脑膜炎，表现为结核中毒症状、脑膜刺激征、颅内压增高、脑实质损害及脑神经损害症状等。

4. 真菌性脑膜炎　新型隐球菌脑膜炎是中枢神经系统最常见的真菌感染，表现为以高颅压为特点的亚急性脑膜炎，首发症状多为发热、头痛、呕吐，神经系统检查可见脑膜刺激征和颅内压增高体征。

毛霉菌病：为条件致病感染，可分为全身型与鼻眼脑型。全身型多发生于免疫功能低下时，鼻眼脑型则多见于糖尿病酸中毒患者。毛霉菌侵犯血管，发生血管炎导致血管闭塞，造成干性坏死，因而药物不易达到病灶处。毛霉菌病病死率极高，必须早期诊断，配合外科切除病灶，积极抗霉菌药物治疗。

5. 螺旋体感染性疾病

（1）神经梅毒：分为无症状型神经梅毒、脑膜神经梅毒、脑膜、脊髓膜血管梅毒、麻痹性痴呆、脊髓结核、先天性神经梅毒，常见症状为瞳孔异常和局灶性神经系统损害体征。

（2）神经莱姆病：表现为脑膜炎、神经根炎、脑病和脊髓病等。

（3）神经系统钩端螺旋体病：早期出现感染中毒症状，中期表现为脑膜炎症状和体征，后期可出现脑膜炎型和钩端螺旋体脑动脉炎等并发症。

6. 脑寄生虫病　表现为颅内压增高、癫痫发作、局灶性神经系统损害体征等。

四、诊断与鉴别诊断

1. 病毒感染性疾病　依据流行病学资料、典型临床表现，神经影像学异常，CSF 检查（压力增高或正常，颜色清，细胞数 5 ~ 1 000/mm^3，淋巴细胞为主，蛋白 0.5 ~ 1 g/L，脑脊液 / 血浆含糖量比值正常），病原学检查发现病毒可诊断。神经系统以外的伴随症状常可为诊断提供线索，如腮腺炎病毒脑炎常有腮腺及颌下腺肿痛，肠道病毒感染常有皮疹，EB 病毒感染常有肝脾大和淋巴结大，主要与化脓性脑膜炎、脑肿瘤、急性脱髓鞘疾病等鉴别。

2. 朊病毒病　朊病毒病（CJD）的诊断依赖于：2 年内发生的进行性痴呆，并伴有下列症状和体征 2 种以上者，高度怀疑此病：①肌阵挛；②视力障碍、小脑症状；③无动性缄默；④脑电图特征性周期性同步放电；⑤锥体系或锥体外系症状，需与 Alzheimer 病和帕金森病鉴别。

3. 细菌性脑膜炎

（1）典型临床表现；CSF 特征性改变，压力高，白细胞升高，可达 1 000 ~ 10 000/mm^3，中性粒细胞占 80% ~ 90%，外观浑浊呈脓性，蛋白质明显增高，可 > 1 000 mg/L（100 mg/dL），糖明显降低，氯化物稍低。脑脊液中乳酸，乳酸脱氢酶，溶菌酶的含量及免疫球蛋白 IgG，lgM 明显增高。细菌学涂片或培养阳性可诊断。李斯特菌属、肠杆菌和葡萄糖非发酵菌等细菌，只能用培养法确定，并且可做药物敏感试验。

（2）脑电图：弥漫性慢波，无特异性。

结核性脑膜炎可根据结核病史或接触史，出现头痛、呕吐、脑膜刺激征，结合 CSF 淋巴细胞增多及糖含量减低等特征性改变，CSF 抗酸涂片、结核分枝杆菌培养和 PCR 检查等可诊断。需与隐球菌型脑膜炎、病毒性脑膜炎鉴别。

4. 真菌性脑膜炎　根据病史及病程，临床表现脑膜炎症状体征及 CSF 检查（压力高，颜色可浑浊，0 ~ 1 000/mm^3，淋巴细胞为主，脑脊液 / 血质含糖量比值正常或增高，蛋白 0.2 ~ 5 g/L）可确诊。CSF 墨汁染色检出隐球菌可确诊新型隐球菌脑膜炎。常与结核性脑膜炎、脑脓肿鉴别。

5. 螺旋体感染性疾病

（1）神经梅毒：根据性乱交、艾滋病和先天性梅毒感染史，脑膜、脑血管损害症状体征及 CSF 检查可诊断。需与脑膜炎、脑血管病、痴呆鉴别。

（2）神经莱姆病：根据流行病学、脑膜炎、神经根炎、脑病等表现和特异性血清学诊断试验可诊断。常与特发性面神经炎、无菌性脑膜炎、多发性硬化等鉴别。

6. 脑寄生虫病　根据患者疫区接触史、临床表现颅内高压、癫痫发作、局灶性神经系统损害体征等及神经影像学表现可诊断。

五、治疗原则

病因治疗、对症支持治疗及防止并发症。早诊断、早治疗与预后密切相关，选择通透性好，敏感性高的抗生素足量治疗，针对病原菌使用敏感药物治疗，不能明确病原菌时，应选用广谱抗生素，首选静脉给药，降颅压、对症和全身支持治疗。

1. 病毒感染性疾病

（1）抗病毒治疗应尽早开始，可用金刚烷胺、阿昔洛韦（无环鸟苷）。

（2）脱水减轻脑水肿。

（3）免疫治疗：干扰素及其诱生剂，皮质类固醇用于病情危重患者。

（4）对症支持治疗：营养支持及维持水、电解质平衡，预防压疮及呼吸道感染等并发症。

2. 朊病毒　暂无特效治疗，主要采取对症治疗。

3. 结核性脑膜炎

（1）抗结核治疗：异烟肼、利福平、吡嗪酰胺、乙胺丁醇、链霉素是结核性脑膜炎最有效的联合用药方案。

（2）皮质类固醇：用于脑水肿引起的颅内高压、伴局灶性神经体征和脊髓蛛网膜下隙阻塞的重症患者。

（3）重症患者：在全身用药同时可行鞘内注射、脱水降压。

4. 真菌性脑膜炎

（1）抗真菌治疗：可选用两性霉素 B、氟康唑、氟胞嘧啶。

（2）对症治疗及全身支持：颅内压增高患者可用脱水剂，并注意预防脑疝；有脑积水者可行侧脑室分流减压术，并注意水电解质平衡。注意患者全身营养、全面护理和防治肺部感染，泌尿系统感染。

5. 螺旋体感染性疾病

（1）病因治疗，应用敏感抗生素。

（2）对症治疗。

6. 脑寄生虫病

（1）药物治疗，脑型血吸虫病首选吡喹酮。

（2）手术治疗。

（3）其他治疗，癫痫发作可用抗癫痫药控制。

六、预防

（1）预防血行感染，防治昆虫叮咬和动物咬伤，保护损伤的皮肤黏膜；使用一次性注射器，严禁不洁注射器使用；严格规范血制品输入流程，防止输入过程的污染；避免挤压面部感染时出现的疖肿；防治母婴垂直感染。

（2）颅脑外伤者应积极创面处理，防止污染菌直接导致颅内感染；积极创面邻近组织感染灶的清除。

（3）积极对单纯疱疹病毒感染、狂犬病等病毒感染性疾病进行综合治疗，防止病毒的神经干逆行感染。

第八章

急性中毒

第一节　有机磷杀虫药中毒

有机磷农药多为油状液体，少数为晶状固体，分子中含硫的品种多有蒜臭味。一般挥发性大，易溶于有机溶剂，微溶或不溶于水。对氧、热、光稳定，除敌百虫外遇碱迅速被水解破坏。有机磷农药可因食入、吸入或经皮肤吸收而中毒。由消化道进入较一般浓度的呼吸道吸入或皮肤吸收中毒症状重、发病急。当有机磷进入人体后，以其磷酰基与酶的活性部分紧密结合，形成磷酰化胆碱酯酶而丧失分解乙酰胆碱的能力，以致体内乙酰胆碱大量蓄积，并抑制仅有的乙酰胆碱酯酶活力，使中枢神经系统及胆碱能神经过度兴奋，最后转入抑制和衰竭。有机磷农药种类很多，根据其毒性强弱分为高毒、中毒、低毒3类。高毒类有机磷农药少量接触即可中毒，低毒类大量进入体内亦可发生危害。人体对有机磷的中毒量、致死量差异很大。

一、临床表现

急性胆碱能危象：胆碱能危象在中毒后立即出现，是急性有机磷杀虫剂中毒的主要临床表现，为体内乙酰胆碱酯酶被抑制，导致乙酰胆碱过量积聚，过度激动胆碱能受体的结果。

（一）主要临床表现

1. 毒蕈碱（M）样症状

多数腺体分泌、平滑肌收缩及括约肌松弛。腺体分泌表现为多汗、流涎、流泪、鼻溢、痰多及肺部湿啰音。平滑肌收缩表现为胸闷、气短、呼吸困难、瞳孔缩小、视物模糊、恶心、呕吐、腹痛、腹泻、肠鸣音亢进。括约肌松弛表现为尿、便失禁。

2. 烟碱样症状

交感神经节和肾上腺髓质兴奋，表现为皮肤苍白、心率增快、血压升高。作用于骨骼肌神经肌肉接头，表现为肌颤、肌无力、肌麻痹等，呼吸肌麻痹可致呼吸停止。

3. 中枢神经系统症状

轻者头晕、头痛、情绪不稳；重者抽搐（有机磷杀虫剂中毒较少见）、昏迷；严重者呼吸、循环中枢抑制，因呼吸、循环衰竭而死亡。

4. 中间综合征（intermediate syndrome，IMS）

此综合征多发生于中毒后24 ~ 96 h（或2 ~ 7天），在胆碱能危象和迟发性多神经病之间，故称中间综合征，并非每个中毒者均发生。发病时胆碱能危象多已被控制，表现以肌无力最为突出。涉及颈肌、肢体近端肌、脑神经Ⅲ ~ Ⅶ和Ⅹ所支配的肌肉，重者累及呼吸肌。表现为抬头困难、肩外展及髋屈曲困难；眼外展及眼球活动受限，眼睑下垂，睁眼困难，可有复视；颜面肌、咀嚼肌无力、声音嘶哑和吞咽困难；呼吸肌麻痹则有呼吸困难、频率减慢、胸廓运动幅度逐渐变浅，进行性缺氧致意识障碍、昏迷以至死亡。远端肢体肌力、肌张力正常，无肌颤。在进行性缺氧发生之前意识正常，无感觉障碍。当呼吸肌麻痹时，大多数患者膝反射和跟腱反射减退或消失。神经肌电图检查正中神经运动和感觉传导速度以及腓神经运动传导速度正常。发生 24 ~ 48 h 后，以 20 Hz 和 50 Hz 高频率持续刺激腕部正中神经或尺神经，发现拇短展肌和左小指展肌的肌肉反应波幅进行性递减，类似重症肌无力的反应，但低频率刺激未见波幅改变，也无强直后易化现象。全血或红细胞胆碱酯酶活性明显低于正常。该综合征一般持续 2 ~ 20 天，个别可长达 1 个月。此类病变主要见于经口中毒的重症患者，多见于含二甲氧基的化合物，如倍硫磷、乐果、氧乐果等。

5. 迟发性多神经病（OPID）

有机磷迟发性多神经病多在急性中毒恢复后 1 ~ 2 周开始发病，部分延迟至 3 ~ 5 周。我国部分地区调查显示，甲胺磷急性中毒后 OPID 发病率为 10%。首先累及感觉神经，逐渐发展至运动神经；开始多见于下肢远端部分，后逐渐发展，有时可累及上肢。最初表现为趾 / 指端麻木、疼痛等感觉异常，逐步向近端发展，疼痛加剧，脚不能着地，手不能触物。约 2 周后，疼痛减轻转为麻木，运动障碍开始表现为肢体无力，逐渐发展为弛缓性麻痹，出现足 / 腕下垂、腱反射消失。少数可发展为痉挛性麻痹，较重者出现肢体肌萎缩，有时伴有自主神经功能障碍。在我国引起此类病变的杀虫剂，发病率最高的是甲胺磷，恢复期一般为 0.5 ~ 2 年，少数患者遗留终身残疾。

（二）不同中毒程度的表现

中毒程度的分级有机磷杀虫剂中毒的急性胆碱能危象可分为轻、中、重 3 级。

1. 轻度中毒

有头晕、头痛、恶心、呕吐、出汗、胸闷、视物模糊、无力等症状。瞳孔可能缩小。全血胆碱酯酶活力一般在 50% ~ 70%。

2. 中度中毒

除上述中毒症状外，尚有肌束震颤、瞳孔缩小、轻度呼吸困难、大汗、流涎、腹痛、腹泻、步态蹒跚、神志清楚或模糊，血压可以升高。全血胆碱酯酶活力一般在 30% ~ 50%。

3. 重度中毒

除中度中毒症状外，出现神志不清、昏迷，瞳孔如针尖大小，呼吸极度困难、发绀，肺水肿，全身明显肌束震颤，大小便失禁，可发生呼吸肌麻痹。少数患者并出现脑水肿，心率减慢、心律不齐、血压下降等。全血胆碱酯酶活力一般在 30% 以下。

二、辅助检查

（1）检验患者的呕吐物或洗胃时初次抽取的胃内容物，以及呼吸道分泌物，可以证明有机磷化合物的存在。

（2）测定尿中的有机磷分解产物：可以作为接触毒物的指标，有些并可协助早期诊断。

（3）血液胆碱酯酶活力测定：如胆碱酯酶活力降低至正常人的 80% 以下，即有诊断意义，并可据此数值估计中毒程度的轻度及作为用药的参考。轻症患者血液胆碱酯酶活力降至正常人的 70% ~ 50%，中度者达 50% ~ 30%，重度者在 30% 以下。在农村和抢救现场，采用简便适用的溴麝香草酚蓝纸片比色法，可在 20 min 内测定胆碱酯酶活力的大致结果。

（4）血、尿常规检查：外周血白细胞总数及中性粒细胞增多，伴核左移，或有红细胞减少。一过性出现尿糖、血尿、蛋白尿及管型尿。

（5）血生化检查：可有代谢性酸中毒表现、低血钾、暂时性血糖增高、凝血功能障碍等。

三、临床诊断

根据病史，结合临床表现和辅助检查，即可明确诊断。

四、处理措施

（一）清除毒物，防止继续吸收

首先使患者脱离中毒现场，尽快除去被毒物污染的衣、被、鞋、袜，用肥皂水、碱水或 2% ~ 5%

碳酸氢钠溶液彻底清洗皮肤（敌百虫中毒时，用清水或1%食盐水清洗），特别要注意头发、指甲等处附藏的毒物。如眼睛受污染，用1%碳酸氢钠溶液或生理盐水冲洗，以后滴入1%阿托品溶液1滴。对口服中毒者若神志尚清，立即引吐，酌情选用1%碳酸氢钠溶液或1∶5 000高锰酸钾溶液洗胃。在抢救现场中，如无以上液体，亦可暂以淡食盐水（约0.85%）或清水洗胃。敌百虫中毒时，忌用碳酸氢钠等碱性溶液洗胃，因可使之变成比它毒性大10倍的敌敌畏。对硫磷、内吸磷、甲拌磷、马拉硫磷、乐果、杀螟松、亚胺硫磷、倍硫磷、稻瘟净等硫代膦酸酯类忌用高锰酸钾溶液等氧化剂洗胃，因硫代膦酸酯被氧化后可增加毒性。洗胃后用硫酸钠导泻，禁用油脂性泻剂。食入时间较久者，可作高位洗肠。应用活性炭血液灌流（HPA）可以清除血中有机磷毒物，对抢救小儿重度有机磷中毒有良好效果。

（二）积极采取对症治疗

保持患者呼吸道通畅，消除口腔分泌物，必要时给氧。发生痉挛时，立即以针灸治疗，或用短效的镇静剂，忌用吗啡和其他呼吸抑制剂以及茶碱、氨茶碱、琥珀酰胆碱、利血平、新斯的明、毒扁豆碱和吩噻嗪类镇静剂。呼吸衰竭者除注射呼吸兴奋剂和人工呼吸外，必要时作气管插管正压给氧。及时处理脑水肿和肺水肿，注意保护肝、肾功能。心脏骤停时速作体外心脏按压，并用1∶10 000肾上腺素0.1mL /kg静脉注射，必要时可在心腔内注射阿托品。在静滴解毒剂同时适量输液，以补充水分和电解质的丢失，但须注意输液的量、速度和成分。在有肺水肿和脑水肿的征兆时，输液更应谨慎。严重病例并用肾上腺皮质激素。在抢救过程中还须注意营养、保暖、排尿、预防感染等问题，必要时适量输入新鲜血液或用换血疗法。

（三）解毒药物的应用

在清除毒物及对症治疗同时，必须应用解毒药物。常用特效解毒药物有两类。

1. 胆碱能神经抑制剂

如阿托品及山莨菪碱等，能拮抗乙酰胆碱的毒蕈碱样作用，提高机体对乙酰胆碱的耐受性，故可解除平滑肌痉挛，减少腺体分泌，促使瞳孔散大，制止血压升高和心律失常，对中枢神经系统症状也有显著疗效，且为呼吸中枢抑制的有力对抗剂；但对烟碱样作用无效，也无复活胆碱酯酶的作用，故不能制止肌肉震颤、痉挛和解除麻痹等。应用阿托品抢救有机磷中毒，必须强调早期、足量、反复给药，中、重度中毒患者均须静脉给予。在用阿托品过程中，注意达到“化量”指标，即当患者瞳孔散大、不再缩小，面色转红，皮肤干燥，心率增快，肺水肿好转，意识开始恢复时，始可逐渐减少阿托品用量，并延长注射间隔时间，待主要症状消失，病情基本恢复时停药。停药后仍需继续观察，如有复发征象，立即恢复用药。山莨菪碱的药理作用与阿托品基本相同，毒性较小，治疗量和中毒量之间距离较大，其“化量”指标亦和阿托品相同，轻度有机磷中毒单用阿托品或山莨菪碱即可治愈。中度和重度中毒必须配合氯磷啶或解磷啶治疗。

2. 胆碱酯酶复能剂

如解磷定（PAM）、氯磷定（PAM-Cl）、双复磷（PMO4）等能夺取已与胆碱酯酶结合的有机磷的磷酰基，恢复胆碱酯酶分解乙酰胆碱的能力，又可与进入体内的有机磷直接结合，故对解除烟碱样作用和促使患者苏醒有明显效果，但对毒蕈碱样症状疗效较差。虽然它们也有一定程度的阿托品作用，但对于控制某些危重症状如中枢呼吸抑制、肺水肿、心率减慢等不如阿托品的作用快速。解磷定和氯磷定毒性较小，可任选一种，二者均不可与碱性药物混合使用。其对内吸磷、对硫磷、甲拌磷、乙硫磷、苏化203等急性中毒疗效显著，对敌敌畏、敌百虫等疗效较差，重症中毒时应与阿托品同用；对马拉硫磷、乐果疗效可疑；对谷硫磷及敌匹硫磷无效。故对后几种有机磷农药中毒的治疗，应以阿托品为主，亦可应用双复磷。双复磷复活胆碱酯酶的作用强，较易透过血脑屏障，并有阿托品样作用，故对有机磷农药中毒所引起的烟碱样、毒蕈碱样及中枢神经系统症状均有效果。对敌敌侵及敌百虫中毒，效果较解磷定好。本品可作皮下、肌内或静脉注射，但其副作用较多，如剂量过大，尚可引起室性早搏、传导阻滞、室颤等，偶有中毒性肝炎及癔症发作。

特效解毒药物的剂量和用法：均应早期、足量应用，并根据病情变化适量增减，治疗期间，应监测红细胞胆碱酯酶活。N > 30%时，必须联合用药。但胆碱能神经抑制剂及胆碱酯酶复活剂中的同类药物，每次只能选用一种，以下剂量和用法可作参考。

（1）轻度中毒：阿托品每次 0.02 ~ 0.03 mg/kg，口服或肌注；或用氯磷定每次 15 mg/kg，肌注；或解磷啶每次 10 ~ 15 mg/kg，加于 5% ~ 25% 葡萄糖溶液 20 mL 静脉缓慢注射。必要时，阿托品或后二者之一均可于 2 ~ 4 h 重复 1 次，至症状消失为止。一般 1 ~ 2 次即可。

（2）中度中毒：应以阿托品与胆碱酯酶复能剂合用，阿托品剂量为每次 0.03 ~ 0.05 mg/kg，每 30 ~ 60 min 肌内或静脉注射 1 次。氯磷啶或解磷啶剂量为每次 15 ~ 30 mg/kg，静脉注射。每 2 ~ 4 h 可重复 1 次（剂量减半），症状好转后，逐渐减少药量及延长用药间隔时间。胆碱酯酶复能剂对谷硫磷和敌匹硫磷等无效，治疗则以阿托品为主，剂量为每次 0.03 ~ 0.05 mg/kg，15 ~ 30 min1 次，至病情好转后逐渐减量，并延长间隔时间。

（3）重度中毒：应用阿托品每次 0.05 ~ 0.1 mg/kg，静脉注射。特别对危重患者，开始应大量突击使用阿托品以挽救生命，首次可用 0.1 ~ 0.2 mg/kg，静脉注射，每 10 ~ 15 min 一次，以后改为每次 0.05 ~ 0.1 mg/kg（按首次半量），10 ~ 20 min1 次，至瞳孔散大，肺部啰音消退或意识恢复时，减量并延长注射时间。同时静注氯磷啶或解磷啶（每次 30 mg/kg）。如症状无好转，可于半小时后重复 1 次，剂量减半或 20 mg/kg；以后视病情需要，可每 2 ~ 4 h1 次或改为静脉点滴，每小时 0.4 g。如病情好转，逐渐减少阿托品及胆碱酯酶复能剂的用量，延长用药间隔时间，并酌情考虑停止注射（病情好转至少 6 h 以后）。待症状基本消失后至少还应观察 24 h。此外，有机磷中毒时也可酌情选用山莨菪碱（代替阿托品）及双复磷。山莨菪碱的剂量和用法：轻症中毒每次 0.3 ~ 0.5 mg/kg，肌注或静注；中度中毒每次为 1 ~ 2 mg/kg，静注；重症中毒每次为 2 ~ 4 mg/kg，静注。必要时每隔 10 ~ 30 min 可重复给药。双复磷的剂量和用法：轻度、中度中毒每次为 5 ~ 10 mg/kg；重度中毒每次为 10 ~ 20 mg/kg。根据病情，每隔 30 min ~ 3 h1 次。

第二节　一氧化碳中毒

一氧化碳中毒在日常生活及工作中较为常见，特别是在寒冷的冬天，由于环境通风不良或防护不当时可使空气中一氧化碳浓度超过容许范围，而发生中毒。

一、临床表现

（一）一般症状与 COHb 浓度关系

见表 8-1。

表 8-1　一氧化碳中毒的症状与 COHb 浓度关系

	症状	血液 COHb 浓度
轻度中毒	出现头痛、头昏、恶心呕吐、全身无力	为 10% ~ 20%
中度中毒	症状加重，还可伴腹泻、兴奋、判断力减低、运动失调、幻觉、视力减退、意识模糊或浅昏迷	30% ~ 40%
重度中毒	皮肤、黏膜也可呈“樱桃红色”，但临床上很少见迅速出现昏迷，常并发脑水肿、呼吸抑制、肺水肿、心肌损害、心律失常或心力衰竭等部分患者因吸入呕吐物引起吸入性肺炎。皮肤受压部位发生水疱。眼底检查发现眼底静脉瘀血伴视乳头水肿	为 40% ~ 60%

（二）迟发脑病

急性一氧化碳中毒患者意识障碍恢复后，经过 2 ~ 60 天的“假愈期”，3% ~ 10% 患者出现迟发脑病，表现人格异常、慢性头痛、惊厥和 Parkinson 病等多灶性神经病学障碍。

40 岁以上、一氧化碳暴露时间较长和脑 CT 有异常者更易发生。

二、辅助检查

（一）血 COHb 测定

血 COHb 测定是诊断一氧化碳中毒的特异性指标，需早期及时取血测定才有诊断价值。如脱离中毒环境 8 h 后测定则诊断价值不大。血 COHb 浓度不仅能反映一氧化碳暴露时间长短，也可作为判断一氧化碳中毒严重程度的指标。简易碳氧血红蛋白测定法有 3 种，即加碱法、煮沸法和硫酸铜法。

（二）脑电图检查

可呈两半球有弥漫性 δ 或 θ 波活动。

（三）头部 CT 检查

严重者可见大脑深部白质或双侧苍白球部位有病理性密度减低区。

三、诊断与鉴别诊断

（一）诊断步骤

1. 第一步

一氧化碳中毒的可靠方法是根据一氧化碳暴露史、一氧化碳中毒表现和实验室检查综合考虑。

2. 第二步

尽快测定血中 COHb 浓度有诊断价值，其中毒严重性与一氧化碳暴露时间和浓度密切有关。

3. 第三步

轻至中度中毒患者，其多数可有口唇黏膜呈樱桃红样改变，有助于对本病的诊断。

（二）鉴别诊断

一氧化碳中毒昏迷患者应与安眠药过量或中毒、其他气体中毒、脑血管意外、糖尿病酮症酸中毒鉴别。血 COHb 测定及相关检查有助于鉴别。

四、处理措施

（一）急救治疗

迅速使患者脱离现场，吸入新鲜空气，解开领口、腰带等，清除口、鼻分泌物，保持呼吸道通畅。

（二）氧疗

最好吸入含 5% 二氧化碳的氧气。有条件的医院立即放入高压氧舱内治疗，重症者高压氧舱治疗次数应在 20 次以上，早期显效率达 95% ~ 100%。

（三）防治脑水肿

应用甘露醇、地塞米松、呋塞米和甘油氯化钠等药物治疗，严重者可每 6 h1 次。频繁抽搐、脑性高热和昏迷时间超过 10 ~ 21 h 者可采用人工冬眠疗法。

（四）高压氧治疗

高压氧能加速 COHb 的解离，促进一氧化碳的清除，使 Hb 恢复携氧功能；高压氧能提高血氧分压，增加血氧含量，使组织得到足够的溶解氧，大大减少机体对 HbO 的依赖性，从而迅速纠正低氧血症，改善机体缺氧状态；高压氧能使颅内血管收缩，使其通透性降低，有利于降低颅内压，打断大脑缺氧与脑水肿的恶性循环；高压氧对一氧化碳中毒后遗症及其迟发脑病有明显防治作用。一般说来，首次压力 2 ~ 3 标准大气压，开始治疗的 1 ~ 3 天，每天应加压治疗 1 ~ 3 次，以后改为每天 1 次，压力稍低于首次治疗。治疗时程应依病情酌定，一般是重者时程长，轻者时程短。

（五）促进脑细胞功能恢复

应用能量合剂，氯酯醒 250 ~ 500 mg 肌注，也可用注射用水或 5% 葡萄糖液 20 ~ 40 mL 稀释静注，每天 2 次；胞二磷胆碱 500 ~ 1 000 mg 加 5% 葡萄糖溶液 250 mL 中静滴，每天 1 次；或醒脑静 2 ~ 4 mL，肌注，每天 2 次。

（六）防治并发症

加强护理，定期翻身防止发生褥疮和肺炎，必要时采用抗生素防治感染。对症处理有呼吸衰竭者，用呼吸兴奋剂；有血压下降者，予抗休克治疗。

第三节　毒蕈中毒

毒蕈又称为毒蘑菇、毒菌等。全世界已知的毒蕈百余种，目前在我国已发现的约 80 种。能威胁人类生命的有 20 余种，极毒者有 10 种左右。一般来说，含毒蘑菇外观比较艳丽。

一、临床分类与症状

（一）临床分类

根据毒蕈中毒的主要表现，临床大致分为 4 种类型。

1. 胃肠毒素类

含有胃肠毒素的毒蕈很多，其中有的中毒表现很严重，偶可致死。

2. 神经、精神毒素类

目前尚在研究中。一般可分为 4 类。

（1）毒蝇碱（muscarine）：毒蝇碱具有抗胆碱能作用，其毒理作用类似于毛果芸香碱。皮下注射毒蝇碱 3 ～ 5 mg 或经口投予 0.5 g，可致人死亡。

（2）异嗯唑衍生物：可引起精神错乱、幻觉和色觉紊乱。另外毒蝇碱与异嗯唑衍生物之间有拮抗作用。

（3）色胺类化合物：表现头痛、皮肤潮红、出汗、恶心、气急、瞳孔散大、眼球震颤、幻视和轻度呼吸障碍等，然而它的主要作用是产生极明显的色幻视。

（4）致幻素：表现手舞足蹈、狂笑、行动不稳、幻觉、谵语、意识障碍等。牛肝菌属中的某些种毒菌除上述症状外出现小人国幻觉为其特征，还可以有精神异常。

3. 血液毒素

服后可使大量红细胞破坏，出现急性溶血危象，如贫血、黄疸、血红蛋白尿、肝大、急性肾衰竭等。

4. 原浆毒素

毒肽类作用于肝细胞的内网质，作用快，大剂量在 1 ～ 2 h 内即可引起死亡；毒伞肽类主要作用于肝细胞核，有可能抑制 RNA 聚合酶，并能显著减少肝糖原而导致肝细胞迅速坏死，虽然作用较慢，即使在大剂量时，15 h 内也不会致死，但毒性甚强，死亡率很高。

5. 类光过敏毒素

可出现类似植物日光性皮炎的症状，故推测该毒蕈中可能含有类光过敏毒素，但具体成分不详。

6. 其他毒素

以口内有金属味为其特征。其中含有的毒素也不清楚。

（二）一般症状

误食毒蘑菇后的中毒表现较为复杂，常以某一系统的症状为主，兼有其他系统的症状。根据其主要特点，一般分为以下几类。

1. 胃肠炎症状

误食含有胃肠毒素的毒蘑菇后，表现以胃肠道症状为主。一般潜伏期比较短，0.5 ～ 6 h 之间。轻者可有剧烈的恶心、呕吐、腹痛、腹泻，持续时间比较短，症状可逐渐好转，预后较好。较重者常因剧烈的呕吐和腹泻引起严重脱水及电解质紊乱，造成血容量不足、血压下降，甚至休克、昏迷、急性肾衰竭。最严重者偶有死亡。

2. 神经精神症状

（1）以副交感神经兴奋为主的症状：潜伏期短，多在 10 min ～ 2 h 之间出现症状，除呕吐、腹泻等一般消化道症状外，还有流涎、大汗、面色苍白、流泪、瞳孔缩小、对光反射消失、心率减慢、血压下降，严重时可见呼吸困难、急性肺水肿等，有时出现谵妄、幻觉等症状。可因呼吸衰竭或循环衰竭而死亡。

（2）以精神症状为主：潜伏期 1 h 左右，可出现幻视、幻听、幻觉、唱歌、跳舞、忧虑、焦躁或狂笑、行动不稳、谵语、精神错乱、意识障碍、昏迷，亦可伴有瞳孔散大、心跳过速、血压升高、体温上升等交感神经兴奋症状。此外，误食牛肝菌属中的某些毒蕈中毒时，除胃肠炎症状及精神异常外，还有特有的小人国幻觉（矮小幻视）。

3. 溶血症状

潜伏期比较长，症状多出现在 6 ~ 12 h，黄疸发生在胃肠炎症状之后，同时可见血红蛋白尿、急性贫血、肝脾大等，并可引起急性肾脏损害，严重时可发生死亡。

4. 多种脏器损害症状

出现多脏器损伤症状。潜伏期为 10 ~ 24 h，也有长达数天者。有少数病例呈暴发型经过，潜伏期后 1 ~ 2 天突然死亡，可能为中毒性心肌炎或中毒性脑炎等所致。

（三）典型症状

大多数患者在不同时期可见以下典型症状。

1. 潜伏期

食后 15 ~ 30 h，一般无任何症状。

2. 肠胃炎期

可有吐泻，但多不严重，常在一天内自愈。

3. 假愈期

此时患者多无症状，或仅感轻微乏力、不思饮食等。此时肝脏损害已经开始。轻度中毒患者肝损害不严重，可由此进入恢复期。

4. 内脏损害期

此期内肝、脑、心、肾等器官可有损害，但以肝脏的损害最为严重。可有黄疸、转氨酶升高、肝大、出血倾向等表现。死亡病例的肝脏多显著缩小，切面呈槟榔状，肝细胞大片坏死，肝细胞素支架塌陷，肝小叶结构破坏，肝窦扩张，星状细胞增生或有肝细胞脂肪变性等。少数病例有心律失常、少尿、蛋白尿、血尿及管型尿、尿闭等表现，血中肌酐、尿素氮迅速升高。

5. 精神症状期

部分患者呈烦躁不安或淡漠嗜睡，甚至昏迷惊厥。可因休克或消化道大出血，或中毒性心肌炎、中毒性脑病、呼吸循环中枢抑制或肾衰竭、肝昏迷等多种原因而死亡。

6. 恢复期

经过积极治疗的病例一般在 2 ~ 3 周后进入恢复期，各项症状体征渐次消失而痊愈。该类毒蕈中毒病程长且重，死亡率高达 90%。类植物日光性皮炎症状，当误食胶陀螺（猪嘴蘑）中毒时，在身体暴露部位，如颜面等出现明显肿胀、疼痛，特别是嘴唇肿胀外翻，形如猪唇。另外还可有指尖疼痛、指甲根部出血等。

二、临床诊断

毒蕈中毒的临床表现虽各不相同，但起病时多有吐泻症状，如不注意询问食蕈史，常易被误诊为肠胃炎、菌痢或一般食物中毒等。故当遇到此类症状之患者时，尤其在夏秋季节呈一户或数户同时发病时，应考虑到毒蕈中毒的可能性。如有食用野蕈史，则对诊断有很大意义。临床特点为消化道症状、神经精神症状和多脏器损伤等。

对食余的毒蕈进行形态学鉴定，有条件的进行含毒成分检验或动物毒性实验。取食后残余毒蕈喂动物观察，或作毒物鉴定。也可从胃内容或残余毒蕈中提取易溶于水的毒蕈碱，注入青蛙体内观察，如有毒蕈碱，可见蛙心处于舒张状态，如再注入阿托品，则此作用可被抑制，但如所食毒蕈不含毒蕈碱（如白帽蕈），则此试验即无诊断价值。

三、处理措施

（一）催吐，洗胃

以手指或鸡毛探咽部引起呕吐，亦可口服吐根糖浆 15 ～ 30 mL。洗胃可用 0.05% 高锰酸钾溶液，0.05% 活性炭悬浮液或浓茶水，或将 2% 碘酒 20 滴加入 200 mL 水中口服以沉淀毒蝇碱后，再进行洗胃。吐泻剧烈者可不必洗胃，应给大量活性炭吸附毒素，活性炭剂量 1 ～ 2 g/kg。并从胃管注入或口服硫酸镁 30 g 导泻，或温肥皂水高位灌肠以排除肠内毒物。

（二）根据中毒毒蕈种类给予相应治疗

（1）含毒蕈碱的毒蕈中毒有副交感神经兴奋症状，可给阿托品皮下或静脉注射，每次 0.5 ～ 1.0 mg，15 min1 次，直至瞳孔扩大、对光反射迟钝、心率增加到 90 次 /min 以上，即出现轻度阿托品中毒症状时方可停药，严重者可反复给药。阿托品尚可用于缓解腹痛、吐泻等胃肠道症状，对中毒性心肌炎所致的房室传导阻滞亦有作用。如伴有交感神经症状者，阿托品则应慎用。

（2）巯基类络合剂对肝损害型毒蕈中毒有一定疗效，适用于白毒伞、毒伞、鳞柄白毒伞、褐鳞小伞等肝损害型毒蕈中毒。对处于假愈期的患者，也应早期使用此类药物。其作用机制可能是此类药可与肝毒素结合，阻断毒素分子中的硫醚键，使毒素活力减弱，从而保护了巯基酶的活性，并恢复部分已与毒素结合的含巯基酶的活性。一般选用 5% 二巯丙磺钠 5 mL 作肌内注射（成人），或用 10% 葡萄糖溶液 20 mL 稀释后静脉注射，每天 2 次，连用 5 ～ 7 天。也可用二巯丁二钠，成人首剂用 1 ～ 2 g，以注射用水 10 ～ 20 mL 稀释后静脉注射，其后每小时注射 1g，共 4 ～ 5 次。肝损害型毒蕈中毒，尚可用细胞色素 C（用前先做皮试）300 mg/d，可降低毒素与蛋白质结合，加速毒素的清除。肝损害型中毒病情严重者，均宜早期防治 DIC。

（3）紫芝对白毒伞中毒所致中枢神经系统的损害和急性。肾衰竭的治疗有效。可取紫芝干品 30 g 磨粉，加水煎 2 次，浓缩至 100 mL，每天 3 次口服，每次 50 mL。昏迷者鼻饲给药。WHO 曾推荐用水飞蓟宾治疗本类型毒蕈中毒，用法每次 2 片（每片 35 mg），每天 3 次。肝脏衰竭时按内科常规治疗，可试用血液灌流。

（4）溶血型毒蕈中毒及其他重症中毒病例，特别是有中毒性心肌炎、中毒性脑炎、严重的肝损害及有出血倾向的病例皆可应用肾上腺皮质激素，有溶血表现者除可给肾上腺皮质激素外并应碱化尿液，注意保护肾脏功能，必要时换血、输血。

（5）有类植物日光性皮炎者，可口服氯苯那敏（扑尔敏）、苯海拉明等抗过敏药物。严重者可静脉滴注氢化可的松（100 ～ 200 mg 加入 5% ～ 10% 葡萄糖液 500 ～ 1 000 mL 中）。

（三）其他对症治疗

（1）各型毒蕈中毒的胃肠炎期应积极输液，纠正脱水、酸中毒及电解质紊乱。

（2）有肝损害者给予保肝治疗，可用水飞蓟宾（每片 38.5 mg）或水飞蓟宾葡甲胺盐片（每片 50 mg）口服，每次 2 片，每天 3 次。

（3）神经型症状严重者，早期防治中毒性脑水肿，及时用解痉药物控制抽搐，并防治呼吸衰竭。有精神症状或有惊厥者予镇静或抗惊厥治疗，并可试用脱水剂。

（4）昏迷患者应加用抗生素，防治感染。

（5）迟发型毒蕈中毒的患者，常于吐泻症状缓解后出现一段假愈期，其后出现多种脏器的损害（主要是肝、脑、肾损害），所以对该类患者应给予相应处理，对同时进食而尚未发病者，也应视为患者来对待，及时给予治疗。

（6）出血严重者应及时输新鲜血。

（7）急性肾衰竭可行血液净化处理。

毒蕈中毒目前尚缺乏理想的特效疗法，故应针对不同毒蕈中毒引起的不同临床类型，分别采取相应的急救治疗措施，并早期防治并发症。

第九章

常见重症疾病护理

第一节 儿科及新生儿常见重症疾病护理

一、小儿重症肺炎的护理

肺炎是儿童的常见病和多发病，是引起儿童死亡的首要原因。小儿重症肺炎是指除有肺炎常见的呼吸道症状外，同时累及其他系统而出现相应的临床表现。除呼吸系统严重受累外，其他系统也受累，全身中毒症状明显。目前认为肺炎患儿出现严重的通换气功能障碍或全身炎症反应时，即可诊断为重症肺炎。

1. 临床表现 多数患儿起病急骤，有发热、咳嗽、呼吸急促、喘憋等症状，小婴儿常伴拒奶、呕吐、腹泻等。

（1）体温 > 38.5℃，全身中毒症状重，或有超高热。

（2）呼吸极度困难，呼吸频率增快超过 40 次 / 分，可出现点头呼吸、三凹征、口唇、指甲青紫。两肺可闻及中、细湿啰音。若有病灶融合扩大，可闻及管状呼吸音，叩诊可呈浊音。胸部 X 线示片状阴影。

（3）合并心衰时患儿脸色苍白或发绀，烦躁不安，呼吸困难加重，呼吸频率超过 60 次 / 分，有水肿、心音低钝、心率突然增快可达 160 ~ 180 次 / 分（除外体温因素）或出现奔马律及肝脏短时间内迅速增大。

2. 治疗

（1）抗生素的选择原则：①抗生素应尽早使用；②基于局部情况和药物血流动力学的足够剂量及个体化用药；③选择具有良好肺穿透性的抗生素；④降阶梯治疗，即最初采用广谱抗生素经验性重拳出击治疗，随后根据病原学检查结果及临床反应适时地改为相对窄谱、针对性强的抗生素，可改善患者预后，减少细菌耐药，避免广谱抗生素治疗的不良反应或并发症，并减低费用。

（2）重症肺炎抗生素治疗途径选择：重症肺炎易导致全身炎症反应综合征（SIRS），因而 WHO 对重症肺炎治疗原则包括早期住院治疗，早期静脉使用抗生素。抗生素静脉给药或采用抗生素序贯治疗。

（3）激素的应用：对于重症肺炎，临床上对激素的使用尚有争议。一方面，一部分专家认为重症肺炎由于 CRP、TNF 等炎症递质的大量释放，引起全身炎症反应，出现各个组织器官并发症，而糖皮质激素可减轻炎症反应。另一方面认为，激素作为重症肺炎的基础用药并不值得推荐，在有效的抗感染治疗的情况下，使用激素是安全的，但是加用激素并不能提高疗效。

（4）其他辅助治疗：锌的使用国际上尚有争议。因而，锌对重症肺炎的辅助治疗效果有待进一步研究。

3. 急救措施

（1）及时给予降温处理：监测患儿的体温、热型及伴随症状，如体温在 38.5℃以上，可应用物理降温或药物降温方法，降低大脑耗氧量。评估患儿有无脱水症状，保证摄入足够的液体量。

（2）呼吸极度困难者准备好机械通气物品。

（3）密切观察病情变化，及时发现问题、及时处理。①观察瞳孔及呼吸变化：保持呼吸道通畅，必要时吸氧，如发现呼吸节律不规则、两侧瞳孔不等大、对光反射迟钝，多提示有脑疝及呼吸衰竭发生；②观察意识变化：如患儿出现烦躁不安、意识障碍，应警惕是否存在脑水肿。

4. 观察要点

（1）呼吸功能监护：血氧饱和度、动脉血气分析测量，保持呼吸道通畅，及时清除呼吸道分泌物，必要时做气管插管或气管切开。

（2）循环功能监护：观察心率、血压、中心静脉压情况，若患儿面色苍白或灰暗、脉搏过速、肢体发凉、皮肤有花斑、血压下降，为循环衰竭的表现，通知医师及时处理。

（3）神经系统监护：密切观察患儿的意识及瞳孔情况，若出现意识障碍、嗜睡、烦躁、激惹、惊厥、昏迷等变化，说明病情加重，密切观察是否有颅内压增高现象，如出现剧烈头痛、喷射性呕吐、小婴儿前囟饱满、颅骨缝裂开等，应通知医师及时应用脱水药，药物在 15 ～ 30 分钟内推入或滴入。密切观察有无脑疝的发生，若出现瞳孔不等大、不等圆或忽大忽小、对光反射减弱或消失、呼吸不规则等，应立即通知医师，积极做好抢救准备。

（4）消化系统：监护腹胀、腹泻及应激性溃疡。

（5）泌尿系统：监测尿量变化，严密记录出入量。

5. 护理要点

（1）心理护理：做好年长儿的心理护理，增强患儿战胜疾病的信心。

（2）安全防护：惊厥时防坠床发生，防舌咬伤。病情较重者，对抽搐、躁动、昏迷患儿，应用床挡，防止坠床。

（3）体位：肢体瘫痪患儿应保持功能位置，给予被动运动和按摩，以促进肢体恢复。肢体瘫痪或昏迷者，根据病情每 1 ～ 2 小时翻身按摩一次。保持床铺干燥、清洁，预防压疮的发生。

（4）饮食：根据病情给予高营养饮食，昏迷及吞咽困难者，应鼻饲高热量流质饮食。

（5）加强口腔护理：高热、昏迷、鼻饲或口腔感染的患儿，每日进行 2 ～ 4 次口腔护理。

二、小儿急性颅内高压综合征的护理

急性颅内压增高是儿科常见危重急症之一，是由多种颅内、颅外疾病所引起的以头痛、呕吐和视盘水肿为主要表现的综合征。其病因及病理生理机制复杂，病情严重时可发生脑疝而危及生命。婴幼儿头痛的特点是因不能自诉，常表现为躁动不安、手打头；新生儿及小婴儿症状不典型，可表现为哭闹、尖叫、前囟部位膨隆等。呕吐多与头痛同时发生，常为喷射性反复发生。出现呼吸障碍，轻者表现为呼吸节律和幅度发生紊乱，呼吸不规则，每次呼吸的深浅度不等，频率欠均匀。严重时出现呼吸衰竭，患者表现为周期性呼吸、双吸气、抽泣样呼吸等，同时继发脑疝。若抢救不及时，很快会导致死亡。

1. 急救措施　急性颅内压增高出现脑疝时，立即采取紧急脱水降低颅压措施。

（1）脱水剂：① 20% 甘露醇是临床常用的脱水剂；② 10% 甘油溶液。

（2）利尿剂：为辅助治疗措施，呋塞米每次 1 ～ 2 mg/kg，每日 2 ～ 4 次。

（3）糖皮质激素：具有非特异性抗炎、抗病毒、抗氧化，减轻脑水肿等作用。

2. 护理要点

（1）病情观察：监测生命体征变化，若患儿出现意识障碍、囟门、瞳孔改变、躁动不安、频繁呕吐、四肢肌张力增高等惊厥先兆，提示有脑水肿、颅内压升高的可能。应注意脑疝及呼吸衰竭的存在。必须经常巡视、密切观察、详细记录，以便及早发现，给予紧急处理。

（2）卧床休息：床头抬高 15° ～ 30° （脑疝时平卧），利于颅内静脉回流。尽量避免猛力转头、翻身、挤压腹部及肝脏，保持呼吸道通畅。

（3）做好并发症的观察与处理：如患儿在治疗中发热不退或退而复升，前囟饱满、颅缝裂开、呕吐不止、频繁惊厥，应考虑有并发症存在。

（4）了解各种用药的使用要求及不良反应：如静脉用药的配伍禁忌；静脉输液速度不宜太快，以免加重脑水肿；保护好血管，保证静脉输液通畅；记录 24 小时出入量。

（5）做好基础护理：加强口腔护理，呕吐后帮助患儿漱口，保持口腔清洁，及时清除呕吐物，减少不良刺激；做好皮肤护理，及时清除大小便，保持臀部干燥，预防压疮的发生；注意患儿安全，躁动不安或惊厥时防坠床及舌咬伤。

（6）饮食护理：保证足够热量摄入，按患儿热量需要制订饮食计划，给予高热量、清淡、易消化的流质或半流质饮食。少量多餐，防呕吐发生。

三、小儿哮喘持续状态的护理

哮喘是指气道反应性增高及可逆性气道狭窄所致的喘息、呼吸困难和咳嗽症状的间断性发作。哮喘持续状态为哮喘发作时出现严重呼吸困难，合理应用拟交感神经药物和茶碱类药物仍不见缓解，病情进行性加重。哮喘持续状态的三个基本特点：①持续发作 6 ~ 24 小时；②连续 3 次应用支气管扩张药物无效；③出现呼吸困难、发绀。

1. 急救措施　若患儿出现因喘息而说话困难、语音不连贯、大汗，呼吸为 25 ~ 30 次 / 分，发绀、大汗淋漓、心率增快 > 140 次 / 分、血压下降、呼吸音减弱等表现，立即报告医师，同时做好急救。给氧，准备呼吸机辅助呼吸；遵医嘱吸入 β_2 受体激动剂，常用的药物为沙丁胺醇；应用糖皮质激素、氨茶碱、β 受体激动剂、强心剂、镇静剂、抗生素等药物进行急救处理。

2. 护理要点

（1）缓解呼吸困难：①遵医嘱给予支气管扩张剂和肾上腺皮质激素，并评价其效果和不良反应；②置患儿于坐位或半卧位，以利于呼吸；给予鼻导管和面罩吸氧，氧浓度以 40% 为宜，定时进行血气分析，及时调整氧流量；③监测生命体征，注意呼吸困难的表现及病情变化，若出现意识障碍、呼吸衰竭等及时给予机械通气。

（2）保持气道通畅：①保持病房空气清新，温湿度适宜；②给予雾化吸入，以促进分泌物的排出，对痰液多而无力咳出者，及时吸痰。

（3）做好心理护理：①保持病室安静，以保证患儿的休息，必要时遵医嘱给予镇静剂；②哮喘发作时，守护并安抚患儿。

四、小儿重型病毒性脑炎的护理

病毒性脑炎和病毒性脑膜炎均为中枢神经系统急性炎症。由于病原体致病性能和宿主反应过程的差异，形成不同类型疾病。若炎症过程主要在脑膜，临床重点表现为病毒性脑膜炎。主要累及大脑实质时，则以病毒性脑炎为临床特征。当病毒进入人体后，首先进入血液，引起病毒血症，随后可侵入全身器官或中枢神经系统，亦可由病毒直接侵犯中枢神经系统。发生病毒脑炎时，常引起神经细胞的炎症、水肿、坏死等改变，出现一系列临床表现。当炎症波及脑膜时，则称为病毒性脑膜脑炎。本病的病程多具有自限性，病情重时累及全身多个器官。

1. 临床表现

（1）感染症状：如发热，体温持续 > 38.5℃等。

（2）局限性或弥漫性脑症状：可呈意识障碍、精神异常、抽搐、偏瘫等。

（3）颅内高压和脑膜刺激征：可表现为头痛、恶心呕吐、颈项强直等。

（4）中枢神经系统以外的原发部位体征，如疱疹等。

（5）呼吸衰竭：呼吸困难，呼吸浅快，血氧饱和度低。动脉血气分析静息状态下在海平面呼吸空气条件下，PaO_2 > 60 mmHg 和（或）SaO_2 > 90%，提示呼吸衰竭。如 PaO_2 > 50 mmHg、$PaCO_2$ > 70 mmHg、pH > 7.30，提示病情危重。

2. 辅助检查

（1）脑脊液检查：可见淋巴细胞增多，达（100 ~ 1 000）× 10^6/L，早期以多形核细胞为主，8 ~ 48

小时后以淋巴细胞为主。脑脊液糖与氯化物多为正常，乳酸含量均低于 300 mg/L。

（2）病毒分离和组织学培养是诊断本病唯一可靠的方法，但技术上的限制和耗时过长使临床难以广泛应用。聚合酶链反应（PCR）检查脑脊液病毒具有稳定的高敏感性及特异性。

（3）诊断方法

①脑电图：以弥漫性或局限性异常慢波背景活动为特征，少数伴有棘波、棘慢综合波。慢波背景活动智能提示常脑功能，不能证实病毒感染性质，某些患者脑电图也可正常。

②脑脊液检查：外观清亮、压力正常或增加，白细胞数正常或轻度增多，分类计数以淋巴细胞为主，蛋白质大多正常或轻度增高，糖含量正常。涂片和培养无细菌发现。

③病毒学检查：部分患儿脑脊液病毒培养及特异性抗体测试阳性。恢复期血清特异性抗体滴度高于急性期 4 倍以上有诊断价值。

3. 急救措施

（1）及时给予降温处理：监测患儿的体温、热型及伴随症状，如体温在 38.5℃以上，可应用物理降温或药物降温方法，降低大脑耗氧量。评估患儿有无脱水症状，保证摄入足够的液体量。

（2）密切观察病情变化，及时发现问题、及时处理。

①观察瞳孔及呼吸变化：保持呼吸道通畅，必要时吸氧，如发现呼吸节律不规则、两侧瞳孔不等大、对光反射迟钝，多提示有脑疝及呼吸衰竭发生。

②观察意识变化：如患儿出现烦躁不安、意识障碍，应警惕存在脑水肿。

4. 观察要点

（1）呼吸功能监护：血氧饱和度，动脉血气分析监测，保持呼吸道通畅，及时清除呼吸道分泌物，必要时做气管插管或气管切开。

（2）循环功能监护：监测心率、血压、中心静脉压情况，若患儿面色苍白或灰暗、脉搏过速、肢体发凉、皮肤有花斑、血压下降，为循环衰竭的表现，通知医师及时处理。

（3）神经系统监护：密切观察意识、瞳孔、精神状态，若出现意识障碍、嗜睡、烦躁、激惹、惊厥、昏迷等变化，说明病情加重。密切观察颅内压增高现象，如出现剧烈头痛、喷射性呕吐、小婴儿前囟饱满、颅骨缝裂开等，应通知医师及时应用脱水药，在 15 ~ 30 分钟内推入或滴入。密切观察脑疝发生，出现瞳孔不等大、不等圆或忽大忽小、对光反射减弱或消失、呼吸不规则等，应立即通知医师，积极做好抢救准备。

（4）消化系统监护：腹胀、应激性溃疡。

（5）泌尿系统监护：尿量变化。

（6）并发症的观察：如患儿在治疗中发热不退或退而复升，前囟饱满、颅缝裂开、呕吐不止、频繁惊厥，应考虑有并发症存在。可做颅骨透照、头颅 CT 扫描检查等，以及早确诊并及时处理。

5. 护理要点

（1）心理护理：做好年长儿的心理护理，增强患儿战胜疾病的信心。

（2）安全防护：惊厥时防坠床发生，防舌咬伤。病情较重者，对抽搐、躁动、昏迷患儿，应用床挡，防止坠床。

（3）体位：肢体瘫痪患儿应保持功能位置，给予被动运动和按摩，以促进肢体恢复。肢体瘫痪或昏迷者，根据病情每 2 小时翻身按摩一次。保持床铺干燥、清洁，预防压疮的发生。

（4）饮食：根据病情给予高营养饮食，昏迷及吞咽困难者，应鼻饲高热量流质饮食。

（5）加强口腔护理：高热、昏迷、鼻饲或口腔感染的患儿，每日进行 2 ~ 4 次口腔护理。

（6）药物治疗的护理：了解各种药物的使用要求及副作用。静脉输液速度不宜太快，以免加重脑水肿。保护好静脉血管，保持静脉输液通畅，记录 24 小时出入液量。

五、小儿重症腹泻的护理

腹泻是由多病原、多因素引起的疾病，是造成小儿营养不良、生长发育障碍及死亡的重要原因之一。根据发病因素分为感染性及非感染性；根据病程分为急性、迁延性及慢性；根据病情可分为轻型、中型及重型。临床以腹泻、水及电解质紊乱、酸中毒、低钾血症为主要表现。

1. 急救措施　重症脱水患儿静脉补液原则按照先盐后糖、先晶体后胶体、先快后慢，补钾浓度应小于0.3%，每日补钾总量静脉滴注时间应为6 ~ 8小时，严禁直接静脉推注。

2. 护理要点

（1）严格消毒隔离，防止感染传播：按传染病护理要求做好床边隔离，护理患儿前后要认真洗手，防止交叉感染。

（2）根据病情，补充液体。

①口服补液：用于轻、中度脱水及无呕吐或呕吐不剧烈且能口服的患儿，鼓励患儿少量多次口服ORS补液盐。

②静脉补液：建立静脉通路，保证液体按计划输入，特别是重症脱水者，必须尽快在30分钟内补足血容量。每小时记录一次输液量，必须根据病情调整输液速度，了解补液后第一次排尿时间，以估计疗效。

③正确记录24小时液体出入量。

（3）监测体温变化：体温过高时应给予患儿多喝水、头枕冰袋等物理措施，做好口腔及皮肤护理。

（4）观察脱水程度：重症脱水指征表现为精神极度萎靡、表情淡漠、昏睡或昏迷。皮肤发灰或花纹、干燥、弹性极差。眼窝及前囟深凹，眼不能闭合，两眼凝视，哭时无泪，口唇黏膜极干燥，因血容量明显不足可出现休克症状，如心音低钝、脉搏细数、血压下降、四肢厥冷、尿少或无尿，应严密观察，同时要动态观察，经过补充液体后脱水症状是否得到改善。

（5）观察大便的变化：重症腹泻患者常以腹泻次数增多开始，每日可达数十次，水样便呈黄绿色、蛋花汤样，有时可有黏液便或脓血便。食欲减退，常伴呕吐。观察记录大便次数、颜色、性状、量，做好动态比较，为输液方案和治疗提供可靠依据。

（6）调整饮食：腹泻患儿存在消化功能紊乱的情况，根据患儿病情，合理安排饮食，达到减轻胃肠道负担、恢复消化道功能的目的。一般在补充累积损失阶段可暂禁食4 ~ 6小时（母乳喂养者除外），腹泻次数减少后，给予流质或半流质饮食，如粥、面条等，少量多餐，随着病情稳定和好转，逐步过渡到正常饮食。

（7）臀部护理：选用柔软布类尿布，勤更换，每次便后用温水清洗臀部并擦干皮肤，局部皮肤发红处涂以5%鞣酸软膏或40%氧化锌油并按摩片刻，促进局部血液循环。避免使用不透气塑料布或橡皮布，防止尿布皮炎发生。

六、小儿心力衰竭的护理

心力衰竭是指心脏泵血功能下降，心排血量绝对或相对不足，不能满足全身组织需要的病理状态。

1. 临床表现

（1）小儿各年龄均可发病，1岁以内发病率最高。年长儿心衰的症状与成人相似，主要表现为乏力、劳累后气促、食欲减低、腹痛和尿少、水肿。

（2）气促为左心功能不全的主要表现，重症者表现为咳大量粉红色泡沫痰、呼吸极度困难、发绀、皮肤湿冷、极度烦躁等。

（3）肝大及水肿、肝颈静脉反流征阳性为右心功能不全的主要表现，体检发现患儿面色苍白，颈静脉曲张，心脏扩大，端坐呼吸，肺底部闻及湿啰音。

（4）婴幼儿心衰不同于成人，临床上常表现为呼吸浅快，频率达到50 ~ 100次/分，面色苍白、鼻翼三角区发绀，可见吸气三凹征；喂养困难、哺乳停顿、烦躁多汗、哭声低弱等；心率增快达150 ~ 200次/分，多能听到奔马律，肝脏增大达肋下3 cm以上。

2. 急救措施　出现急性肺水肿，如咳粉红色泡沫痰，可在湿化瓶内加入30% ~ 50%酒精，以使肺泡表面张力降低而破裂，增加气体与肺泡壁的接触，改善气体交换。

3. 护理要点

（1）减轻心脏负担。

①休息：卧床休息，尽量避免患儿烦躁、哭闹及不良刺激，必要时可适当应用镇静剂。

②限制水、钠摄入：低盐饮食，每日 0.5 ~ 1 g 食盐，日液体量宜控制在 60 ~ 80 mL /kg，输入速度宜慢，以每小时 > 5 mL /kg 为宜。

③体位：患儿取半卧位，青紫型先心病患儿取膝胸卧位，以减少回心血量。

④衣着要宽松，被子要松软，以利呼吸。

⑤婴儿喂奶要少量多次，奶嘴孔宜稍大，但注意防呛咳。

（2）观察病情变化。

①心电监护：定时测量呼吸、血压、脉搏，注意心率、心律的变化，监测电解质，详细记录出入量，病情变化时及时报告医师。

②呼吸困难、发绀、低氧血症者给予吸氧。

（3）应用洋地黄类药物的护理。

①当婴儿心率 > 100 次 / 分、幼儿 > 80 次 / 分、学龄儿 > 60 次 / 分时应立即报告医师，及时停药，观察药物毒性反应。

②钙剂与洋地黄制剂有协同作用，应避免同时使用。

七、小儿急性肾衰竭的护理

小儿急性肾衰竭是肾脏本身或肾外原因引起肾脏泌尿功能急剧降低，以致机体内环境出现严重紊乱的临床综合征。主要表现为少尿（每日尿量 100 ~ 400 mL）或无尿、氮质血症、高钾血症和代谢性酸中毒。

根据小儿发病原因的不同和各自的病理生理特点，病因可分为肾前性如失血、休克、严重失水、电解质平衡紊乱、急性循环衰竭等；肾性如急性肾小球肾炎、急性肾小管坏死、大面积挤压伤等；肾后性如完全性尿路梗阻等。其中以急性肾小管坏死最为常见，也最具特征性，而且肾前性衰竭持续发展也会转化为急性肾小管坏死。

1. 急救措施

（1）少尿期需严格执行静脉输液计划，输液过程中严密观察有无输液过多、过快引起肺水肿症状，并观察其他不良反应。

（2）避免食用含钾高的食物及输注含钾液体及药物。血钾达 7 mmol/L 时应紧急处理。

① 10% 葡萄糖酸钙 0.5 mL /kg，稀释后于 10 分钟缓慢静脉注射。

② 25% 碳酸氢钠 5 mL /kg，稀释成 1.4% 静脉注射。

③ 20% 葡萄糖 2 mL /kg，每 5 g 糖加胰岛素 1 U，于 1 小时内静脉滴注。

④上述方法无效时行透析治疗。

2. 护理要点

（1）密切观察病情的变化：注意体温、呼吸、脉搏、心率、心律、血压等变化。急性肾衰竭常以心力衰竭、心律失常、感染、惊厥为主要死亡原因，应及时发现其早期表现，并随时与医师联系。记录每小时及 24 小时尿量，在排除肾前与肾后性致尿少因素后，每小时及 24 小时尿量仍明显低于正常，要考虑肾功能损害的存在，少尿期持续时间愈长，预后愈差。当 24 小时尿量增至 400 mL 以上，即为多尿期的开始。

（2）保证患儿卧床休息：视病情而定，一般少尿期、多尿期均应卧床休息，恢复期逐渐增加活动。血、尿常规测定每日晨起 1 次，临床可见尿颜色及比重改变，应严密观察，并分析其改变原因。

（3）观察贫血及出血倾向：如发现口鼻黏膜和皮肤出现瘀斑，应警惕 DIC 的发生。

（4）营养护理：少尿期应限制水、盐、钾、磷和蛋白质入量，供给足够的热量，以减少组织蛋白的分解。不能进食者从静脉中补充葡萄糖、氨基酸、脂肪乳等。透析治疗时患儿丢失大量蛋白，所以不需限制蛋白质入量，长期透析时可输血浆、水解蛋白、氨基酸等。

（5）准确记录出入液量：口服和静脉进入的液量要逐项记录，尿量和异常丢失量，如呕吐物、胃肠引流液、腹泻时粪便内水分等都需要准确测量，每日定时测体重以检查有无水肿加重。每 24 小时计算出入液体，保持水、电解质平衡，以便及时纠正其紊乱。

（6）控制输液量：严格掌握静脉输液量及滴速。

（7）预防感染：严格执行无菌操作，加强皮肤护理及口腔护理，定时翻身、拍背。病室每日紫外线消毒。

（8）做好心理护理：应做好家长及患儿心理护理，稳定情绪，解释病情及治疗方案，以取得合作。

八、小儿惊厥及惊厥持续状态的护理

惊厥是多种原因引起的大脑运动神经元突然大量的异常放电，使大脑神经元暂时性功能紊乱的一种表现。惊厥持续状态是指惊厥持续 30 分钟以上或频繁发作而发作间歇意识不恢复者。

1. 临床表现　惊厥发作时全身或局部肌群突然发生阵挛、松弛交替或强直性抽搐。根据其发作持续时间、间歇时间、部位不同可分为全身性抽搐和局限性抽搐。

（1）全身抽搐：可为强直 – 阵挛发作，患儿表现为突然意识丧失，肌肉剧烈强直收缩，全身肌张力增高、四肢伸直、头后仰甚至角弓反张，伴有全身抽搐时，多伴有呼吸暂停和青紫，持续 1 ～ 2 分钟转入阵挛期，肢体有节律抽动，数分钟后逐渐减慢至停止或表现为躯干四肢对称性抽动，双眼球上斜固定。局部抽搐时以面部（特别是眼睑、口唇）和拇指抽搐为主，双眼球常有凝视、发直或上翻，瞳孔扩大，不同程度的意识丧失。

（2）局限性抽搐：表现为一侧眼轮匝肌、面肌、口轮匝肌抽动，或一侧肢体，或趾、指抽动。局部以面部（特别是眼睑、口唇）和拇指抽搐为突出，双眼球常有凝视、发直或上翻，瞳孔扩大，同时有不同程度的意识障碍。

（3）其他：由于咽喉肌的抽搐，而致口吐白沫，喉部痰鸣，甚至窒息；腹肌抽搐可致大、小便失禁；严重抽搐可致舌咬伤、肌肉关节损害、跌倒外伤。惊厥发作每次持续数秒至数分钟不等，大多在 5 ～ 10 分钟以内。多数患儿伴有意识障碍，也有意识正常者，患儿发作后肌肉软弱无力、嗜睡，醒后乏力。

2. 急救措施　临床上遇到患儿发生惊厥，在呼叫医师的同时，必须镇静自如，争分夺秒，迅速、果断，有条不紊地进行急救，并做好家属的工作，稳定家属的情绪。

（1）体位：惊厥发作时患儿有憋气、呼吸暂停，应让患儿平卧或半卧位，头偏向一侧，以免口腔分泌物或呕吐物流入气管内而引起窒息。及时吸出口鼻咽部分泌物或痰液，颈部和背部塞上小毛巾使颈部处于伸展位或将患儿下颌托起，防止意识丧失过程中的舌后坠。用消毒纱布 1 ～ 2 块包裹好压舌板，置于口腔一侧上、下磨牙之间，以防舌咬伤，但在牙关紧闭时切勿强行撬开。

（2）吸氧：惊厥引起严重通气不良和呼吸暂停，导致低氧血症，立即给予氧气吸入，以提高血氧分压，防止组织缺氧与脑损伤，减少惊厥后的脑损伤。

（3）建立静脉通路：及时应用镇静止痉药物；根据不同病因对症处理如低钙、低镁、低血糖、维生素 B_6 缺乏症等原因引起的惊厥，分别补充钙剂、镁剂、葡萄糖、维生素 B_6 等。

（4）镇静止痉：指压人中或针刺百会、合谷、内关等其中 1 ～ 2 个穴位，予强刺激。同时，遵医嘱立即给予快速、足量、有效的镇静、抗惊厥药物。

（5）防止外伤：患儿惊厥时，应由专人护理。随时拉好床栏，患儿发作时护理人员应轻微握持患儿肢体，避免关节损伤和摔倒等意外；为防止坠床，四肢可用约束带加以约束；为防止头部碰撞到床头，可将枕头或海绵垫放置床头以保护患儿头顶部。

（6）保暖：为患儿松解衣领裤带，减少被服对身体的压迫，以免影响呼吸，但需注意保暖的护理。

（7）用物准备：对惊厥持续不止者，要准备好气管插管用物以备抢救。

（8）记录：详细记录惊厥发作的过程、临床表现、病情变化及处理。

3. 护理要点

（1）观察病情。

①惊厥发作时观察：惊厥发作时有憋气、发绀、大量出汗、体温上升、大小便失禁等。发作持续数秒至数分钟停止，然后进入昏睡状态。轻症惊厥仅表现为眼球上翻、四肢有抽动。观察患儿惊厥是否为突发的，有无前驱症状，婴幼儿在惊厥发作前有无情绪不良、行为变化等，学龄儿在发作前有无腹部不适、眩晕、头痛、心悸、恶心、视觉、听觉等异常；发作时有无意识障碍和伴随症状，特别是生命体征和一般情况。

②高热惊厥的观察：高热惊厥是婴儿时期最常见的热性惊厥，惊厥大多发生于急骤高热（患儿体温常高达 39 ~ 40℃）开始后 12 小时内，一般发作时间短暂，仅数秒钟至数分钟，较长者可达 10 ~ 30 分钟，偶可呈持续状态。既往有高热惊厥史的患儿需严密观察体温变化，迅速、及时做好降温准备，警惕高热惊厥的发生。

③抗惊厥的药物观察：应用抗惊厥的药物和脱水剂等对症处理后，注意观察药物疗效、用药反应及药物不良反应，并记录药名、时间、用法等。惊厥停止后，一般情况下可使用各种镇静剂。

④记录病情变化：详细记录病情变化，如惊厥发作的次数、部位、持续时间、有无呼吸停止、面色改变、大小便失禁等情况。

（2）避免诱发因素：避免诱发惊厥的各种因素，以免惊厥再次发作。保持室内安静，保证患儿足够的睡眠，减少刺激，高热惊厥者密切观察体温变化。

（3）防止并发症。

①注意患儿口腔、眼睛、皮肤护理。惊厥停止后，可用生理盐水或朵贝氏液（复方硼砂溶液）清洁口腔，随时擦干患儿身上汗水和口腔分泌物，必要时更换内衣和床单。

②保持皮肤清洁干燥，酌情予以翻身，以防坠积性肺炎的发生。体温不升者，注意保暖，防止受凉。

③加强基础护理，做好消毒隔离工作，预防院内感染。

（4）惊厥缓解后护理：对惊厥缓解后的患儿，应随时观察病情变化，测量血压、体温、脉搏和呼吸，观察瞳孔和神志的变化，如有变化，及时通知医师对症处理。

九、小儿重症手足口病的护理

手足口病是由肠道病毒［以柯萨奇 A 组 16 型（CoxA16）、肠道病毒 71 型（EV71）多见］引起的急性传染病，多发生于学龄前儿童，尤以 3 岁以下年龄组发病率最高。患者和隐性感染者均为传染源，主要通过消化道、呼吸道和密切接触等途径传播。主要症状表现为手、足、口腔等部位的斑丘疹、疱疹。患儿出现脑膜炎、脑炎、脑脊髓炎、肺水肿、循环障碍等，致死原因主要为脑干脑炎及神经源性肺水肿。

1. 临床表现

（1）神经系统表现：精神差、嗜睡、易惊、头痛、呕吐、谵妄甚至昏迷；肢体抖动、肌阵挛、眼球震颤、共济失调、眼球运动障碍；无力或急性弛缓性麻痹，惊厥。查体可见脑膜刺激征，腱反射减弱或消失，巴氏征等病理征阳性。

（2）呼吸系统表现：呼吸浅促、呼吸困难或节律改变，口唇发绀、咳嗽，咳白色、粉红色或血性泡沫样痰液，肺部可闻及湿啰音或痰鸣音。

（3）循环系统表现：面色苍白、皮肤花纹、四肢发凉、指（趾）发绀、出冷汗，毛细血管再充盈时间延长。心率增快或减慢，脉搏浅速或减弱甚至消失，血压升高或下降。

2. 急救措施

（1）神经系统受累治疗。

①控制颅内高压：限制入量，积极给予甘露醇降颅压治疗，每次 0.5 ~ 1.0 g/kg，每 4 ~ 8 小时一次，20 ~ 30 分钟快速静脉注射。根据病情调整给药间隔时间及剂量，必要时加用呋塞米。

②酌情应用糖皮质激素治疗，参考剂量甲泼尼龙 1 ~ 2 mg/（kg·d）；氢化可的松 3 ~ 5 mg/（kg·d）；

地塞米松 0.2 ~ 0.5 mg/（kg · d）。病情稳定后，尽早减量或停用。个别病例进展快、病情凶险可考虑加大剂量，如在 2 ~ 3 天内给予甲泼尼龙 10 ~ 20 mg/（kg · d）（单次最大剂量不超过 1 g）或地塞米松 0.5 ~ 1.0 mg/（kg · d）。

③酌情应用静脉注射免疫球蛋白，总量 2 g/kg，分 2 ~ 5 天给予。

④其他对症治疗如降温、镇静、止惊。

⑤严密观察病情变化，密切监护。

（2）呼吸、循环衰竭治疗。

①保持呼吸道通畅，吸氧。

②确保两条静脉通道通畅，监测呼吸、心率、血压和血氧饱和度。

③呼吸功能障碍时，及时气管插管使用正压机械通气，建议呼吸机初调参数。吸入氧浓度 80% ~ 100%，PIP20 ~ 30 cmH_2O，PEEP 4 ~ 8 cmH_2O，f20 ~ 40 次 / 分，潮气量 6 ~ 8 mL /kg。根据血气、X 线胸片结果随时调整呼吸机参数。如有肺水肿、肺出血表现，应增加 PEEP，不宜进行频繁吸痰等降低呼吸道压力的护理操作。

④在维持血压稳定的情况下，限制液体入量（有条件者根据中心静脉压、心功能、有创动脉压监测调整液体入量）。

⑤头肩抬高 15° ~ 30° ，保持中立位。留置胃管、导尿管。

⑥药物应用：根据血压、循环的变化可选用米力农、多巴胺、多巴酚丁胺等药物，酌情应用利尿药物治疗。

⑦保护重要脏器功能，维持内环境的稳定。

⑧监测血糖变化，严重高血糖时可应用胰岛素。

⑨抑制胃酸分泌，可应用胃黏膜保护药及抗酸药等。

⑩继发感染时给予抗生素治疗。

（3）药物治疗。

①早期足量（甘露醇、皮质激素、丙种球蛋白），甘露醇 15 ~ 30 分钟静注或快速滴入，注意有无外渗，有回血不代表无外渗。

②三大法宝，即甘露醇、激素、免疫球蛋白。

③液体疗法：限制液体入量，特别是在 72 小时之内，液体量为生理需要量的 1/2 ~ 2/3，液体张力因人而异。

3. 观察要点

（1）呼吸功能监护：血氧饱和度、动脉血气分析测量，保持呼吸道通畅，及时清除呼吸道分泌物，必要时做气管插管或气管切开。行机械通气时，早期尽量不吸痰。应用高 PEEP 时密闭回路、密闭式吸痰。轻度的过度通气使 PCO_2 保持在 30 ~ 35 mmHg。

（2）循环功能监护：监测心率、血压、中心静脉压情况。呼吸急促、心率增快、出冷汗、四肢厥冷、血压不稳定、高血糖，预示呼吸、循环恶化，神经系统受累严重，病死率高。

（3）神经系统监护：密切观察意识、瞳孔变化，控制颅内高压，镇静及迅速控制惊厥，勿镇静过度（及时评分）。床头抬高 15° ~ 30° ，避免用力压腹、转头、抬腿等动作。避免一切增加颅内压的动作。

（4）消化系统监护：腹胀、应激性溃疡。

（5）泌尿系统监护：监测尿量变化及出入量平衡情况。

4. 护理要点　同前（小儿重症肺炎的护理）。

十、新生儿窒息的护理

新生儿窒息是指胎儿因缺氧发生宫内窘迫或娩出过程中引起的呼吸、循环障碍。

1. 临床表现

（1）胎儿娩出后，面部与全身皮肤青紫色或苍白、口唇暗紫。

（2）呼吸表浅、不规律或无呼吸或仅有喘息样微弱呼吸。

（3）心率 80 ~ 120 次 / 分或 > 80 次 / 分，心跳规律或不规律，且弱。

（4）对外界刺激有反应，肌张力好或对外界刺激无反应，肌张力松弛。

（5）喉反射存在或消失。

2. 急救措施　配合医师按“ABCDE”程序进行复苏。

（1）通畅气道：安置患儿仰卧，肩部垫高 2 ~ 3 cm，使颈部稍后伸至枕正中；立即清除口、鼻、咽、气道分泌物，注意保暖。

（2）建立呼吸：拍打患儿足底刺激呼吸，若无自主呼吸或心率 > 100 次 / 分，立即给予复苏气囊加压给氧。面罩应密闭口鼻，通气频率 30 ~ 40 次 / 分，手指压放的时间比 1 ∶ 1.2，氧气流量≥ 5 L/min。出现以下指征应在 20 s 内完成气管插管和 1 次吸引：①胎粪黏稠，声门下有胎粪颗粒；②重度窒息加压给氧人工呼吸时间较长者；③应用气囊面罩复苏效果不好，心率在 80 ~ 100 次 / 分，不继续增加者；④疑有膈疝者。

（3）恢复循环：心率 > 80 次 / 分，需给予胸外心脏按压，一般采用拇指法：操作者双拇指并排或重叠于患儿胸骨体下 1/3 处，其他手指围绕胸廓托在后背，按压频率 120 次 / 分，按压深度 1 ~ 2 cm，按压有效可摸到大动脉搏动。

（4）药物治疗：立即建立有效的静脉液路，保证药物应用；胸外心脏按压不能恢复正常循环者，可遵医嘱给予静脉 / 气管内滴入 1 ∶ 10 000 肾上腺素；遵医嘱给予扩容、纠酸等对症治疗。

（5）评价：复苏过程中，每操作一步的同时，均要评价患儿的情况，然后再决定下一步的操作。

3. 护理要点

（1）加强监护：患儿取侧卧位，床边备吸引器等急救物品，遵医嘱给予药物治疗。

（2）加强皮肤护理，避免药液外渗。

（3）监测患儿神志、肌张力、体温、呼吸、心率、血氧饱和度、血压、尿量和窒息所致的各系统症状，观察用药反应。

（4）保暖，维持患儿正常体温。

十一、新生儿休克的护理

危重症新生儿具有病情变化快、临床症状不典型、患儿不会表述的特点，护理难度大，对护士专科理论知识、监护技能及职业道德有着极高的要求，NICU 护士应熟练掌握危重患儿监护知识。

1. 临床表现

（1）皮肤颜色苍白或青灰，失去正常新生儿的粉红色。

（2）肢体末梢发凉，上肢达肘部，下肢达膝部。

（3）皮肤毛细血管再充盈时间延长，足跟部 > 5 秒，前臂 > 3 秒。

（4）股动脉搏动减弱，甚至摸不到。

（5）心音低钝，心率 > 160 次 / 分或 > 100 次 / 分。

（6）呼吸增快，安静时 > 40 次 / 分，出现三凹征，有时肺部可听到啰音。

（7）血压下降，收缩压足月儿 > 50 mmHg，早产儿 > 40 mmHg，脉压变小。

（8）反应低下，嗜睡或昏睡，先有激惹后有抑制，肢体肌张力减弱。

（9）周身尤其是四肢出现硬肿。

（10）尿量减少，连续 8 小时尿量 > 1 mL /（kg · h）表示肾小球滤过率降低，肾小管上皮受损，可导致急性肾衰竭及电解质紊乱。

2. 急救措施　一旦发现患儿出现休克表现，立即给予保暖，通知医师进行抢救。

3. 护理要点

（1）监测患儿生命体征、意识等。

（2）监测尿量，尿量 > 1 mL /（kg · h），提示尿少，立即报告医师及时处理。

（3）观察患儿皮肤黏膜有无出血、出汗及皮肤弹性。

（4）应立即给予扩容，用0.9%氯化钠液10 mL/kg给予扩容。

十二、新生儿猝死的护理

新生儿猝死是指健康或者病情稳定或病情轻微的新生儿，突然发生皮肤苍白、意识丧失、呼吸停止、肌张力低下、发绀等明显威胁生命事件（ALTE），经复苏抢救无效、短期内死亡。

1. 病因

（1）消化系统问题：几乎50%有因可循的ALTE与消化道疾病相关，其中最受人关注的是胃食管反流。新生儿尤其是早产儿胃食管反流发生率高，反流可刺激喉部化学感受器引起呼吸暂停和心动过缓，并可诱发喉痉挛造成上气道阻塞加重缺氧，或因反流量达误吸而窒息致死。

（2）神经系统问题：占ALTE的30%，其中最常见的原因是惊厥、屏气发作或其他原因引起的迷走神经反应增强，通常发生在觉醒和哭闹时。

（3）呼吸问题：大约20%的ALTE由呼吸问题所致。呼吸暂停时容易发生心动过缓。

2. 急救措施　一旦发生猝死，立即配合医师进行抢救。立即抽空胃内容物、吸净口鼻腔内分泌物；给予人工气囊加压给氧、胸外心脏按压；建立静脉通路，静脉推注1∶10 000肾上腺素、纠酸等。

十三、新生儿呼吸窘迫综合征的护理

新生儿呼吸窘迫综合征（NRDS）是由于缺乏肺表面活性物质引起，呼气末肺泡萎陷，致使生后不久出现进行性加重的呼吸窘迫和呼吸衰竭，病理以出现嗜伊红透明膜和肺不张为特征，又称肺透明膜病，主要见于早产儿，胎龄越小，发病率越高，胎龄37周＞5%，32～34周为15%～30%，小于28周为60%～80%。此外，糖尿病母亲生出的婴儿、剖宫产儿、双胎的第二胎和男婴发病率也较高。

1. 临床表现

（1）多发生于早产儿：刚出生时哭声可正常，6～12小时出现呼吸困难，逐渐加重，伴呻吟。

（2）呼吸不规则：呼吸急促＞60次/分，发绀、鼻翼扇动，吸气性三凹征和明显的呼气呻吟。高浓度氧不能纠正。

（3）血气分析检查：PO_2 ＞ 8 kPa（60 mmHg），PCO_2 ＞ 4.6 kPa（35 mmHg）。

2. 治疗原则

（1）纠正低氧血症：应用呼吸机辅助呼吸，采用正压呼吸（CPAP）与呼气末正压（PEEP）的通气方式，防止肺萎陷不张。

（2）病因治疗：早期使用肺表面活性物质（PS），如柯立苏、固尔苏等。

（3）对症治疗：吸入NO，其有较强的扩血管作用，对血管痉挛和肺动脉高压治疗有较好的疗效。

3. 急救措施　患儿出现明显吸气性三凹征、高浓度氧气不能纠正，脉搏氧低下，应立即报告医师给予气管插管、呼吸机辅助呼吸、NO吸入。

4. 护理要点

（1）密切观察患儿的呼吸频率、节律、呼吸困难和发绀程度、脉搏氧，做好记录。

（2）做好抢救准备，如连接呼吸机，备好气管插管等。

（3）严格掌握出入量，密切观察心功能。

（4）保持呼吸道通畅，加强口腔护理，定时叩背吸痰。

（5）预防脱管，定时记录呼吸机参数，调整参数后及时记录。

十四、新生儿呼吸暂停的护理

呼吸暂停是指在一段时间内无呼吸运动，如呼吸暂停5～15秒以后又出现呼吸，称为周期性呼吸，如呼吸停止时间超过20秒或更长，心率减慢＞100次/分，多伴有青紫、血氧饱和度降低和肌张力低下，称为呼吸暂停。40%～50%的早产儿在新生儿期出现周期性呼吸。呼吸暂停是新生儿尤其是早产儿的常见症状，如不及时发现和处理，可致脑缺氧损伤，甚至猝死，应密切监护，及时处理。

1. 治疗原则 明确是原发性还是继发性呼吸暂停，积极治疗原发病。

（1）对可能发生呼吸暂停的新生儿应加强观察，注意呼吸情况，有条件者，使用监护仪监护。呼吸暂停发作时，应给予弹足底、托背、摇床等刺激，或复苏气囊加压给氧，咽喉部有分泌物者及时将其吸净。

（2）若呼吸暂停反复发作，应给予兴奋呼吸的药物，如氨茶碱 5 mg/（kg·d），20 分钟静脉滴注，12 小时后半量维持；纳洛酮 0.1 mg/kg，持续泵入。

（3）针对原发病进行治疗：如维持正常体温，纠酸、保持呼吸道通畅、抗感染等治疗。

（4）用药物治疗无效后，对频繁呼吸暂停者可使用鼻塞 CPAP 治疗，压力 3 ~ 4 cmH_2O，$FiO_2$21% ~ 40%，如仍无效，应给予气管插管，机械通气。

2. 护理要点

（1）密切观察患儿的呼吸频率、节律、呼吸暂停的情况，做好记录。

（2）做好抢救准备。

（3）监测患儿体温、脉搏、呼吸等生命体征。

（4）抬高患儿肩部，保持呼吸道通畅。

（5）及时、准确地记录呼吸机参数和模式。

十五、新生儿持续性肺动脉高压的护理

新生儿持续性肺动脉高压又称持续胎儿循环，指由于多种病因引起新生儿生后肺循环压力和阻力正常下降障碍，动脉导管和（或）卵圆孔水平的右向左分流持续存在，即胎儿循环过渡到正常成人循环发生障碍所致的一种新生儿持续缺氧和发绀的病理状态。以出生不久即出现严重低氧血症为特征，是新生儿临床常见的危急重症之一。

1. 临床表现

（1）多为足月儿、过期产儿、有窒息史患儿。

（2）出生 24 小时内出现症状，青紫明显，刺激后加重，呈持续性。

（3）给高浓度氧气吸入，青紫不能改善。

2. 治疗原则

（1）维持体循环，降低肺动脉压力，给予血管扩张药，如硫酸镁等。

（2）积极治疗原发病。

（3）给予 NO 治疗：NO 为高亲脂、不稳定，吸入后能选择性降低肺动脉压力，改善通气 / 血流比值；降低分流，使患儿氧合得到改善。

3. 急救措施

（1）一旦发生肺动脉高压，立即报告医师，配合医师进行抢救。

（2）使用 NO 过程中发生出血、高铁血红蛋白等副作用时，立即报告医师及时处理。

4. 护理要点

（1）给予持续经皮脉搏氧监护，最好在患儿上肢、下肢同时监测。

（2）注意药物不良反应，如使用硫酸镁，注意监测患儿血压、心率等。

（3）使用 NO 的患儿，注意观察其出血情况，针眼处有无渗血、颅内有无出血等。

十六、新生儿重度肺炎并发心力衰竭的护理

肺炎并发心力衰竭是新生儿常见的危重症之一。重型肺炎往往容易发生心力衰竭。这是由于肺部广泛炎症病变，使气体交换障碍，动脉氧分压下降，直接损害心脏。炎症、发热使心脏排血量代偿性增加，加重心脏负担，缺氧而引起代谢紊乱，使心肌收缩功能减弱，肺小动脉收缩，造成右心衰竭。

1. 临床表现

（1）突然烦躁不安，呼吸急促、浅表，呼吸频率达 50 ～ 100 次 / 分。

（2）皮肤苍白、四肢冰凉，尤以指（趾）明显，可有冷汗。

（3）心率增快，心率 180 次 / 分以上，而与体温升高不相称。

（4）心音低钝，或呈奔马律。

（5）肝脏迅速增大至肋下 3cm。

2. 急救措施

（1）合并心衰：如患儿出现烦躁不安、面色苍白、气喘加剧、心率加速（ > 180 次 / 分）、肝脏在短时间内急剧增大等心力衰竭的表现，及时报告医师，给予氧气吸入并减慢输液速度，遵医嘱给予强心、利尿、镇静药物，以增强心肌收缩力，减慢心率，增加心搏出量，减少体内水、钠潴留，从而减轻心脏负荷。

（2）出现急性肺水肿：如果患儿咳粉红色泡沫样痰液、明显呼吸困难，立即在氧气湿化瓶内盛 50% ～ 70% 的酒精，使肺泡表面张力降低、破裂、痰液易咳出；同时保证患儿安静休息，尽量避免哭闹，以减少氧的消耗，并采取头高足低位，以减少静脉回流；严格限制液体入量。

3. 护理要点

（1）严密监测生命体征：监护心电、呼吸、血压及周围循环。

（2）保持适当体位：将床头抬高 15° ～ 30° ，呈半卧位，保持合适的环境温度和湿度。

（3）保持呼吸道通畅：呼吸道通畅是保持气体交换的必要条件，痰液的淤积、气管的痉挛、黏膜的肿胀是阻塞气道的原因。及时清除患儿口鼻分泌物，重症患儿定时翻身叩背，每 2 小时一次。

（4）吸氧：对呼吸困难或发绀者，应及时给氧，缺氧不太严重者，氧流量 1 ～ 2 L/min；缺氧较明显者，给氧流量 3 ～ 4 L/min。监测血气，纠正酸碱紊乱，必要时应用人工辅助呼吸。

（5）保持正常体温：体温过高时，采取物理降温 / 药物降温，体温过低给予保暖。

（6）洋地黄毒性反应的观察：洋地黄可直接作用于心脏，加强心肌收缩力，增加心肌搏出量，抑制传导，使心率减慢，与利尿药物常用来治疗心衰。当发现患儿有纳呆、呕吐、心率减慢（ > 100 次 / 分），或出现心律失常，应按医嘱口服氯化钾，并立即停止洋地黄。用洋地黄时，应避免同时应用钙剂，用钙剂可增强洋地黄的毒性。

（7）药物观察：合理应用抗生素，烦躁不安者可按医嘱给适量镇静剂。心衰伴有水肿的病儿，适当限制液体入量。

（8）纠正代谢紊乱：如低血糖、低血钙、低血镁、低钾血症或高钾血症。

十七、新生儿肺出血的护理

新生儿肺出血是指肺的大量出血，至少影响两个肺叶，可以是肺泡出血、间质出血或者两者同时存在，是多种新生儿疾病的一种严重症状，常常是病危的表现。早产、窒息、低体重、低体温、硬肿、感染是新生儿肺出血的高危因素。

1. 临床表现

患儿常有缺氧、感染、硬肿、早产等病史，且原发病较为严重。

（1）全身症状：反应差、面色苍白、发绀、四肢冷，呈休克状态。

（2）呼吸障碍：呼吸困难突然加重，出现三凹征、呻吟、呼吸暂停，呼吸暂停恢复后呼吸仍不规则，经皮血氧饱和度难以维持正常。

（3）肺部体征：肺部可闻及粗湿啰音，或湿啰音比原来增多。

（4）出血表现：约半数患儿从口鼻流出血性液体或气管插管内流出泡沫样血性液，皮肤出血点或瘀斑、注射部位出血。

2. 治疗原则

（1）一般治疗：保暖、纠酸、控制液体入量等。

（2）机械通气：正压通气和呼气末正压是治疗肺出血的关键措施。一旦发生肺出血，应立即给予气管插管正压机械通气，吸气峰压 20 ～ 30 cmH_2O，呼气末正压 5 ～ 7 cmH_2O，吸呼比 1 ∶ 1 ～ 1 ∶ 1.5，呼吸频率 40 ～ 50 次 / 分。然后根据病情变化及时调整呼吸机参数。

（3）改善微循环：多巴胺、多巴酚丁胺持续泵入，有早期休克症状者，给 0.9% 氯化钠液 10mL /kg 扩容。

（4）应用止血药：1 ∶ 10 000 肾上腺素滴气管，静脉用止血药等。

3. 急救措施

（1）一旦发生肺出血，应立即配合医师进行抢救。早插管、早上机。

（2）心搏骤停者，立即给予胸外心脏按压、复苏气囊加压给氧，静脉注射肾上腺素、气管插管等措施。

（3）发生脱管立即给予复苏气囊加压给氧，SpO_2 上升后，立即重新气管插管。

（4）机械通气过程中，如血氧急剧下降，迅速检查有无堵管、脱管、管路打折，必要时给予重新插管。

4. 护理要点

（1）做好应急准备：随时备好呼吸机和抢救药品，以赢得抢救时机。早发现、早插管、早上机。

（2）检查气管插管：检查气管插管的位置是否正确，固定是否牢固，避免发生脱管或插管位置过深，保持气道湿化。

（3）提供足够的平均气道压力，尤其是呼气末正压：患儿口鼻腔内分泌物及时清除，并加强口腔护理，减少口腔炎的发生；机械通气后不主张执行常规翻身、拍背、吸痰等护理操作，保持安静。应尽量延长吸痰间隔，以免频繁吸引和操作，不利于止血和吸收。使用呼吸机机械通气过程中，要密切观察患儿胸廓起伏程度、呼吸频率及患儿自主呼吸是否与呼吸机同步，发现问题及时报告医师给予处理。

（4）保暖：尽早将患儿置于预热的暖箱内，暖箱温度根据患儿体温、体重、日龄进行调节，保持中性温度，并保持良好的湿度。各种护理、治疗集中进行，减少热量散失。

（5）控制液体输入：使用注射泵控制液速，24 小时匀速输入。应用静脉留置针提供 24 小时静脉通路，可减少患儿痛苦，并方便静脉给药及急救处理。

十八、新生儿急性肾衰竭的护理

新生儿急性肾衰竭（ARF）是因各种不同病因的急性肾损伤未早期诊治而导致短时间内肾脏生理功能急剧下降甚至丧失，表现为少尿或无尿，体液代谢紊乱，酸碱失衡以及血浆中经肾排出的代谢产物如尿素、肌酐等浓度升高的一种临床危重综合征。

1. 临床表现

（1）少尿或无尿：新生儿尿量 < 25mL/d 或 < 1mL/（kg · h）者为少尿；尿量 < 15mL/d 或 < 0.5mL/（kg · h）为无尿。正常新生儿于生后 24 ～ 48 小时内排尿，生后 48 小时不排尿者应考虑 ARF。

（2）电解质紊乱：高钾血症，血钾 > 5.5 mmol/L，少尿时钾排出减少，可伴有心电图异常，即 T 波高耸，QRS 增宽和心律失常；低钠血症，血钠 > 135 mmol/L，主要为血稀释或钠再吸收低下所致；高磷、低钙、高镁血症等。

（3）代谢性酸中毒：由于肾小球滤过率降低，氢离子交换及酸性代谢产物排泄障碍等引起。

（4）氮质血症：ARF 时体内代谢产物从肾脏排泄障碍及蛋白分解旺盛，血中非蛋白氮含量增加，出现氮质血症中毒症状。

2. 急救措施　高血钾处理：当血钾 > 5.5 mmol/L 时应紧急处理。

（1）缓慢静脉注射 10% 葡萄糖酸钙 0.5 mL /kg。

（2）25% 碳酸氢钠 5 mL /kg，稀释成 1.4% 静脉推注。

（3）20% 葡萄糖 2 mL /kg，每 5g 糖加胰岛素 1 U，于 1 小时静脉滴注后，给予胰岛素维持泵入，注意监测血糖。

（4）上述方法无效行透析治疗。

3. 护理要点

（1）严格记录24小时出入量，尤其是尿量，必要时遵医嘱给予利尿剂。

（2）密切观察病情变化：注意呼吸、脉搏、心率、心律、血压等变化。给予心电监护，观察心电图性质。急性肾衰竭常以心力衰竭、心律失常、感染、惊厥为主要死亡原因，应及时发现早期表现，并及时与医师联系。

（3）按计划严格控制液体量和输液速度。

十九、新生儿败血症的护理

新生儿败血症指新生儿期细菌或真菌侵入血液循环并在其中生长繁殖，产生毒素所造成的全身性感染。发生率占活产婴的1% ~ 8%。出生体重越轻，发病率越高，极低出生体重儿（VLBW）发病率可高达164%，长期住院者可高达300%。

1. 临床表现

（1）体温改变：体壮儿常发热，体弱儿、早产儿常体温不升。

（2）一般状况：由于细菌毒素作用表现为精神食欲欠佳，哭声减弱、体温不稳定、体重不增等常出现较早，且发展较快、较重，不需很长时间即可出现不吃、不哭、不动、面色不好、精神萎靡、嗜睡。

（3）黄疸：有时是败血症的唯一表现，常为生理性黄疸消退延迟，或一周后开始出现黄疸，黄疸迅速加重或退而复现，不能用其他原因解释的黄疸，均应怀疑本症，严重时可发展为胆红素脑病。

（4）休克表现：面色苍灰、皮肤呈大理石样花纹、血压下降、尿少或无尿、硬肿等，常常是败血病发展到全身炎症反应综合征（SIRS）和（或）多脏器功能衰竭（MSOF）的表现，严重时可有DIC。

2. 急救措施

（1）当体温过高时，可采用下调暖箱温度、打开包被、冷疗等物理方法或多喂水来降低体温，新生儿不宜用药物、酒精擦浴、冷盐水灌肠等刺激性强的降温方法。体温不升时，及时给予保暖措施；降温后，30分钟复测体温一次，并记录。

（2）患儿出现尖叫、哭声发直、四肢肌张力增高、双眼凝视、眼球上翻或呈落日状，可能并发化脓性脑膜炎，应及时报告医师抢救处理。

（3）腹胀：腹胀明显者，给予肛管排气。

（4）惊厥：严密观察患儿精神状态，如嗜睡、激惹或烦躁不安、尖叫、眼球固定或不自主的反复吞咽动作等为惊厥表现，按医嘱给苯巴比妥5 mg/kg肌内注射。

3. 护理要点

（1）加强高危儿监护：对高危儿加强监测，可能发生败血症的高危新生儿应严密监测。注意观察新生儿面色、吮奶、精神状况及体温变化。实行保护性隔离措施，避免交叉感染。

（2）严密观察病情变化：加强巡视，每4小时监测体温、脉搏、呼吸、血压的变化，体温不稳定时，每小时测体温1次。如出现面色发灰、哭声低弱、尖叫、呕吐频繁等症状，及时与医师取得联系，并做好抢救准备。

（3）清除局部感染灶：如脐炎、鹅口疮、脓疱疮、皮肤破损等，促进皮肤病灶早日痊愈，防止感染继续蔓延扩散。

（4）做好皮肤、黏膜护理：应特别注意保持口腔、皮肤、黏膜、脐部的清洁，避免感染或损伤。

（5）保证营养供给：喂养时要细心，少量、多次给予哺乳，保证机体的需要。吸吮无力者，可鼻饲喂养或结合病情考虑静脉营养。

二十、新生儿溶血病的护理

新生儿溶血病是指由于母婴血型不合引起的胎儿或新生儿同族免疫性溶血性疾病。以 A、B、O 血型不合新生儿溶血症为最常见。临床以胎儿水肿和黄疸、贫血为主要表现，严重者可致死或遗留严重后遗症，ABO 溶血多为轻症，RH 溶血一般较重。

1. 临床表现

（1）黄疸：为 ABO 溶血病的主要症状或是轻症患儿的唯一症状，因红细胞破坏产生大量非结合胆红素所致。超过 77% 的 RH 溶血患儿出生 24 小时内即可出现黄疸并迅速加重；而 ABO 溶血病仅为 27.7%，以第 2 ～ 3 天出现者较多。血清胆红素以未结合胆红素为主，亦有因胆汁瘀积而在恢复期出现结合胆红素升高者。当游离的非结合胆红素增高并通过血－脑屏障进入中枢神经系统，可致胆红素脑病（核黄疸）。

（2）贫血：当红细胞破坏速度超过其生成速度时，临床出现贫血的表现。程度不一，严重者可发生贫血性心脏病或心力衰竭。

（3）肝大、脾大：轻症患儿无明显增大；重症患儿水肿时有明显肝、脾增大，系骨髓外造血所致，多见于 RH 溶血病。

（4）胆红素脑病：多发生于生后 2 ～ 7 天，早产儿多见。随着黄疸加重逐渐出现神经系统症状，首先是嗜睡、喂养困难、吸吮无力、拥抱反射减弱、肌张力减低等；很快出现双眼凝视、肌张力增高、角弓反张、前囟隆起、呕吐、尖叫、惊厥常伴发热，如不及时治疗，30% ～ 50% 患儿死亡。

2. 治疗原则

（1）光照疗法：光疗通过转变胆红素产生异构体，使胆红素从脂溶性转变为水溶性，经胆汁或尿排出体外。

（2）换血疗法：换血是治疗高胆红素血症最迅速的方法，主要用于重症母婴血型不合的溶血病，可及时换出抗体和致敏红细胞，减轻溶血；降低血清胆红素浓度，防止胆红素脑病；同时纠正贫血，防止发生心力衰竭。

（3）其他：输血疗法、静脉免疫球蛋白的应用及药物治疗。

3. 急救措施

（1）患儿一旦出现胆红素脑病而抽搐时，立即通知医师并按医嘱给予镇静剂止惊，加强蓝光治疗和输液。病情危重者，协助进行换血疗法。

（2）换血中发生心脏停搏，立即停止换血，给予胸外心脏按压、复苏气囊加压给氧，积极配合医师抢救。

（3）若患儿出现拒乳、嗜睡、肌张力减退等胆红素脑病的早期表现，立即报告医师，做好抢救准备。

4. 护理要点

（1）在蓝光治疗和遵医嘱应用白蛋白及抗生素的同时，严密观察病情变化，注意黄疸进展情况，观察患儿有无反应低下、肌张力低下或尖叫、抽搐、双眼凝视等表现。

（2）加强患儿皮肤护理，尤其是颈项、腋窝、腹股沟以及臀部的皮肤护理，勤换尿布。

（3）在光疗期间，勤测体温，根据体温的高低及时调整箱温。各项护理操作集中进行，以免开箱时间过长引起患儿着凉。

（4）进行光疗患儿需戴眼罩，避免蓝光直射眼睛；戴手套、脚套，保护患儿以防抓伤、磕伤等。

（5）观察光疗不良反应：如发热、腹泻、皮疹、青铜症等，并给予对症处理。

（6）换血疗法的过程中给予持续脉搏氧监护、辐射台保暖；及时记录患儿生命体征变化，换血中急查血气、血糖、血生化等，有病情变化先停止换血操作，遵医嘱给予纠酸、推钙等对症处理。

（7）减轻心脏负荷，防止心衰，控制液量及速度。

二十一、新生儿多器官功能障碍综合征的护理

由于感染、休克、炎症和创伤的打击，导致全身炎症反应失控，造成同时或相继发生 2 个或 2 个以上器官或系统功能不全或衰竭，称为多器官功能障碍综合征（MODS）。

1. 临床表现　患儿反应差，面色苍白或青灰，病情发展迅速，出现呼吸困难、心衰、胃肠道出血或肠麻痹、组织水肿、低血压、少尿、高碳酸血症等。

2. 治疗原则　积极治疗原发病，对症治疗。

3. 急救措施

（1）发现昏迷、肾衰竭、呼吸衰竭、心衰等征象及时报告医师，遵医嘱给予脱水剂改善脑水肿，应用呼吸兴奋剂、补充血容量、肾上腺素、多巴胺、多巴酚丁胺等药物纠正休克、心衰等。

（2）发现皮肤黏膜有出血点、注射针眼部位出血不止等 DIC 征象时，立即报告医师配合抢救处理。

4. 护理要点

（1）密切观察病情变化：随时记录生命体征及心电、血氧饱和度等监护数据，发现异常及时报告医师。

（2）监测体温：体温过高时，遵医嘱采取物理降温或药物降温；体温过低时加强保暖措施。

（3）保持呼吸道通畅：根据患儿病情给予鼻导管、面罩吸氧，严重者给予 CPAP 或气管插管、呼吸机辅助呼吸。

（4）观察药物的效果和不良反应：观察血管活性药、强心药、利尿药等效果和不良反应，及时采集各项化验标本，监测心、肝、肾等各脏器功能。

二十二、新生儿弥散性血管内凝血的护理

弥散性血管内凝血（DIC）是一种由不同原因引起的、以全身性血管内凝血系统激活为特征的获得性综合征，其特点是大量微血栓形成、继发性广泛出血及重要脏器发生器质性变化。按 DIC 发病的缓急分为急性和慢性两型。急性型在数小时或 1 ～ 2 天内发病，病情急剧而凶险，出血症状严重，可伴有血压下降或休克，该型在新生儿中多见；慢性型的病程可长达数月，出血不严重，高凝血期较明显。其病因主要是感染、缺氧酸中毒、新生儿硬肿症、溶血等因素。

1. 临床表现

（1）出血：是最常见的症状，也是诊断 DIC 的主要依据。出血原因是血小板和凝血因子大量消耗，以及继发性纤溶亢进所产生的 FDP 具有强抗凝作用；体内类肝素抗凝物质反应性增加，也是造成血液低凝的原因之一。常见出血是皮肤瘀斑、脐残端及穿刺点渗血、消化道或泌尿道出血、肺出血等。

（2）微循环障碍与休克：由于广泛微血栓形成，致使微循环通路受阻，血液瘀滞在微循环内，回心血量和心排血量不足，血压下降，出现休克。休克又加重 DIC，两者形成恶性循环。

（3）栓塞：广泛性微血管内血栓形成，产生栓塞，使受累器官如肝、肾、脑、肺、消化道等缺血、缺氧而致功能障碍，甚至器质性坏死，临床上可出现肝、肾衰竭，呼吸窘迫、惊厥、昏迷、肺出血、消化道出血、皮肤瘀斑或坏死。

（4）溶血：由于微血管内出现广泛凝血所产生的纤维蛋白丝与红细胞膜相互作用，使红细胞变形受损，甚至破裂发生溶血性贫血。

2. 治疗原则　病因治疗、改善微循环和纠正水电解质紊乱，抗凝疗法。

3. 急救措施　DIC 合并休克、出血等严重并发症时，应立即通知医师，并备齐各种抢救用物，积极配合医师进行抢救。尽快恢复有效循环，保护心脏正常微循环，输入止血药等。

4. 护理要点

（1）严密观察患儿生命体征、神志、末梢循环变化、有无出血征象及尿的颜色和量。

（2）保持患儿呼吸道通畅，为患儿拍背和更换体位，以促进分泌物的排出，吸痰动作要轻柔。

（3）采用静脉留置针建立静脉通路，避免反复穿刺所引起的机械性损伤。任何穿刺部位针眼处按压

10分钟以上，防止出血和瘀血。

（4）准确记录24小时出入量，尤其是注意尿量的变化。

二十三、新生儿坏死性小肠结肠炎的护理

新生儿坏死性小肠结肠炎（NEC）是由于多种因素引起肠黏膜损伤，使之缺血、缺氧，导致小肠、结肠发生弥漫性或局部坏死的一种疾病。临床以腹胀、呕吐、便血，严重者发生休克及多器官功能衰竭为主要表现，腹部X线检查以肠壁囊样积气为特征。90%发生于早产儿，同时伴有肠壁积气和门静脉积气者，死亡率达86%。

1. 临床表现　全身非特异性败血症症状多于生后2 ~ 12天发生。初期常有体温不稳、呼吸暂停、心动过缓、嗜睡等全身表现，同时出现不同程度的胃肠道症状：腹胀、呕吐、腹泻或便血三联征。

（1）腹胀和肠鸣音减弱：患儿先有胃排空延迟、胃潴留，随后出现腹胀。轻者仅有腹胀，严重病例症状迅速加重，腹壁发红、腹胀如鼓，肠鸣音减弱，甚至消失，早产儿NEC腹胀不典型。腹胀和肠鸣音减弱是NEC较早出现的症状。

（2）呕吐：患儿常出现呕吐，呕吐物可呈咖啡样或带胆汁。部分患儿无呕吐，但胃内可抽出含咖啡样或胆汁样胃内容物。

（3）腹泻和血便：开始时为水样便，每日5 ~ 6次至10余次不等，1 ~ 2天后为血样便，可为鲜血、果酱样或黑便。有些病例可无腹泻和肉眼血便，仅有大便隐血阳性。

（4）全身症状：患儿常有反应差、嗜睡、拒食，严重病例面色苍白或青灰、四肢厥冷、休克、酸中毒、黄疸加重。早产儿易发生反复呼吸暂停、心率减慢，体温正常或有低热或体温不升。

2. 治疗原则　绝对禁食水，给予胃肠减压、抗感染等治疗。

3. 急救措施　患儿疑似为NEC时，立即给予禁食水、胃肠减压等处理措施。

4. 护理要点

（1）严密观察病情：观察患儿神志、面色、体温、脉搏、呼吸、血压的变化。是否有呼吸暂停、心率减慢、烦躁不安、抽搐等；同时还应密切观察有无脱水的表现，皮肤颜色、弹性、前囟凹陷的程度及尿量的改变等。

（2）及早发现手术指征：密切观察病情变化，及早发现是否有手术指征，如气腹或门静脉积气，腹壁红肿，腹腔穿刺液为血性或浅褐色，有腹膜炎表现，大量便血，完全性肠梗阻，腹部有肿物，休克或明显的酸中毒表现，合并弥散性血管内凝血。

（3）胃内容物的观察：保持胃肠减压管通畅，准确记录引流液的量，观察引流液的颜色，是否为鲜红色、咖啡色、黄色、草绿色、白色黏液，发现问题及时报告处理。

（4）大便的观察：大便的次数、量、性状、颜色、黏稠度等，是否为水样便、墨绿色便、鲜红色便，黏液血便、黑便或果酱样血便，有无坏死脱落的肠黏膜，及时标本送检以明确病情变化。

（5）腹胀程度的观察：每日定时测量腹围并记录。观察腹胀的程度，如腹胀如鼓、稍腹胀，腹壁张力是增高还是腹软，严重者腹壁可出现红斑及板结。腹部触诊有压痛感，腹壁肌张力高有捻发感。肛管排气对减轻腹胀效果不明显，而胃肠减压具有明显减轻腹胀的作用。

第二节　ICU常见急危重症护理

一、急性上消化道出血的护理

急性上消化道出血是指Treitz韧带以上的消化道（食管、胃、十二指肠、空肠上段、胰腺、胆道）的急性出血，是临床常见急症。临床表现为呕血、黑便，常伴失血性周围循环衰竭，若出血量过大、出血不止或治疗不及时，可导致死亡。

1. 临床表现

（1）前驱症状：出血前，患者多有腹痛表现，其程度因人、因病而异。原有消化道溃疡病史者，疼痛节律消失，且服用抗酸药物不缓解。此外，患者还有头晕、目眩、心悸或恶心症状。

（2）呕血和黑便：是上消化道出血的特征性表现。上消化道出血后均有黑便，出血部位在幽门以上者常有呕血，幽门以下出血如出血量大、速度快，可因血液反流入胃引起恶心、呕吐而表现呕血。

（3）失血性周围循环衰竭：急性大量失血由于循环血量迅速减少而导致周围循环衰竭。一般表现为头晕、心慌、乏力、心率加快、血压偏低等。严重者可表现出典型休克症状。

（4）发热：一般 24 小时内出现低热（＞ 38.5℃）。

（5）氮质血症：可发生肠源性氮质血症，一般于出血后数小时血尿素氮开始上升，24 ～ 48 小时达高峰，大多不超过 14.28 mmol/L，3 ～ 4 天后降至正常。

（6）贫血。

2. 估计出血严重程度

（1）根据休克指数：脉率与收缩压的比值为休克指数，正常值为 0.54 ＋ 0.02，当休克指数为 1，失血量为 800 ～ 1 200 mL（占总血量 20% ～ 30%），休克指数＞ 1，失血 1 200 ～ 2 000 mL（占总血量 30% ～ 50%）。

（2）根据临床表现：①一般成人每日消化道出血为 5 ～ 10 mL，粪便隐血试验呈阳性；②每日出血量 50 ～ 100 mL，可出现黑便；③胃内积血达 250 ～ 300 mL，可引起呕血；④一次出血量不超过 400 mL 时，一般不引起全身症状；⑤出血量达到 400 ～ 500 mL，可出现全身症状，如头晕、心慌、乏力等；⑥短时间内出血量超过 1 000 mL，可出现周围循环衰竭表现。急性大出血严重程度的估计最有价值的指标是血容量减少所致的周围循环衰竭的临床表现，因此应将相关检查放在首位。血压和脉搏是关键指标，需进行动态观察，综合其他指标加以判断。若患者由平卧位改为坐位时出现血压下降（15 ～ 20 mmHg）、心率加快（＞ 10 次 / 分），提示血容量明显不足，是紧急输血的指征。若出现休克期症状，属严重大量出血，需积极抢救。

（3）根据实验室检查：如血红蛋白低于 100 g/L 时红细胞已丢失 50%，可为输血指征。若血尿素氮＞ 8 mmol/L 而血肌酐正常，提示出血已达 1 000 mL 以上。

3. 判断出血是否停止　上消化道大出血经适当治疗，可在短时间内停止出血。由于肠道内积血需经数日（一般为 3 天）才能排尽，故不能以黑便作为继续出血的指标。临床上出现下列情况应考虑出血或再出血。

（1）反复呕血或黑便次数增多、粪质稀薄，伴有肠鸣音亢进。

（2）周围循环衰竭的表现经充分补液输血而未见明显改善，或暂时好转而又恶化。

（3）血红蛋白浓度、红细胞计数和血细胞比容继续下降，网织红细胞计数持续增高。

（4）补液与尿量足够的情况下，血尿素氮持续或再次升高。

4. 急救措施

（1）一般处理：患者应卧床休息，头偏向一侧，保持呼吸道通畅，避免呕吐物吸入引起窒息，给予吸氧。活动性出血期间禁食，严密观察病情。

（2）积极补充血容量。

（3）止血措施。

①药物止血：a. 生长抑素止血效果肯定，因不伴全身血流动力学改变，故短期使用几乎没有严重不良反应，但价格较贵；b. 抑制胃酸分泌的药物，对消化道溃疡和急性胃黏膜损害引起的出血，常规予 H_2 受体拮抗药或质子泵抑制药，急性出血期经静脉途径给药。

②内镜治疗：对食管静脉曲张破裂所致大出血，在内镜直视下注射硬化剂至曲张静脉，或用皮圈套扎曲张静脉，可达到止血目的，并有效防止早期再出血，是目前治疗食管静脉曲张破裂出血的重要手段。

③气囊压迫止血：气囊压迫过久可引起黏膜糜烂，故持续压迫时间最长不超过 24 小时，放气解除

压迫一段时间后，必要时重复充盈气囊恢复牵引。

5. 观察要点

（1）生命体征观察：有无心率加快、心律失常、脉搏细弱、血压降低、脉压变小、呼吸困难、体温不升或发热，给予心电监护。

（2）精神和意识状态：有无精神疲倦、烦躁不安、嗜睡、表情淡漠、意识不清甚至昏迷。

（3）观察皮肤和甲床色泽，肢体温暖或是湿冷，周围静脉特别是颈静脉充盈情况。

（4）出血严重程度的观察：观察呕血和黑便的情况，记录出血次数和出血量，如有颜色变化，应及时留取标本。结合全身表现判断是否出现周围循环衰竭。如前所述，观察重点是血压和脉搏的变化。

（5）止血治疗效果的观察：监测呕血、黑便的次数、数量和性质，动态观察血红蛋白浓度、红细胞计数、血细胞比容和网织红细胞计数，注意氮质血症的发展情况，综合判断出血是否停止。

6. 护理要点

（1）心理护理：加强心理护理，耐心解释安静休息有利于止血，关心安慰患者。抢救工作应迅速而不忙乱，以减轻患者的紧张情绪。及时解答患者及家属的提问，以减轻他们的疑虑。

（2）饮食护理：急性大出血伴恶心、呕吐者应禁食。少量出血无呕吐者，可进温凉、清淡流食。出血停止后改为营养丰富、易消化、无刺激性半流食、软食，少量多餐，逐步过渡到正常饮食。下三腔双囊管的患者，出血停止 24 小时后从胃管内注入流质饮食；有意识障碍的患者，应给予无蛋白质饮食；有腹水者，应适当限制钠盐摄入。

（3）基础护理：做好口腔和皮肤的护理，因出血患者口腔有腥臭味，应每日 2 ~ 4 次清洁口腔。水肿患者应加强皮肤护理，防止发生压疮。

（4）出血护理。

①按医嘱给止血药，如 6– 氨基己酸加入 10% 葡萄糖中经静脉滴入等。

②食管静脉曲张破裂出血，用垂体后叶素时，稀释后应缓慢静脉注射或静脉输入，速度不宜过快，以防出现副作用（高血压、冠心病及孕妇忌用）。

③冰盐水洗胃法，用特制有两个口的胃管插入胃内（无特制管可用普通胃管，肝硬化患者用三腔双囊管即可），用 50 mL 注射器向胃管内缓慢注入 0 ~ 4℃生理盐水，从另一开口吸出，反复进行持续灌洗，用水量根据病情而定，一般用水量为 10 000 mL 左右，30 分钟使胃内温度下降，起到止血作用。

④在 500 mL 生理盐水中加去甲肾上腺素 10 ~ 20 mg，经胃管缓慢滴入，如能口服者，可每 2 小时口服 50 mL，以降低门静脉压，从而对食管 – 胃底静脉曲张破裂出血产生止血效果，但对有动脉硬化者应慎用。

⑤如在紧急情况下，进行纤维胃镜检查者，应做好术前准备。

（5）三腔双囊管的护理。

①严密观察患者的意识、体温、血压、脉搏、呼吸、尿量，胃肠减压液、呕吐液及大便的颜色、数量、性质等，以判断有无继续出血，准确记录 24 小时出入量，并做好记录。

②管道观察与护理：密切观察牵引是否有效，三腔双囊管有无脱落，保证位置正确，固定妥当。经常抽吸胃内容物。在气囊压迫期间每 4 ~ 6 小时检查气囊内压力一次，如压力不足及时注气补充，每 8 ~ 12 小时放气松开牵引 30 分钟，先放食管气囊，后放胃气囊，同时让患者吞咽液状石蜡 20 mL，以防囊壁与黏膜黏合，再次充气时先将胃气囊插至标记的刻度处，其操作过程同前。一般压迫时间为 3 ~ 5 天，个别放气后又有出血且又不能采取其他治疗方法者，在精心护理下可留置 1 周。在压迫出血停止 24 小时后松开牵引并放气，口服液状石蜡 20 mL，观察 24 小时未再出血者应抽空双气囊，将三腔双囊管慢慢拔出。拔管后仍观察有无出血现象。

③保持鼻腔黏膜清洁湿润，及时清除分泌物及结痂，经常用液状石蜡棉签涂口唇以防干裂，同时做好口腔护理。用液状石蜡滴入插管的鼻腔内，每日 2 ~ 3 次，以减少导管对鼻黏膜的刺激。保持床单位清洁干燥，保持皮肤清洁舒适，定时用温热水擦洗臀部。

④三腔双囊管压迫止血在应用过程中有一定的并发症发生，因此，应加强患者的心理护理，培训操作者掌握熟练的插管技术，改进插管方法，插管后严密观察患者的病情，积极做好并发症的护理。

⑤做好患者的心理护理，插管前认真做好患者及家属的解释工作，消除患者的恐惧、紧张心理，使其能配合治疗。插管过程中及插管后密切注意患者的心理变化，做好安慰、解释工作。

二、咯血的护理

声门以下呼吸道和肺组织任何部位出血，经喉、口腔而咯出称咯血。

1. 判断是否窒息 咯血窒息是咯血致死的主要原因，需严加防范，并积极准备抢救。常见原因如下。

（1）大量咯血阻塞呼吸道。

（2）患者体弱、咳嗽无力或咳嗽反射功能下降，无力将血液咯出。

（3）患者极度紧张，诱发喉部痉挛。若患者咯血后突然出现胸闷、呼吸困难、端坐呼吸、烦躁不安或张口瞪目、面色苍白、憋气、唇甲发绀、冷汗淋漓等表现时，需警惕发生大咯血窒息，应积极处理。

2. 急救措施

（1）咯血窒息的紧急处理。

①体位引流：立即使患者取头低足高的俯卧位，用手轻拍患者的背部，鼓励其咳嗽，以利于积血的排出。

②清除积血：用纱布将口、咽、鼻内积血清除，并立即将舌拉出。紧急气管插管，将有侧孔的较粗的鼻导管迅速插入气管内，边进边吸，深度要达到 隆突部位，还可采用硬质支气管镜吸引。

③高浓度吸氧：气道阻塞解除后，立即大量给氧，氧气流量 4 ~ 6 L/min，同时给呼吸兴奋药，迅速改善组织缺氧状况。

④避免刺激：保持病室安静，抢救同时应酌情给予止血药物，并密切观察病情变化，防止再次咯血。

（2）止血治疗。

①药物：垂体后叶素 5 ~ 10 U，溶于 10 ~ 20mL 生理盐水稀释，静脉缓慢推注（10 分钟以上），或以 10 ~ 20 U 加入 5% 葡萄糖液 500 mL 缓慢静脉滴注，必要时 6 ~ 8 小时重复一次。高血压、冠心病和妊娠者禁用。

②气管镜下止血：用肾上腺素 2 ~ 4 mg 加入 4℃生理盐水 10 ~ 20 mL 局部滴入。

③紧急手术止血：仅用于经内科综合治疗无效或有窒息危险的大咯血患者。手术适应证：a. 咯血量 > 600 mL /12 h；b. 一次咯血量 ≥ 200 mL 并于 24 小时内反复发生；c. 曾有大咯血窒息史者。手术禁忌证包括肺癌晚期出血、二尖瓣狭窄出血、全身有出血倾向者，体质极差伴有肺功能不全和出血部位难以确定者。

（3）镇静、休息和对症治疗：大量咯血患者应保持卧床休息，以患侧卧位为宜，尽量避免血液流向健侧肺，若不能明确出血部位，可暂时取平卧位。对精神紧张、恐惧不安者，必要时可用少量镇静药。咳嗽剧烈的患者，可适当给予止咳药。禁用吗啡，以免过度抑制咳嗽，使血液及分泌物瘀积气道而引起窒息。

3. 观察要点

（1）严密观察病情，对大中量咯血者，应定时测量生命体征。

（2）对大咯血伴休克的患者，应注意保暖，根据血红蛋白和血压测定酌情给予少量输血。

（3）对有高热的患者，胸部或头部可置冰袋，有利于降温止血。

（4）观察有无咯血窒息的表现，观察治疗效果，特别是药物不良反应，根据病情及时调整药液滴速。观察有无并发症的表现，及时处理。

4. 护理要点

（1）防治窒息，做好抢救准备，注意患者是否有咯血窒息的前驱症状。

（2）体位：保持正确的引流体位，护理时尽量少翻动患者。

（3）保持呼吸道通畅：鼓励患者轻微咳嗽，将血液咯出，以免滞留于呼吸道内。进行吸引时，避免用力过猛，应适当转动导管。若吸引过程中导管阻塞，应立即抽出导管，此时可带出导管顶端吸住的血凝块。

（4）保持大便通畅，防止患者用力过大而加重咯血。

（5）窒息复苏后应加强护理和观察，防止再窒息的发生。

（6）饮食护理：大量咯血者应禁食，小量咯血者宜进少量温凉的流质饮食，因过冷或过热食物均易诱发或加重咯血。多饮水，多食富含纤维素食物，以保持大便通畅。

（7）口腔护理：保持口腔清洁，给予清水或漱口剂漱口，必要时给予口腔护理每天 2 ~ 4 次。

（8）心理护理：根据患者的心理特点有针对性地进行心理护理，帮助患者树立战胜疾病的信心。

三、抽搐的护理

抽搐指全身或局部成群骨骼肌非自主地抽动或强烈收缩，常可引起关节运动和强直。

1. 临床表现

（1）全身性抽搐：全身肌肉强直，一阵阵抽动，呈角弓反张（头后仰，全身向后弯，呈弓形），双眼上翻或凝视，意识不清。

（2）局限性抽搐：仅局部肌肉抽动，如仅一侧肢体抽动，或面肌抽动，或手指、脚趾抽动，或眼球转动、眼球震颤、眨眼动作、凝视等。大多意识不清。以上抽搐的时间可为几秒或数分钟，严重者达数分钟或反复发作，抽搐发作持续 30 分钟以上者，称惊厥的持续状态。

（3）高热惊厥：主要见于 6 个月到 4 岁小儿在高热时发生抽搐。高热惊厥发作为时短暂，抽搐后神志恢复快，多发生在发热的早期，在一次患病发热中，常只发作一次抽搐，可以排除脑内疾病及其他严重疾病，且热退后 1 周做脑电图显示正常。

2. 急救措施

（1）将患者置于去枕平卧位，解开衣领，头偏向一侧，不可强按肢体，以免骨折。

（2）将缠有纱布的压舌板置于上下磨牙之间，以免咬伤舌头。

（3）保持呼吸道通畅，及时吸痰、吸氧，必要时做好气管插管的准备。

（4）监测生命体征的变化。

（5）建立静脉通道，遵医嘱给予输液和抽血检查。

（6）药物：地西泮为各型癫痫持续状态最有效的首选药物；苯巴比妥为抗癫痫持续状态药物，有效而安全。

3. 观察要点

（1）观察生命体征的变化，尤其是神志、瞳孔、呼吸的变化。

（2）观察抽搐发作次数、间歇时间、发作过程。

（3）观察用药后发作是否缓解以及副作用。地西泮可抑制呼吸，用药过程中注意观察呼吸，如有呼吸抑制，立即停药。苯巴比妥的主要缺点是抑制呼吸作用较强，对血压和意识也有影响。

（4）高热时采取物理降温。

（5）遵医嘱用药，及时处理各种电解质紊乱。

（6）将各种急救物品备于床头（吸痰器、压舌板、开口器及吸痰用物）。

4. 护理要点

（1）防坠床，做好安全防护，患者床旁放置床挡，适当约束。

（2）患者抽搐发作时，立即使患者平卧，牙齿之间放置牙垫防止舌咬伤。

（3）保持患者呼吸道通畅，解开领口及腰带，将头偏向一侧，及时清理呼吸道分泌物。

（4）患者癫痫发作时要立即通知医师，及时给予药物。

（5）认真观察并记录患者抽搐发作的过程及表现（意识、持续时间、开始部位、顺序、瞳孔变化、呼吸状态、大小便情况等）。

（6）昏迷患者给予鼻饲饮食，保证营养及入量。

（7）抽搐时及时清理大小便，保持皮肤、床单清洁。

第十章

其他临床常见急危重症护理

第一节　原发性高血压的护理

原发性高血压是以血压升高为主要临床表现但原因不明的综合征，一般简称为高血压。高血压是导致充血性心力衰竭、脑卒中、冠心病、肾衰竭、夹层动脉瘤的发病率和病死率升高的主要危险性因素之一，严重影响人们的健康和生活质量，至今仍是心血管疾病死亡的主要原因之一。

一、临床表现

大多起病隐匿、缓慢，症状常不突出。常见症状有头痛、疲乏、眩晕、心悸、气短、耳鸣、视物模糊、颈项板紧等，呈轻度持续性，在紧张或劳累后加重，不一定与血压水平有关，休息或去除诱因血压便下降。随着病程迁延，尤其在并发靶器官损害或有并发症之后，休息或去除诱因并不能使之满意下降和恢复正常。多数症状可自行缓解。部分患者可无明显不适而体检中偶然发现高血压。

血压随季节、昼夜、情绪等因素有较大波动。冬季血压较高，夏季较低；血压有明显的昼夜波动，一般夜间血压较低，清晨起床活动后血压迅速升高，形成清晨血压高峰。体检听诊可闻及主动脉瓣第二心音亢进、主动脉瓣区收缩期杂音和收缩早期喀喇音。如伴有心肌肥厚及舒张功能障碍，可出现第四心音。当合并有收缩功能障碍时，可出现交替脉及舒张期奔马律。

二、辅助检查

（1）动态血压监测：一般监测时间为 24 小时，测量间隔时间为 15 ～ 30 分钟，可较为客观和敏感地反映患者的实际血压水平，并可了解血压的变异性和昼夜变化节律性。

（2）心电图：主要表现为左胸前导联高电压并可合并 T 波深倒置和 ST 段改变。此外，还可出现各种心律失常、左右束支传导阻滞的图形。

（3）超声心动图：主要表现为左室向心性肥厚，早期常有舒张功能异常，后期心脏呈离心性肥大，心室收缩与舒张功能均有异常。

（4）X 线检查：左室扩大，主动脉增宽、延长、扭曲，心影呈主动脉型心改变，左心功能不全时可出现肺瘀血征象。

（5）眼底检查：可发现眼底的血管病变和视网膜病变。

三、治疗原则

1. 目的　治疗目的是通过降压治疗使高血压患者的血压达标，以期最大限度地低心脑血管发病和死亡的总危险。

2. 降压目标值　一般高血压人群降压目标值＜ 140/90 mmHg；高血压高危患者（糖尿病及肾病）降压目标值＜ 130/80 mmHg；老年收缩期性高血压的降压目标值：收缩压 140 ～ 150 mmHg，舒张压＜ 90 mmHg 但不低于 65 mmHg，舒张压降得过低可能抵消收缩压下降得到的好处。

3. 非药物治疗　主要是改善生活方式，改善生活方式对降低血压和心脑血管危险的作用已得到广泛认可，所有患者都应采用，这些措施包括以下内容。

（1）戒烟：吸烟所致的危害是使高血压并发症如心肌梗死、脑卒中和猝死的危险性显著增加，加重脂质代谢紊乱，降低胰岛素敏感性，降低内皮细胞依赖性血管扩张效应，并降低或抵消降压治疗的疗效。戒烟对心脑血管的良好益处，任何年龄组均可显示。

（2）减轻体重：超重 10% 以上的高血压患者体重减少 5 kg，血压便有明显降低，体重减轻亦可增加降压药物疗效，对改善糖尿病、胰岛素抵抗、高脂血症和左心室肥厚等均有益。

（3）减少过多的乙醇摄入：戒酒和减少饮酒可使血压显著降低，适量饮酒仍有明显血压反应者应戒酒。

（4）适当运动：有利于改善胰岛素抵抗和减轻体重，提高心血管调节能力，稳定血压水平。较好的运动方式是低度或中等强度的运动，可根据年龄及身体状况选择，中老年高血压患者可选择步行、慢跑、上楼梯、骑车等，一般每周 3 ~ 5 次，每次 30 ~ 60 分钟。运动强度可采用心率监测法，运动时心率不应超过最大心率（180 或 170 次 / 分）的 60% ~ 85%。

（5）减少钠盐的摄入量、补充钙和钾盐：膳食中约大部分钠盐来自烹调用盐和各种腌制品，所以应减少烹调用盐及腌制品的食用，每人每日食盐量摄入应少于 2.4 g（相当于氯化钠 6 g）。通过食用含钾丰富的水果如香蕉、橘子、大枣，蔬菜如油菜、香菇等，增加钾的摄入。喝牛奶补充钙的摄入。

（6）多食含维生素丰富的食物：多吃水果和蔬菜，减少食物中饱和脂肪酸的含量和脂肪总量。

（7）减轻精神压力、保持心理平衡：长期精神压力和情绪忧郁是降压治疗效果欠佳的重要原因，亦可导致高血压。应对患者作耐心的劝导和心理疏导，鼓励其参加社交活动、户外活动等。

4. 降压药物治疗对象　高血压 2 级或 2 级以上患者（≥ 160/100 mmHg）；高血压并发糖尿病，心、脑、肾靶器官损害患者；血压持续升高 6 个月以上，改善生活方式后血压仍未获得有效控制者。从心血管危险分层的角度，高危和极高危患者应立即开始使用降压药物强化治疗。中危和低危患者则先继续监测血压和其他危险因素，之后再根据血压状况决定是否开始药物治疗。

5. 降压药物治疗

（1）降压药物分类：现有的降压药种类很多，目前常用降压药物可归纳为以下几大类（表 10–1）：利尿剂、β 体阻断剂、钙离子拮抗剂、血管紧张素转换酶抑制剂和血管紧张素Ⅱ受体阻断剂、α 受体阻断剂。

表 10-1　常用降压药物名称、剂量及用法

药物种类	药名	剂量	用法（每日）
利尿剂	氢氯噻嗪	12.5 ~ 25 mg	1 次
	呋塞米	20 ~ 80 mg	2 次
	螺内酯	20 ~ 40 mg	1 ~ 3 次
β 受体阻断剂	美托洛尔	25 ~ 50 mg	1 ~ 2 次
	阿替洛尔	12.5 ~ 50 mg	1 ~ 2 次
钙离子拮抗剂	硝苯地平控释片	30 mg	1 次
	地尔硫䓬	90 ~ 180 mg	1 次
血管紧张素转换酶抑制剂	卡托普利	25 ~ 50 mg	2 ~ 3 次
	依那普利	5 ~ 10 mg	1 ~ 2 次
血管紧张素Ⅱ受体阻断剂	缬沙坦	80 ~ 160 mg	1 次
	伊贝沙坦	150 mg	1 次
α 受体阻断剂	哌唑嗪	1 ~ 10 mg	2 ~ 3 次
	特拉唑嗪	1 ~ 8 mg	1 次

（2）联合用药：临床实际使用降压药时，由于患者心血管危险因素状况、并发症、靶器官损害、降压疗效、药物费用以及不良反应等，都可能影响降压药的具体选择。任何药物在长期治疗中均难以完全避免其不良反应，联合用药可使不同的药物互相取长补短，有可能减轻或抵消某些不良反应。联合用

药可减少单一药物剂量，提高患者的耐受性和依从性。现在认为，2 级高血压（≥ 160/100 mmHg）患者在开始时就可以采用两种降压药物联合治疗，有利于血压在相对较短的时间内达到目标值。比较合理的两种降压药联合治疗方案是：利尿药与 β 受体阻断剂；利尿药与 ACEI 或血管紧张素Ⅱ受体阻断剂（ARB）；二氢吡啶类钙拮抗剂与 β 受体阻断剂；钙拮抗剂与 ACEI 或 ARB，α 受体阻断剂和 β 受体阻断剂。必要时也可用其他组合，包括中枢作用药如 α_2 受体激动剂、咪唑啉受体调节剂，以及 ACEI 与 ARB；国内研制了多种复方制剂，如复方降压片、降压 0 号等，以当时常用的利血平、肼屈嗪（血压达静）、氢氯噻嗪为主要成分，因其有一定降压效果，服药方便且价格低廉而广泛使用。

6. 高血压急症的治疗　高血压急症是指短时期内血压重度升高，收缩压 > 180 mmHg 和（或）舒张压 > 120 mmHg，伴有重要器官组织如大动脉、心、脑、肾、眼底的严重功能障碍或不可逆性损害。需要做紧急处理。

（1）迅速降压。

①硝普钠：直接扩张动脉和静脉，降低前、后负荷。开始时以 50 mg/500 mL 浓度每分钟 10 ~ 25 μg 速率静滴，即刻发挥降压作用。使用硝普钠必须密切观察血压，避光静脉滴注，根据血压水平仔细调节滴注速度，硝普钠可用于各种高血压急症。一般使用不超过 7 天，长期或大剂量使用应注意可能发生氰化物中毒。

②硝酸甘油：选择性扩张冠状动脉与大动脉和扩张静脉。开始时以每分钟 5 ~ 10 μg 速度静脉点滴，然后根据血压情况增加滴注速度至每分钟 20 ~ 50 μg。降压起效快，停药后作用消失亦快。硝酸甘油主要用于急性冠脉综合征或急性心力衰竭时的高血压急症。不良反应有头痛、心动过速、面部潮红等。

③地尔硫䓬：非二氢吡啶类钙通道阻滞剂，降压同时具有控制快速性室上性心律失常和改善冠状动脉血流量作用。配制成 50 ~ 60 mg/500 mL 浓度，以每小时 5 ~ 15 mg 速度静脉点滴，根据血压变化调整静脉输液速度。地尔硫䓬主要用于急性冠脉综合征、高血压危象。不良作用有面部潮红、头痛等。

④酚妥拉明：配制成 10 ~ 30 mg/500 mL 浓度缓慢静脉滴注，主要用于嗜铬细胞瘤高血压危象。

⑤其他药物：对血压显著增高，但症状不严重者，可舌下含用硝苯地平 10 mg 或口服卡托普利 12.5 ~ 25.0 mg，哌唑嗪 1 ~ 2 mg 等。降压不宜过快过低。血压控制后，需口服降压药物或继续注射降压药物以维持疗效。

（2）制止抽搐：可用地西泮 10 ~ 20 mg 静脉注射，苯巴比妥 0.1 ~ 0.2 g 肌内注射。亦可予 25% 硫酸镁溶液 10 mL 深部肌内注射，或以 5% 葡萄糖溶液 20 mL 稀释后缓慢静脉注射。

（3）脱水、排钠、降低颅内压。

①呋塞米 20 ~ 40 mg 或依他尼酸钠 25 ~ 50 mg，加入 50% 葡萄糖溶液 20 ~ 40 mL 中，静脉注射。

② 20% 甘露醇或 25% 山梨醇静脉快速滴注，半小时内滴完。

（4）其他并发症的治疗：对主动脉夹层分离，应采取积极的降压治疗，诊断确定后，宜施行外科手术治疗。

四、护理评估

1. 病史评估　询问发现血压升高的时间、血压水平及治疗情况；了解有无家族病史及家庭饮食习惯；了解有无其他并发症，如糖尿病、高脂血症、冠心病等；评估心、脑、肾等重要脏器受损情况。

2. 身体状况　注意生命体征、意识及精神状况，评估有无血压骤高或骤低或持续升高、头痛头晕、昏厥等伴随症状及体征；了解有无夜尿增多、视力减退、活动乏力等症状。

3. 心理 - 社会评估　评估有无工作压力重，精神紧张，家庭、社会压力大，人际关系、经济负担，心理、精神长期紧张等因素存在。

五、护理诊断

（1）头痛：与血压升高有关。

（2）有受伤的危险：与头晕、急性低血压反应、视物模糊及意识改变有关。

（3）潜在并发症：心力衰竭、脑出血、肾衰竭等并发症。

（4）焦虑：与血压控制不满意，发生并发症有关。

（5）知识缺乏：缺乏原发性高血压饮食、药物治疗相关知识。

六、护理措施

1. 生活护理

（1）合理膳食：采取低热量、低脂、低胆固醇饮食，补充适量蛋白质，多吃蔬菜和水果。

（2）适度运动：根据体力适当活动，一般每周 3 ~ 5 次有氧运动，每次 30 ~ 45 分钟。

（3）生活方式：生活规律，忌烟限酒，保持心情舒畅。

2. 病情观察及护理

（1）观察患者头痛情况，如头痛程度、持续时间，是否伴有头晕、耳鸣、恶心、呕吐等症状；减少引起或加重头痛的因素。

（2）观察并记录患者血压变化，做到“四定”，即定时间、定体位、定部位、定血压计。

（3）提醒患者注意引起受伤的潜在危险因素，如迅速改变体位、病室内有障碍物、地面滑等，必要时使用床挡。

（4）服用利尿剂患者注意观察尿量和电解质，特别是血钾情况。

（5）脑出血患者注意观察神志、生命体征。

（6）脑出血伴烦躁患者注意安全管理，必要时使用保护性约束用具保护患者，避免受伤。

3. 用药护理

（1）指导患者遵医嘱按时正确服用降压药物。

（2）密切观察患者用药后的效果及药物不良反应。

（3）指导患者服药后动作缓慢，警惕直立性低血压的发生。

4. 应急护理措施

（1）头痛。

①嘱患者保持安静，并设法去除各种诱发因素。

②对有失眠或精神紧张者，在进行心理护理的同时配以药物治疗。

③口服或静脉使用降压药物，并注意观察其心率、呼吸、血压、意识等。

④冬季注意保暖，室内保持一定的室温。洗澡时避免受凉。

（2）高血压急症的处理：高血压急症是指短期时间内（数小时或数天）血压极度升高，舒张压 > 130 mmHg 和（或）收缩压 > 200 mmHg，伴有重要器官组织如心、脑、肾、眼底大动脉的严重功能障碍或不可逆损害，处理如下。

①迅速降低血压：在监测血压的前提下选择适宜有效的降压药物静滴给药，但短时间血压骤降，可能造成重要器官的血流灌注明显减少，应采取逐步控制性降压的方式，即开始的 24 小时内血压降低 20% ~ 25%，48 小时内血压不低于 160/100 mmHg，再将血压逐步降到正常水平。常用的降压药物包括：a. 硝普钠：为首选药物，能同时直接扩张动脉和静脉，降低心脏前、后负荷；b. 硝酸甘油：扩张静脉和选择性扩张冠状动脉与大动脉；c. 尼卡地平：二氢吡啶类钙通道阻滞药，降压同时改善脑血流量；d. 地尔硫䓬：非二氢吡啶类钙通道阻滞药，降压同时有改善冠脉血流量和控制快速室上性心律失常作用；e. 拉贝洛尔：是兼有 α 受体阻断作用的 β 受体阻断药。

②有高血压脑病时宜给予脱水剂，如甘露醇；或选择快速利尿剂如呋塞米静注。

③伴烦躁、抽搐者应用地西泮、巴比妥类药物肌内注射或水合氯醛灌肠。

④脑出血急性期原则上实施血压监控和与管理，不实施降压治疗。只有在血压 > 200/130 mmHg 时，才考虑在严密监测血压的情况下降压治疗，使血压控制在不低于 160/100 mmHg 的水平。

⑤急性冠脉综合征患者血压控制目标是疼痛消失，舒张压 < 100 mmHg。

（3）直立性低血压的预防和处理。

①首先应告诉患者直立性低血压的表现为乏力、头晕、心悸、出汗、恶心、呕吐等，在联合用药、服首剂药物或加量时应特别注意。

②指导患者预防直立性低血压的方法，即避免长时间站立，尤其在服药后最初几个小时，因长时间站立会使腿部血管扩张，血液瘀积于下肢，脑部血流量减少；改变姿势，特别是从卧、坐位起立时动作宜缓慢；服药时间可选在平静休息时，服药后继续休息一段时间再下床活动，如在睡前服药，夜间起床排尿时应注意；避免用过热的水洗澡或蒸气浴，更不宜大量饮酒。

③应指导患者在直立性低血压发生时采取下肢抬高位平卧，以促进下肢血液回流。

七、健康教育

（1）疾病知识指导：让患者了解自身的病情，包括高血压、危险因素及二者同时存在的临床情况，了解控制血压的重要性和终身治疗的必要性。教会患者和家属正确的测量血压方式，每次就诊携带记录，作为医师调整药量或选择用药的依据。指导患者调整心态，学会自我心理调节，避免情绪激动，以免诱发血压增高。家属应对患者充分理解、宽容和安慰。

（2）饮食护理：①限制钠盐摄入，每天低于 6 g。②保证充足的钾、钙摄入，多食绿色蔬菜、水果、豆类食物。油菜、芹菜、蘑菇、木耳、虾皮、紫菜等食物含钙量较高。③减少脂肪摄入，补充适量蛋白质，如蛋类。④停药：经治疗血压得到满意控制后，可以逐渐减少剂量。但如果突然停药，可导致血压突然升高，冠心病患者突然停用 β 受体阻断药可诱发心绞痛、心肌梗死等。

（3）合理安排运动量：指导患者根据年龄和血压水平选择适宜的运动方式，对中老年人应包括有氧、伸展及增强肌力三类运动，具体项目可选择步行、慢跑、太极拳、气功等。运动度因人而异，常用的运动强度指标为运动时最大心率达到 170 －年龄（如 50 岁的人运动心率为 120 次 / 分），运动频率一般每周 3 ～ 5 次，每次持续 30 ～ 60 分钟。注意劳逸结合，运动强度、时间和频度以不出现不适反应为度，避免竞技性和力量型运动。

（4）出院指导：①加强患者的自我管理，定期参加相关知识的健康指导。②按时服药，不可随意停药或调换。③养成良好的健康生活习惯，适当参加锻炼。④养成健康的饮食习惯，适当限制钠盐的摄入，增加含钾的饮食。⑤定期复诊：根据患者的总危险分层及血压水平决定复诊时间。危险分层属低危或中危者，可安排患者每 1 ～ 3 个月随诊 1 次：若为高位者，则应至少每 1 个月随诊 1 次。

第二节　继发性高血压的护理

继发性高血压是指继发于其他疾病或原因的高血压，占人群高血压的 5% ～ 10%。血压升高仅是这些疾病的一个临床表现。继发性高血压的临床表现、并发症和后果与原发性高血压相似。继发性高血压的原发病可以治愈，而原发病治愈之后高血压症状也随之消失，而延误诊治又可产生各种严重并发症，故需要及时早期诊断，早期治疗继发性高血压是非常重要的。

一、病因及临床表现

继发性高血压的主要疾病分为：肾脏性疾病、内分泌疾病、心血管病变、颅脑病变以及其他如妊娠期高血压疾病等。

（1）多发性大动脉炎（属于心血管疾病）：多发性大动脉炎是一种慢性、进行性、全层性、非特异性动脉炎性疾病，受累动脉壁增厚并可伴血栓形成，导致动脉管腔狭窄、闭塞或扩张，偶有瘤样改变。发病机制至今仍不明确。临床表现早期：有全身系统性疾病的非特异性表现，如发热、心悸、盗汗、食欲缺乏、恶心、呕吐、体重减轻、关节酸痛等症状；血管病变活动期：主要表现为动脉管腔狭窄、闭塞或扩张，因受累的动脉部位、程度不同，临床表现也不尽相同。

（2）肾血管性高血压（属于肾脏性疾病）：肾血管性高血压是一种较为常见的继发性高血压。是一侧或双侧肾动脉及分支狭窄引起的高血压。其临床特点为：①多见于30岁前或50岁后突然起病，女性多见；②血压明显增高，常大于26.7/14.7 kPa（200/110 mmHg），并持续增高；③病程短，进展快，一般不超过2年；④患者会有全身动脉粥样硬化的表现，在上腹部听到血管杂音，且上下肢的收缩压压差＞1.33 kPa（mmHg）。

（3）原发性醛固酮增多症（属于内分泌疾病）：是由肾上腺皮质肿瘤或增生分泌过多醛固酮所致，以长期高血压伴低血钾为特征。由于电解质代谢障碍，绝大多数患者存在低血钾而致的肌肉、心脏及肾改变。表现为四肢无力、周期性麻痹，常有心悸，可出现不同形式的心律失常；长期低血钾，可引起肾小管细胞变性，影响肾小管功能，出现夜尿增多及口渴等症状。

（4）嗜铬细胞瘤（属于内分泌疾病）：多生长在肾上腺上的一种良性肿瘤，可持续或间断释放大量的儿茶酚胺，引起持续或间断的血压升高。血压波动性升高是嗜铬细胞瘤最常见、最重要的表现。一般有两种类型：①阵发性高血压为嗜铬细胞瘤特征性表现。平时血压不高，发作时血压骤升，常伴有剧烈头痛、头晕、面色苍白、全身无力、恶心、呕吐、视物模糊等症状。严重时可发生心力衰竭、脑出血、肺水肿等。有时转为持续性高血压伴阵发性加剧。②持续性高血压型患者酷似高血压病，发展快者更似急进型高血压病。临床上患者主要表现为畏寒、多汗、低热、心动过速、心律失常、头痛、烦躁、焦虑、逐渐消瘦。部分儿童或少年患者，病程发展迅速，呈急进型高血压经过，眼底损害严重，短期内可出现视盘水肿，视神经萎缩以致失明。

（5）皮质醇增多症（属于内分泌疾病）：皮质醇增多症也称库欣综合征（Cushing），主要是由于促肾上腺皮质激素分泌过多导致肾上腺皮质增生或肾上腺皮质腺瘤，引起糖皮质激素过多所致。80%患者有高血压，同时伴向心性肥胖、满月脸、水牛背、皮肤紫纹、毛发增多、血糖增高的表现。

（6）主动脉缩窄（属于心血管病变）：主动脉缩窄多数为先天性，少数是多发性大动脉炎所致。临床表现为上臂血压增高，而下肢血压不高或降低。在肩胛间区、胸骨旁、腋部有侧支循环的动脉搏动和杂音；腹部听诊有血管杂音。胸部X线检查可见肋骨受侧支动脉侵蚀造成的切迹。

二、治疗原则

1. 肾实质性高血压　应积极治疗肾实质性疾病，减缓肾脏疾病的进展，但慢性肾病患者的血压常难以得到有效控制。对于肾病或糖尿病并发大量蛋白尿者，可首选血管紧张素转换酶抑制剂或血管紧张素Ⅱ受体拮抗剂，但应注意终末期肾病患者可能进一步升高血清肌酐和尿素氮水平，甚或高血钾，此时可选用钙离子拮抗剂或β受体阻断剂等。

2. 肾血管性高血压　继发于肾动脉粥样硬化或多发性大动脉炎所致肾动脉狭窄的高血压，通常药物治疗疗效甚微。为控制血压可选用钙离子拮抗剂、α受体阻断剂及β受体阻断剂、直接血管扩张剂等。单侧肾动脉狭窄者可谨慎使用血管紧张素转换酶抑制剂或受管紧张素Ⅱ受体拮抗剂。经皮肾动脉球囊扩张加血管支架置入能有效缓解肾缺血，降低血压。如一侧肾功能已完全消失，手术切除无功能肾有助于控制血压。

3. 主动脉缩窄　药物治疗无效，且可造成主动脉缩窄远端血压进一步下降。一旦诊断明确，应尽早手术治疗，部分患者可经介入治疗。

4. 内分泌疾病　垂体及异位促肾上腺皮质激素分泌瘤、肾上腺皮质腺瘤或腺癌及双侧增生的肾上腺大部切除术等是其根治措施。也可采用垂体放射治疗，常用^{60}钴或直线加速器垂体外照射治疗，但多作为手术的辅助疗法。药物治疗常用于不宜手术或术后辅助治疗，药物包括米托坦、氨基导眠能、甲吡酮等皮质醇合成酶抑制剂以及5–羟色胺拮抗剂赛庚啶等，但疗效不确定。部分肾上腺疾病如嗜铬细胞瘤可通过手术切除而根治，药物则以α受体阻断剂酚妥拉明为首选。原发性醛固酮增多症可服用螺内酯类药物。

甲状腺或甲状旁腺疾病应以治疗原发病为主，降压药物只作为治疗原发病过程中的辅助用药。

5. 睡眠呼吸暂停综合征　应针对其病因进行治疗，周围型睡眠呼吸暂停综合征可考虑手术解除呼吸道梗阻，如为中枢型或混合型则可在夜间睡眠时使用呼吸机。另外，控制体重和减轻肥胖也有助于血压的控制。

三、护理措施

1. 一般护理

（1）合理膳食：应给低盐、低脂肪、低热量饮食，以减轻体重。因为摄入总热量太大超过消耗量，多余的热量转化为脂肪，身体就会发胖，体重增加，提高血液循环的要求，必定升高血压，鼓励患者多食水果、蔬菜，戒烟，控制饮酒、咖啡、浓茶等刺激性饮料。少吃胆固醇含量多的食物，对服用排钾利尿剂的患者应注意补充含钾高的食物如蘑菇、香蕉、橘子等。肥胖者应限制热能摄入，控制体重在理想范围之内。

（2）运动与休息：早期高血压患者可参加工作，但不要过度疲劳，坚持适当的锻炼，如骑自行车、跑步、做体操及打太极拳等。要有充足的睡眠，保持心情舒畅，避免精神紧张和情绪激动，消除恐惧、焦虑、悲观等不良情绪。晚期血压持续增高，伴有心、肾、脑病时应卧床休息。关心体贴患者，使其精神愉快，鼓励患者树立战胜疾病的信心。

（3）病室环境：应整洁、安、适、安全。

2. 病情观察及护理

（1）剧烈头痛：出现剧烈头痛伴恶心、呕吐，常为血压突然升高引起的高血压脑病所致，应立即让患者卧床休息，并测量血压及脉搏、心率、心律，积极协助医师采取降压措施。

（2）呼吸困难、发绀：为高血压引起的左心衰竭所致，应立即给予舒适的半卧位，及时给予氧气吸入。按医嘱应用洋地黄治疗。

（3）心悸：严密观察脉搏、心率、心律变化并做记录。安静休息，严禁下床，并安慰患者消除紧张情绪。

（4）水肿：晚期高血压伴心肾衰竭时可出现水肿。护理中注意严格记录出入量，限制钠盐和水分摄入。严格卧床休息，注意皮肤护理，严防压疮发生。

（5）昏迷、瘫痪：是由晚期高血压引起脑血管意外所引起。应注意安全护理，防止患者坠床、窒息、肢体烫伤等。

（6）其他情况护理：对血压持续增高的患者，应每日测量血压 2 ~ 3 次，并做好记录，必要时测立位、坐位、卧位血压，掌握血压变化规律。如血压波动过大，要警惕脑出血的发生。如在血压急剧增高的同时，出现头痛、视物模糊、恶心、呕吐、抽搐等症状，应考虑高血压脑病的发生。如出现端坐呼吸、喘憋、发绀、咳粉红色泡沫痰等，应考虑急性左心衰竭的发生。出现上述各种表现时均应立即送医院进行紧急救治。另外，在变换体位时也应动作缓慢，以免发生意外。有些降压药可引起水钠潴留。因此，需每日测体重，准确记录出入量，观察水肿情况，注意保持出入量的平衡。

3. 用药观察与护理

（1）用药原则：缓慢降压，从小剂量开始逐步增加剂量，即使血压降至理想水平后，也应服用维持量，老年患者服药期间改变体位要缓慢，以免发生意外，合理联合用药。

（2）药物不良反应观察：使用噻嗪类和袢利尿剂时应注意血钾、血钠的变化；用 β 受体阻断剂应注意其抑制心肌收缩力、心动过缓、房室传导时间延长、支气管痉挛、低血糖、血脂升高的不良反应；钙离子拮抗剂硝苯地平的不良反应有头痛、面红、下肢水肿、心动过速；血管紧张素转换酶抑制剂可有头晕、乏力、咳嗽、肾功能损害等不良反应。

4. 心理护理　患者多表现有易激动、焦虑及抑郁等心理特点，而精神紧张、情绪激动、不良刺激等因素均与高血压密切相关。因此，对待患者应耐心、亲切、和蔼、周到。根据患者特点，有针对性地进行心理疏导。同时，让患者了解控制血压的重要性，帮助患者训练自我控制的能力，参与自身治疗护理方案的制订和实施，指导患者坚持长期的饮食、药物、运动治疗，将血压控制在接近正常的水平，以减少对靶器官的进一步损害，定期复查。

四、健康教育

（1）饮食指导：强调高血压患者要以低盐、低脂肪、低热量、低胆固醇饮食为宜；少吃或不吃含饱和脂肪的动物脂肪，多食含维生素的食物，多摄入富含钾、钙的食物，食盐量应控制在 3 ～ 5 g/d，严重高血压病患者的食盐量控制在 1 ～ 2 g/d。饮食要定量、均衡、不暴饮暴食；同时适当地减轻体重，有利于降压。戒烟和控制酒量。

（2）休息和锻炼指导：高血压患者的休息和活动应根据患者的体质、病情适当调节，病重体弱者，应以休息为主。随着病情好转，血压稳定，每天适当从事一些工作、学习、劳动将有益身心健康；还可以增加一些适宜的体能锻炼，如散步、慢跑、打太极拳、体操等有氧活动。患者应在运动前了解自己的身体状况，以此来决定自己的运动种类、强度、频度和持续时间。注意规律生活，保证充足的休息和睡眠，对于睡眠差、易醒、早醒者，可在睡前饮热牛奶 200 mL，或用 40 ～ 50℃温水泡足 30 分钟，或选择自己喜爱的放松精神情绪的音乐协助入睡。总之，要注意劳逸结合，养成良好的生活习惯。

（3）心理健康指导：高血压病的发病机制是除躯体因素外，心理因素占主导地位，强烈的焦虑、紧张、愤怒以及压抑常为高血压病的诱发因素，因此提高患者自我调节和自我控制能力是关键。护士要鼓励患者保持豁达、开朗愉快的心境和稳定的情绪，培养广泛的爱好和兴趣。同时指导家属为患者创造良好的生活氛围，避免引起患者情绪紧张、激动和悲哀等不良刺激。

（4）血压监测指导：建议患者自行购买血压计，随时监测血压。指导患者和家属掌握正确测量血压的方法，监测血压、做好记录，复诊时为医生加减药物剂量提供良好的参考依据。

（5）用药指导：由于高血压是一种慢性病，需要长期的服药治疗，而这种治疗要患者自己或家属配合进行，所以患者及家属要了解服用药物的种类及用药剂量、用药方法、药物的不良反应、服用药物的最佳时间，以便发挥药物的最佳效果和减少不良反应。出现不良反应，要及时报告主诊医生，以便调整药物及采取必要的处理措施。切不可血压降下来就停药，血压上升又服药，血压反复波动，对健康极为不利。由于这类患者大多年纪较大，容易遗忘服药，可建议患者在家中醒目之处做标记，以起到提示作用。对血压显著增高多年的患者，血压不宜下降过快，因为患者往往不能适应，并可导致心、脑、肾血液的供应不足而引起脑血管意外，如用可引起明显直立性低血压药物时，应向患者说明平卧起立或坐位起立时，动作要缓慢，以免血压突然下降，出现晕厥而发生意外。

（6）按时就医：服完药出现血压升高或过低；血压波动大；出现眼花、头晕、恶心呕吐、视物不清、偏瘫、失语、意识障碍、呼吸困难、肢体乏力等情况时立即到医院就医。如病情危重，可求助 120 急救中心。

第三节　稳定型心绞痛的护理

稳定型心绞痛（SAP）也称稳定型劳累性心绞痛，是最常见的心绞痛。由于体力活动、情绪激动或其他增加心肌耗氧量的情况所诱发的短暂胸痛发作，其性质在 1 ～ 3 个月内无改变，即每日和每周疼痛发作次数大致相同，诱发疼痛的劳累和情绪激动程度相同，每次发作疼痛的性质和部位无改变，疼痛时限相仿，用硝酸甘油后也在相同时间内发生疗效。除冠状动脉粥样硬化为其主要原因外，其他如主动脉瓣病变、肥厚型心肌病、先天性冠状动脉畸形、风湿性冠状动脉炎等也可引起。

一、临床表现

1. 临床表现　突出的表现为阵发性胸痛，其特点如下。

（1）性质：疼痛的严重程度差异很大，可以是轻微局限性不适，也可以是非常剧烈的疼痛。疼痛常较模糊，可为压迫、憋气、发闷和胸部紧束感，亦可为烧灼样，甚或可有窒息或濒死感，但非刀扎或针刺或触电样疼痛。疼痛发作时，患者往往不自觉地停止原来的活动，直至症状缓解。

（2）部位：疼痛的部位多变，典型心绞痛位于胸骨体中段或上段之后，可波及心前区后手掌大小范围，甚至横贯前胸，界限不很清楚。常放射至左臂或沿左臂内侧尺骨下传至小指或无名指，或放射至右臂或两臂外侧、左肩、颈、下颌、咽部、上腹部甚至下肢；也可以向背部放射，但是不常见。有时完全与胸骨区无关。

（3）持续时间：疼痛出现后常逐渐加重，可持续 30 秒至 15 分钟，一般 3 ~ 5 分钟渐消失，可几周发作一次到每天发作多次。

（4）诱因：发作常直接与体力活动或情绪紧张有关。劳累、过度用力（如上楼、爬坡、排便、性交等）、情绪激动、精神紧张与饱餐等因素可诱发。寒冷刺激、吸烟、心动过速及休克等也均可诱发。典型的心绞痛常在相似的条件下发生。

（5）缓解方式：去除诱因，休息或舌下含用硝酸甘油后即可缓解，一般不超过 5 分钟。体力活动诱发的心绞痛，通常在中断活动后 1 ~ 3 分钟或以上缓解。情绪激动诱发的心绞痛其缓解时间要长于体力活动诱发者。

2. 临床体征　心绞痛未发作时，通常无异常体征。心绞痛发作时，可出现焦虑不安、面色苍白、皮肤湿冷或出汗、血压增高和心率增快等体征。听诊心尖部第一心音减弱，有时可闻及第三心音或第四心音奔马律。左心室收缩功能失调和收缩时间延长致主动脉瓣关闭延迟则可闻及第二心音反常分裂。伴有乳头肌功能不全时，可出现暂时性二尖瓣关闭不全，于心尖部偏内闻及收缩期喀喇音和（或）收缩中、晚期杂音。上述喀喇音及收缩期杂音在心绞痛发作过程中响度可多变，心绞痛缓解后可减轻或消失。

二、辅助检查

（1）静息心电图：非发作时心电图多为正常，心绞痛发作时少部分患者心电图仍可正常，但绝大多数发作时心电图除了 aVR 导联外，各肢体导联或心前区导联可出现特征性缺血型 ST–T 改变。心绞痛发作严重者可出现一过性异常 Q 波、心律失常。心绞痛发作缓解后数分钟内上述 ST–T 改变消失，并恢复至发作前状态。

（2）心电图运动负荷试验：常用的方法有亚极量踏车运动试验和活动平板运动试验，阳性标准为在 R 波为主的导联中，ST 段水平型或下斜型压低 $\geqslant$ 0.1 mV（J 点后 60 ~ 80 ms），并持续 2 分钟，或伴有胸痛发作，或收缩压下降 > 10 mmHg。运动耐力低，运动时 ST 段压低显著，同时伴血压下降者提示冠状动脉病变严重或预示存在多支病变。抗心绞痛药物，尤其是 β 受体阻断剂，影响运动试验的敏感性，因此，如有可能，应停服抗心绞痛药物（尤其是 β 受体阻断剂）后再进行运动试验，但具体患者是否停服药物应由医生作出判定。本试验有一定比例的假阳性或假阴性，单纯运动试验阳性或阴性不能作为诊断或排除冠心病的依据。

（3）超声心动图：超声心动图对评价冠心病的患者是有用的，不论是否缺血发作，均可评估左室整体和局部功能。心脏超声心动图激发试验，即在运动后或药物负荷时（双嘧达莫、多巴酚丁胺），立即进行超声显像，可通过探测室壁运动异常来明确心肌缺血部位。

（4）放射性核素检查：① ^{201}Tl– 心肌灌注显像对检出冠心病，估测心肌缺血部位，以及心室壁运动异常部位的心肌活力均优于单独做运动负荷心电图。对于不能运动患者，可采用药物负荷心肌灌注显像。② ^{99m}Tc 放射性核素心腔造影可测定左心室射血分数，并显示心肌缺血区域室壁运动障碍。③正电子发射断层心肌显像除可判断心肌血流灌注情况，尚可了解心肌代谢情况，通过对心肌血流灌注和代谢显像匹配分析可准确评估心肌活力。

（5）冠状动脉造影：冠状动脉造影是确诊冠心病最可靠的方法，能显示冠状动脉病变的狭窄程度、范围、病变支数以及病变特点。冠状动脉造影时发现至少有一支主支或主要分支管腔狭窄 > 50% 即可诊断冠心病。冠状动脉造影的目的首先是明确诊断，其次是确定治疗方案。

三、治疗原则

稳定型心绞痛的综合治疗措施包括：减少冠状动脉粥样硬化危险因素；药物治疗；冠脉内介入治疗；外科手术，冠状动脉旁路移植术。

1. 一般治疗　发作时立刻休息，一般患者在停止活动后症状即可消除。平时应尽量避免各种确知以引起发作的因素，如过度的体力活动、情绪激动、饱餐等，冬天注意保暖。调节饮食，特别是一次进食不宜过饱，避免油腻饮食，杜绝烟酒。调整日常生活与工作量，保持适当的体力活动，以不致发生疼痛症状为度。减轻精神负担。处理诱发或恶化心绞痛的伴随疾病，治疗高血压、糖尿病、血脂异常等，减少冠状动脉粥样硬化危险因素。

2. 药物治疗　用于稳定型心绞痛的药物包括调血脂药物、抗血小板制剂、β 受体阻断药、血管紧张素转换酶抑制剂、硝酸酯类和钙拮抗剂等。能够控制和改善心绞痛发作的药物主要是硝酸酯类（硝酸甘油、硝酸异山梨酯）、β 受体阻断药（比索洛尔、美托洛尔）和钙拮抗剂（地尔硫草）。另外高血压的降压治疗、调血脂的他汀类药物治疗以及抗血小板的阿司匹林治疗对于降低稳定型心绞痛患者死亡率和致残率的证据充分，也作为心绞痛的主要药物治疗措施。

3. 介入治疗　主要是冠状动脉内的支架植入术，尤其是新型支架的应用，不仅可以改善生活质量，而且可明显降低患者心肌梗死的发病率和死亡率。

冠脉内介入治疗的适应证：①单支冠脉严重狭窄，有心肌缺血的客观依据，病变血管供血面积较大者；②多支冠脉病变，但病变较局限者；③近期内完全闭塞的血管，血管供应区内有存活心肌，远端可见侧支循环者；④左心室功能严重减退（左心室射血分数 < 30%）者，冠状动脉病变适合的情况；⑤冠脉搭桥术后心绞痛；⑥ PTCA 术后再狭窄。

4. 外科治疗　主要是施行主动脉—冠状动脉旁路移植手术。取患者自身的大隐静脉作为旁路移植材料，一端吻合在主动脉，另一端吻合在有病变的冠状动脉段的远端，或游离胸廓内动脉（内乳动脉）远端吻合，引主动脉的血流以改善该冠状动脉所供血心肌的血流供应。

手术适应证：①冠状动脉多支血管病变，尤其是并发糖尿病的患者；②冠状动脉左主干病变；③不适合行介入治疗的患者；④心肌梗死并发室壁瘤，需要进行室壁瘤切除的患者；⑤狭窄段的远段管腔要通畅，血管供应区有存活心肌。

四、护理评估

1. 病史　了解患者是否摄入过多热量、脂类，是否吸烟、情绪激动；是否有高血压、糖尿病、高脂血症及家族史等。

2. 主要临床表现　以发作性胸痛为主要的临床表现，是护士对患者进行评估的重点，应详细了解患者疼痛的部位、性质、诱发因素、持续时间及缓解方式。其疼痛发作有如下特征。

（1）部位：疼痛多在胸骨后或心前区，常放射至左肩，沿左臂内侧至无名指及小指。

（2）性质：疼痛常呈沉重的压榨、紧缩、烧灼炸裂、憋闷或窒息感。发作时，患者往往不自觉地停止原来的活动，直至症状缓解。

（3）诱因：体力活动或情绪激动是常见的诱发因素，饱食、冷空气亦可诱发疼痛。

（4）持续时间及缓解方式：发作持续 2 ~ 3 分钟，一般不会超过 15 分钟。去除诱因、休息或舌下含服硝酸甘油后，能在几分钟内缓解。

3. 心理－社会评估　由于心绞痛发作时患者有濒死感，尤其是病情反复、频繁发作者，易产生焦虑，甚至恐惧的心理反应。

4. 护理体检　多数患者常无阳性体征。心绞痛发作时可见心率加快、血压升高、面色苍白、出冷汗。心脏听诊可有第三或第四心音奔马律。

五、护理诊断

（1）疼痛：与心肌缺血、缺氧有关。

（2）活动无耐力：与心肌氧的供需失调有关。

（3）知识缺乏：缺乏控制诱因及预防性药物应用知识。

（4）潜在并发症：心肌梗死。

六、护理措施

1. 一般护理

（1）注意休息：避免劳累，体力活动会增加心脏负担，增加心肌耗氧量，冠状动脉血流量不能随心肌的需要增加而增加。发病初期休息是治疗的关键。

（2）饮食：摄入清淡且富含维生素、优质蛋白质及纤维素的食物，吃饭不宜过快过饱，可少食多餐，保持大便通畅。

（3）心理支持：保持环境安静舒适，尽量减少打扰，安慰患者，解除紧张不安情绪。

（4）避免诱发因素：避免疲劳、情绪激动、紧张、环境嘈杂或寒冷、体位突然改变、进食过饱等。

2. 重点护理

（1）疼痛护理。

①急性发作时的治疗：在心绞痛突然发作时，应立即停止活动并休息。若症状仍不缓解，可使用作用较快的硝酸酯类药物，通常首选硝酸甘油和硝酸异山梨酯。

②缓解期的治疗：可使用硝酸酯类、β 受体阻断剂、钙通道阻滞药及抗血小板药物。

（2）使用硝酸甘油的护理：使用后出现颜面潮红、头痛、心悸等症状，是药物造成头面部血管扩张引起。为防止用药后出现直立性低血压，可嘱患者用药后卧床休息。静脉滴注硝酸甘油，可用输液泵严格控制输液速度，以防止意外发生，一般 8 ~ 10 mg/min。输液过程中嘱患者在床上大小便，避免体位突然改变而出现血压下降、头晕、冷汗、心悸等症状。输液前及输液期间，应定时测血压。输液时的护理：输液速度宜慢不宜快。由于输液时间长，应在治疗前做好患者的思想工作，鼓励安慰患者耐心地坚持输液治疗。观察并记录 24 小时出入量，便于及时调整输液量及观察肾脏代谢功能，避免加重心脏负担的情况发生。

（3）病情观察：了解患者发生稳定型心绞痛的部位、性质，有无放射性的疼痛，疼痛程度、持续时间、缓解方式，询问发生前有无诱因存在是评估疼痛的重点，并及时准确地记录及处理。

3. 治疗过程中的应急护理措施

（1）心肌梗死。

①嘱患者绝对卧床休息，不要随意走动、用力，以降低心肌耗氧量。

②给予高浓度持续吸氧，不少于 30 分钟。

③缓解剧烈疼痛：硝酸甘油片 1 ~ 5 片，每片相隔 3 ~ 5 分钟，有条件者在 500 mL 液体中加入硝酸甘油 5 ~ 10 mg 持续点滴；速效救心丸 15 ~ 30 粒吞服；镇痛药，如哌替啶 50 mg 或吗啡 5 mg 肌内注射。

④适当应用镇静剂，如地西泮（安定）1 ~ 2 片口服或 10 mg 肌内注射；异丙嗪、苯巴比妥也可用。

⑤患者身边不能离开护理人员或家属，以便随时观察病情变化。如果老年人突然面色发绀、抽搐，大叫一声，口吐白沫，意识不清，呼吸微弱继而停止，瞳孔散大，意味着急性心肌梗死并发了严重的心律失常如心室颤动，导致心脏骤停。此时应争分夺秒地对患者进行心肺复苏术。

（2）心源性猝死：对心源性猝死的处理就是立即进行有效的心肺复苏，同猝死护理措施。

七、健康教育

1. 改变生活方式

（1）合理饮食，宜摄入低热量、低脂、低胆固醇、低盐饮食，多食蔬菜、水果和粗纤维食物，如芹菜、糙米等，避免暴饮暴食，注意少量多餐。

（2）控制体重，减少摄入动物脂肪和含胆固醇较高的食物。

（3）适当运动，以有氧运动为主，注意运动的强度和时间，因病情和个体差异而不同，必要时在监测下进行。

（4）戒烟限酒。

（5）减轻精神压力，逐渐改变急躁的性格，保持平和的心态，可采取放松术或与他人交流的方式缓解压力。

2. 避免诱发因素　告知患者及家属过劳、情绪激动、饱餐、寒冷刺激等都是心绞痛发作的诱因，应注意尽量避免。

3. 病情自我监测指导　指导患者及家属心绞痛发作时的缓解方法，胸痛发作时应停止活动或舌下含服硝酸甘油。如服用硝酸甘油不缓解，或心绞痛发作比以往频繁、程度加重、疼痛时间延长，应立即到医院就诊，警惕心肌梗死的发生。

4. 用药指导　指导患者出院后遵医嘱服药，不要擅自增减药量，自我监测药物的不良反应。外出时随身携带硝酸甘油以备急需。

5. 定期复查　告知患者应定期复查心电图、血糖、血脂等。

参考文献

[1] 李春盛 . 急危重症医学进展 . 北京：人民卫生出版社，2016.
[2] 王静东，李长江 . 急危重症医学诊疗 . 上海：同济大学出版社，2014.
[3] 曹小平，曹钰 . 急诊医学 . 北京：科学出版社，2014.
[4] 刘旭平 . 重症监护技术（第 2 版），北京：人民卫生出版社，2015.
[5] 王丽云，刘君芳，安立红，等 . 临床急诊急救学 . 青岛：中国海洋大学出版社，2015.
[6] 张美齐，郭丰，洪玉才 . 实用急危重症处理流程 . 杭州：浙江大学出版社，2017.
[7] 刘大为 . 实用重症医学（第 2 版）. 北京：人民卫生出版社，2017.
[8] 邢玉华，刘锦声 . 急诊医学手册 . 武汉：华中科技大学出版社，2014.
[9] 孟昭泉，孟靓靓 . 新编临床急救手册 . 北京：中国中医药出版社，2014.
[10] 孙刚，刘玉法，高美 . 院前急救概要 . 北京：军事医学科学出版社，2013.
[11] 北京儿童医院 . 急诊与危重症诊疗常规 . 北京：人民军医出版社，2016.
[12] 钱义明，熊旭东 . 实用急救医学 . 上海：上海科学技术出版社，2013.
[13] 黄志俭 . 呼吸与各系统疾病相关急危重症诊治通要 . 厦门：厦门大学出版社，2014.
[14] 高友山 . 实用重症医学手册（第 2 版）. 北京：科学出版社，2017.
[15] 阎锡新，蔡志刚，宋宁，等 . 呼吸内科急症与重症诊疗学 . 北京：科学技术文献出版社，2013.
[16] 郭毅 . 急诊医学 . 北京：人民卫生出版社，2016.
[17] 马明信 . 实用内科门诊急诊手册 . 北京：北京大学医学出版社，2016.
[18] 孟庆义 . 急诊内科诊疗精要 . 北京：军事医学科学出版社，2015.
[19] 王一镗 . 王一镗急诊医学 . 北京：清华大学出版社，2015.
[20] 张文武 . 急诊内科手册 . 北京：人民卫生出版社，2014.
[21] 胡宾，刘惟优，郑振东 . 临床急诊医学 . 上海：科学技术文献出版社，2014.
[22] 李春盛 . 急诊医学高级教程 . 北京：人民军医出版社，2014.
[23] 李树生 . 急诊临床诊疗指南 . 北京：科学出版社，2014.